パンデミックなき未来へ
僕たちにできること

BILL GATES
HOW TO PREVENT THE NEXT PANDEMIC

ビル・ゲイツ
山田 文 訳

早川書房

パンデミックなき未来へ
僕たちにできること

HOW TO PREVENT THE NEXT PANDEMIC
by
Bill Gates

Translated by
Fumi Yamada
First published 2022 in Japan by
Hayakawa Publishing, Inc.
This book is published in Japan by
arrangement with
Alfred A. Knopf,
an imprint of The Knopf Doubleday Group,
a division of Penguin Random House, LLC
through The English Agency (Japan) Ltd.

装幀／早川書房デザイン室

ＣＯＶＩＤの最中に命をかけて現場で働いてくれた人たちへ、またその人たちが二度と同じことをしなくてすむようにできる科学者およびリーダーたちへ。

また命を救うことに力を注ぎ、世界に刺激を与えたポール・ファーマー博士を追悼して。

本書から得た著者の収入は、彼の団体〈パートナーズ・イン・ヘルス〉に寄附される。

目次

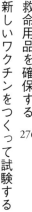

はじめに

二〇二〇年二月なかばの金曜の夜、食事をとっているときに、新型コロナウイルス感染症（COVID－19）が地球規模の大惨事になるとわかった。

中国で流行し、ほかの場所にも広がりだしていた新しい呼吸器疾患については、その数週間前からゲイツ財団の専門家たちと話しあっていた。感染症の追跡、治療、予防に数十年の経験をもつ世界トップレベルの専門家チームが財団にあったのは幸運であり、チームの面々はCOVID－19の動きを注意深く追っていた。このウイルスはアフリカにも姿を現していて、財団による初期評価とアフリカ各国の政府からの要請にもとづき、ウイルスのさらなる広がりを防ぐ手助けをするために、また感染拡大に各国政府が備えるのを支援しようと、助成金をいくつか用意した。財団の考えはこうだった。このウイルスが地球全体に広がらないことを願うが、広がらないとはっきりわかるまでは、それを想定しておく必要がある。

その時点では、このウイルスが封じこめられてパンデミックにならないと期待できる理由がまだあった。中国政府は前例のない安全策をとり、ウイルスが出現した都市、武漢を封鎖した(1)。学校や公共の場は閉鎖され、市民には一日おきに三〇分ずつ家から出られる許可証が与えられる。それにウイルスはまだあまり広がっていなくて、どの国も人が自由に移動するのを許していた。僕も二月にチャリティ・テニス大会のために南アフリカに飛んでいた。

南アフリカから戻ってきたとき、COVID-19について財団で深く話しあいたいと思った。考えるのをやめられず、詳しく検討したい核心的な疑問がひとつあったからだ。これは封じこめられるのか、それとも地球全体に広がるのか。

僕は長年活用してきたお気に入りの手段に頼ることにした。ワーキング・ディナーだ。議題はわざわざ設定しない。ただ十数人の頭の切れる人を招待し、食事と飲み物を出す。そして質問をいくつか用意し、話をしながら考えはじめてもらう。これまでの仕事人生のなかで最もためになった会話のいくつかは、手にフォークをもち、ひざにナプキンを広げて交わしたものだ。

そういうわけで、南アフリカから帰国した二日後、僕は次の金曜の夜に何か企画したいというメールを送った。「コロナウイルス関連の仕事に携わる人たちと食事をして、話しあってみるのはどうだろう」。直前の呼びかけだったのに、またみんな多忙であるにもかかわらず、ほぼ全員が親切にも呼びかけに応じてくれ、その金曜、ゲイツ財団やその他の組織から十数人の専門家がシアトル郊外の僕のオフィスにやってきて夕食をともにした。ショート・リブとサラダを食べながら、肝心の疑問について考えはじめる。ＣＯＶＩＤ－19は、はたしてパンデミックになるのか。その夜にわかったのは、数字は人類にとって好ましくはないということだ。とりわけＣＯＶＩＤ－19は空気を介して広がり、たとえばＨＩＶやエボラなど接触によって広がるウイルスよりも伝染しやすいので、ごく少数の国に封じこめられる可能性はほとんどなかった。数カ月のうちに世界中で無数の感染者が出て、数百万人が死亡するだろう。

迫りくるこの大惨事に対して、各国政府があまり関心を向けていないことに僕はショックを受けた。そして「政府はどうしてもっと必死に動いていないんだろう」と疑問を口にした。チームの科学者のひとりで、エモリー大学からゲイツ財団に加わった南アフリカ人研究者のキース・クラグマンがただこう言った。「動いているべきなんです」

僕は感染症に異常なまでの関心をもっている。パンデミックになるものとならないもの、どちらにもだ。ソフトウェアと気候変動という過去の著書のテーマとは異なり、致命的な感染症は普通、だれもあまり考えようとしない話題だ（ＣＯＶＩＤ－19は例外で、そこからも普段はだれも考えていないことがわかる）。僕はエイズ治療やマラリア・ワクチンについてパーティーで話したくてたまらない気持ちを抑えてこなければならなかった。

この問題への僕の情熱は、二五年前の一九九七年一月、ニコラス・クリストフが《ニューヨーク・タイムズ》紙に書いた記事をメリンダとともに読んだときまでさかのぼる。毎年三一〇万人

第三世界では水はいまでも死をもたらす飲み物

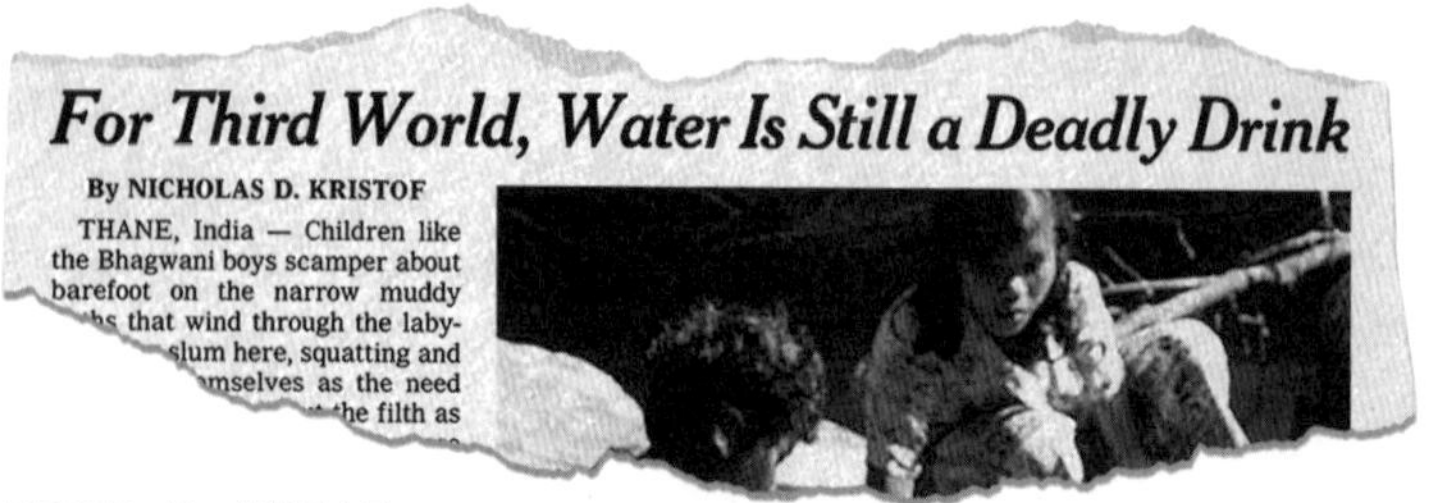
For Third World, Water Is Still a Deadly Drink
By NICHOLAS D. KRISTOF
THANE, India — Children like the Bhagwani boys scamper about barefoot on the narrow muddy
ths that wind through the laby-
slum here, squatting and
mselves as the need
the filth as

ニコラス・D・クリストフ
インド、ターネー発——バグワニ家の少年たちのような子どもは、ここのスラムの迷宮に曲がりくねってつづく狭くぬかるんだ小道を裸足で走りまわり、必要が生じたらしゃがんで用を足す。汚物のことは、小道の脇で未処理の下水を嗅ぎまわる薄汚いネズミたちと同じぐらい気にかけていない。

《ニューヨーク・タイムズ》紙より。© 1997 The New York Times Company. 転載禁止。許可のもと使用。(3)

が下痢のために死亡していて、そのほとんどが子どもだとニコラスは伝えていた。(2) ショックだった。毎年子どもが三〇〇万人も！ 僕らが知るかぎり多少不快で不便にすぎない程度のことで、どうしてそれだけたくさんの子どもが亡くなっているのか。

下痢を治療して命を救う単純な方法、つまり発症中に失われる栄養を補う安価な液体があるのに、それが多くの子どもに届いていないことを知った。僕らが手助けできそうな問題だったので、助成金の提供をはじめ、この治療法をもっと広められるよう支援するとともに、下痢性疾患にそもそもかからないように防ぐワクチンの開発を支えた。*

この問題についてもっと詳しく知りたかった。そこで、天然痘の根絶に貢献した疫学者のひとりでアメリカ疾病予防管理センター（CDC）の元所長、ウィリアム（ビル）・フェイギに連絡した。

ビルは天然痘、マラリア、貧困国の公衆衛生について、八一点もの教科書と雑誌論文をくれた。僕はそれを可能なかぎり速く読み、さらに資料を求めた。ひときわ強い影響を受けたのが『世界開発報告一九九三――人々の健康に対する投資　第一巻』というごく平凡なタイトルの資料だ(4)。このときから感染症に、とりわけ低・中所得の国での感染症に強い関心をもつようになった。

感染症について資料を読みはじめると、すぐにアウトブレイク、エピデミック、パンデミックの話題に行きつく。こうした用語の定義は、意外と厳密ではない。おおまかにいうと、アウトブレイクは局所的に感染者が急増したときのこと、エピデミックは国や地域のなかでアウトブレイクがより広い範囲に拡大したときのこと、パンデミックはエピデミックが地球規模になり、複数の大陸を襲ったときのことである。また病気のなかには移動せずに特定の場所にとどまるものもあり、それらは〝エンデミック〟と呼ばれる。たとえばマラリアは赤道地域の多くに固有の病気だ。ＣＯＶＩＤ‐19が完全に消え去ることがなければ、エンデミックに分類される。

新しい病原体が見つかるのは、さほど珍しいことではない。世界保健機関（ＷＨＯ）によると、この五〇年間で科学者は一五〇〇をこえる病原体を新たに発見した。そのほとんどが動物から人間に広がったものだ。

そのなかには、さほど害にならなかったものもあれば、ＨＩＶなどのきわめて恐ろしいものも

＊この成果については第3章で述べる。

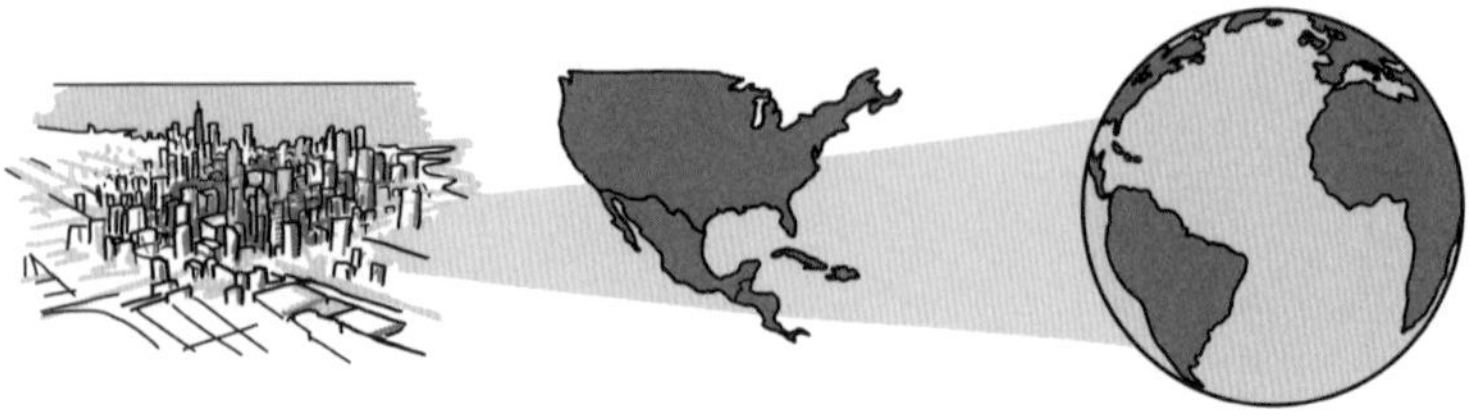
アウトブレイク
局所的
エピデミック
地域規模
パンデミック
地球規模

ある。HIV／エイズによって三六〇〇万をこえる人が死亡し、現在、三七〇〇万をこえる人がHIVを抱えて生きている。抗ウイルス薬によって適切な治療を受けている人は病気を広げないので、新規患者数は年々減ってはいるが、二〇二〇年には一五〇万人が新たに感染した(5)。

これまでに唯一根絶された人間の病気、天然痘を除けば、昔ながらの感染症はいまも残っている。たいていの人が中世の病気だと思っているペストですら、いまも根絶されていない。二〇一七年にマダガスカルがペストに襲われ、二四〇〇人以上が感染して二〇〇人以上が死亡した(6)。WHOには毎年、最低でも四〇件のコレラのアウトブレイクが報告されている。一九七六年から二〇一八年までのあいだに、エボラの局所的なアウトブレイクが二四件、エピデミックが一件あった。ちょっとしたものも含めれば、おそらく毎年二〇〇をこえる感染症のアウトブレイクが起こっている。

ゲイツ財団の国際保健の仕事は、下痢性疾患と妊産婦の死亡に加えて、エイズやその他の「沈黙のエピデミック（silent

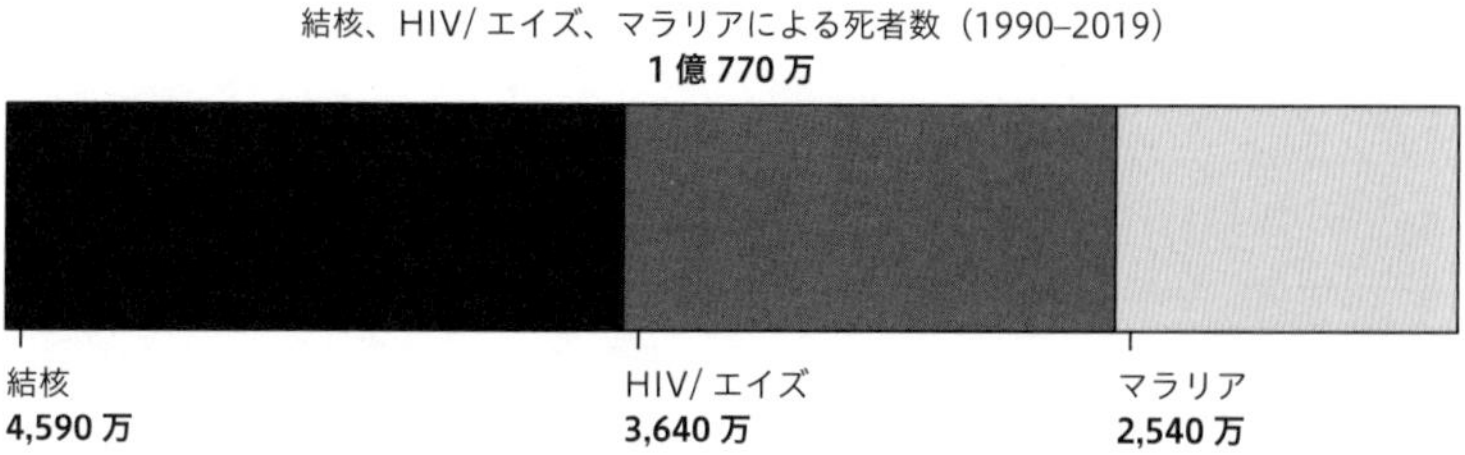

人を殺すエンデミック　1990年以降、HIV/エイズ、マラリア、結核によって、世界で1億をこえる人が亡くなっている（出典：保健指標評価研究所〔IHME〕）。[7]

epidemic)」として知られるようになったもの（結核やマラリアなど）に焦点を合わせている。二〇〇〇年にはこれらの病気で合計一五〇〇万をこえる人が亡くなっていて、その多くが子どもだ。[8] それにもかかわらず、愕然とするほどわずかな額のお金しかこの問題には使われていなかった。メリンダと僕は、この領域でこそ僕らのリソースと、チームをつくり新しいイノベーションを起こす知識が最大の効果を発揮できると考えた。

　これはゲイツ財団の保健事業についてよく誤解されている点である。財団が集中的に支援しているのは、豊かな国の人びとを病気から守ることではない。保健の領域で高所得国と低所得国の格差を埋めることだ。その仕事に取り組むなかで、豊かな国ぐにを襲う可能性のある病気のことをたくさん知り、資金援助の一部はそうした病気への対策支援に振り向けているが、財団が助成金を提供する際の主眼はそこにはない。民間セクター、富裕国の政府、ほかの慈善家たちが、多くの資金をその仕事に投じている。

　当然、パンデミックはすべての国に影響する。感染症のこと

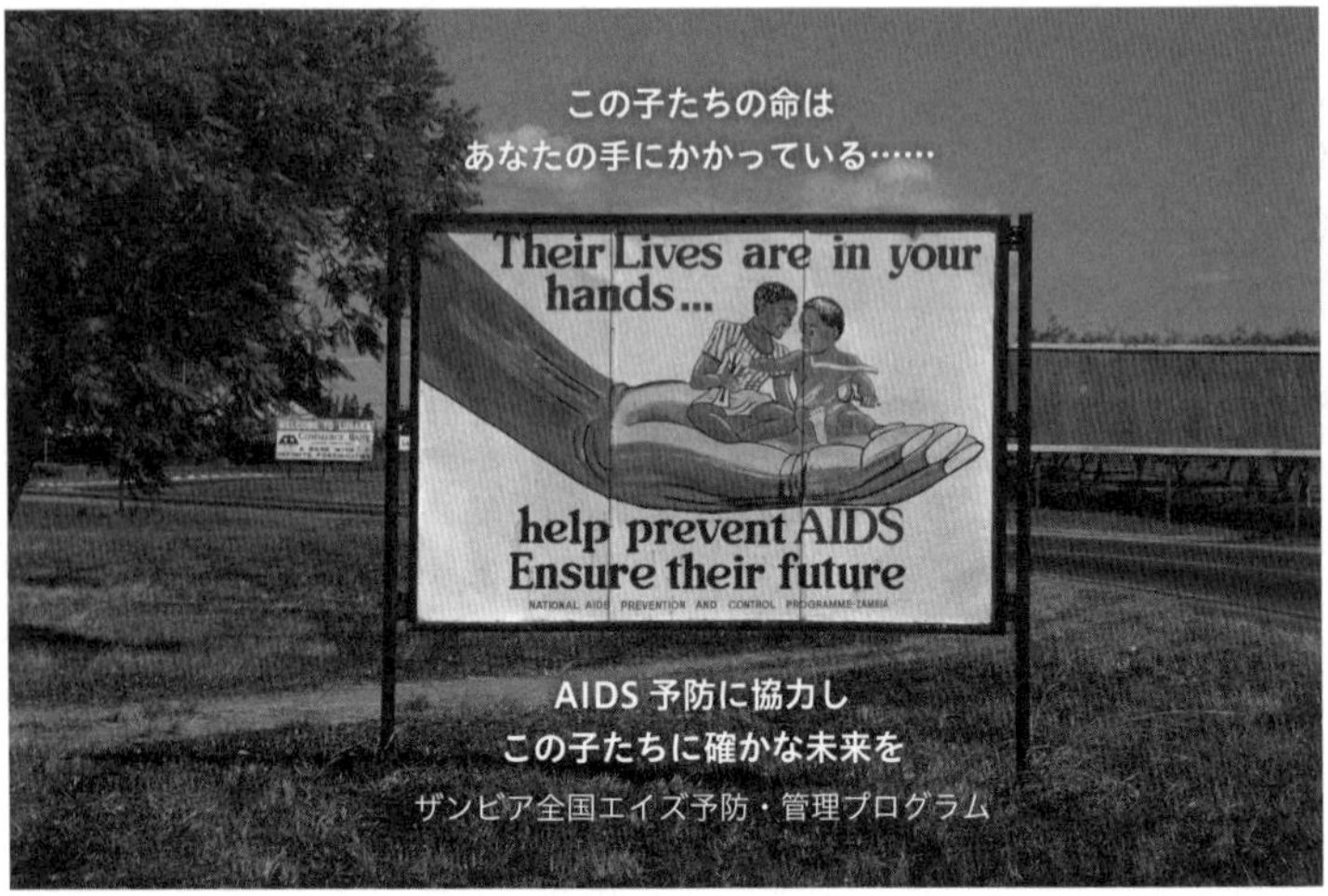
この子たちの命は
あなたの手にかかっている……
Their Lives are in your hands...
help prevent AIDS
Ensure their future
NATIONAL AIDS PREVENTION AND CONTROL PROGRAMME-ZAMBIA
AIDS 予防に協力し
この子たちに確かな未来を
ザンビア全国エイズ予防・管理プログラム
ザンビアのルサカで、エイズへの意識を高めて予防を呼びかける広告板。(9)

を学びはじめたときから、僕はそれを強く懸念していた。さまざまな種類のインフルエンザやコロナウイルスなど、呼吸器系のウイルスは急速に広がりかねないので特に危険だ。

それにパンデミックに襲われる可能性は、この先、高まる一方である。ひとつには都市化のために人間が自然の生息環境をどんどん破壊していて、動物と接触することが増え、動物から人間に病気がうつる機会も多くなっているからだ。また海外旅行が急増しているからでもある（少なくともCOVIDによって停滞するまでは急増していた）。COVID流行前の二〇一九年には、世界中で毎年一四億人の旅行者がほかの国に入国していた。(10)一九五〇年にはわずか二五〇〇万人だったにもかかわらずだ。直近の壊滅的なパンデミックは、五〇〇〇万人ほどの死者が出た一九一

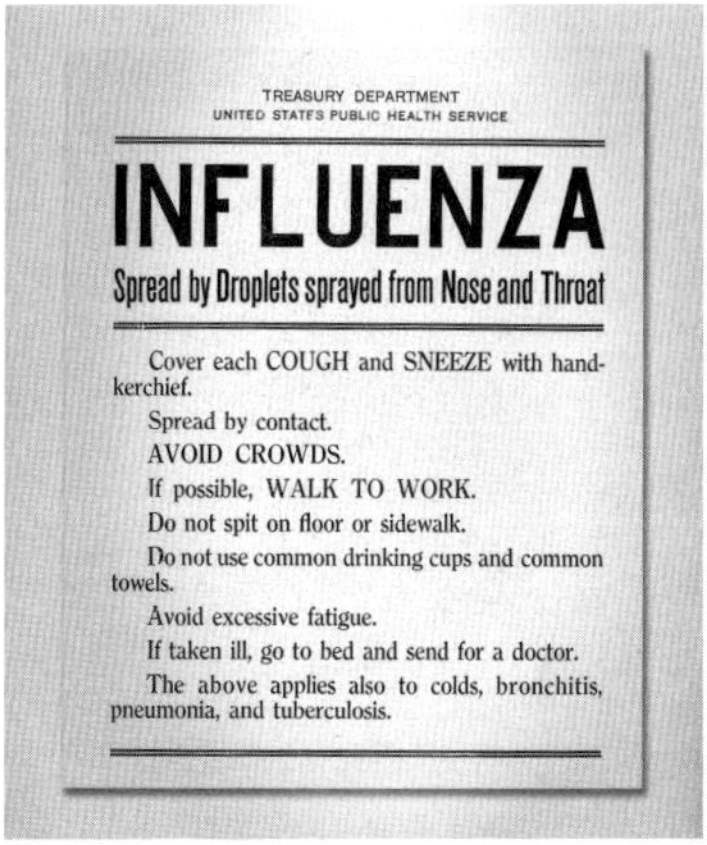

財務省
アメリカ公衆衛生局

インフルエンザ
鼻と喉から飛び散る飛沫によって広がる

咳やくしゃみをするときは口もとをハンカチで覆うこと。
接触によって広がる。
人ごみを避けること。
できれば歩いて通勤すること。
床や歩道に唾を吐かないこと。
カップやタオルを共有しないこと。
過労を避けること。
体調を崩したら床につき医者を呼ぶこと。
上のことは風邪、気管支炎、肺炎、結核にも当てはまる。

1918 年のインフルエンザ・パンデミックのときに、適切な予防措置とソーシャル・ディスタンスの確保を促すアメリカ政府からの通告。(11)

八年のスペイン風邪である。一世紀のあいだ世界がそれを経験しなかったのは、ほぼ運がよかっただけだ。

　COVID の前から、インフルエンザのパンデミックが起こる可能性は比較的よく知られていた。一九一八年のスペイン風邪について少しでも耳にしたことがある人はたくさんいたし、二〇〇九年から一〇年にかけての豚インフルエンザのパンデミックを憶えている人もいるかもしれない。とはいえ一世紀という時間は長く、生きている人のほとんどはインフルエンザのパンデミックを経験していないし、豚インフルエンザのパンデミックは普通のインフルエンザと比べてさほど致命的だったわけではなく、大きな問題にならなかった。二〇〇〇年代はじめに僕がこうしたことをいろいろ学んでいたときには、ごくありふれた風邪を引き起こす三種類のウイルスのひとつであるコロナウイルスは、インフルエンザほど論じられていなかった。

学べば学ぶほど、深刻な呼吸器系ウイルスのエピデミックに世界がいかに備えられていないかがわかった。二〇〇九年の豚インフルエンザへのWHOの対応をまとめた報告書を読むと、いまを予言するかのようにこんな結論が下されている。「深刻なインフルエンザのパンデミックにも、また同様のいかなる地球規模の長期的で恐ろしい公衆衛生上の緊急事態にも、世界は備えられていない」。この報告書では備えを整える段階的な計画が示されているが、その段階はほとんど踏まれることがなかった。

その翌年、友人のネイサン・マイアーボールドが、人類が直面する最大の脅威について、自分が取り組む研究のことを僕に語りはじめた。ネイサンが最も懸念していたのは人工的につくられた生物兵器、つまり実験室で生みだされた病気だが、自然に発生するウイルスもリストの上位にあった。

ネイサンは数十年来の知り合いで、マイクロソフトの最先端の研究部門をつくり、料理（！）、恐竜、宇宙物理学をはじめとするあらゆる研究に取り組んできた博識家だ。危険を大げさに語るような人間ではない。そこで、世界中の政府は実質上何もしていなくて、自然のものであれ意図的につくられたものであれ、いかなるパンデミックにも備えられていないというネイサンの主張を聞き、どうしたらその状態を変えられるのか話しあった。*

ネイサンが使った喩《たと》えを僕は気に入っている。いまあなたがいる建物には（この本をビーチで読んでいなければ）、おそらく煙感知器がついている。その建物が今日、燃えてなくなる可能性はとても低い。それどころか、燃えることなく一〇〇年もつかもしれない。しかしもちろん、その建物はこの世で唯一の建物ではなく、世界のどこかでいまこの瞬間にも燃えている建物がある。それが常に念頭にあるから、煙感知器を設置する。めったに起こらないけれど、きわめて大きな被害が出る可能性のあるものから身を守るためだ。

パンデミックについていうなら、世界はひとつの大きな建物で、そこについている煙感知器は特に感度がいいわけではなく、互いに連携もとれていない。キッチンで火が出たら、じゅうぶんな数の人がそれを知って火を消しに行く前に、ダイニングルームに燃え広がるかもしれない。それに火災報知器が鳴るのは一〇〇年に一度だけなので、リスクがあることを忘れやすい。

病気がどれだけ速く広がることがあるのか、それを理解するのはむずかしい。たいていの人は、日々の生活で何かが急激に増えるのを目にすることがないからだ。でも数学で考えてみよう。一日目に一〇〇人が感染症にかかっていて、感染者の数が毎日倍になるとすると、二七日目には地

＊ネイサンは最終的にこうした考えについて「戦略的テロリズム――行動への呼びかけ」（"Strategic Terrorism: A Call to Action"）という論文を《ローフェア》誌に書いた。この論文は https://papers.ssrn.com で読むことができる。寝る前に読むのはやめておいたほうがいい。目が覚めるような論文だ。

球上の全人口が感染している。

二〇一四年春には、不吉なアウトブレイクについて財団の保健チームからメールが届くようになった。ギニアの南東部でエボラウイルスの感染者が数人見つかったという。その年の七月までに、エボラ感染者はギニアの首都コナクリと、隣接国であるリベリアおよびシエラレオネの首都でも見つかっていた。[12]最終的にこのウイルスは、アメリカを含むさらに七つの国に広がって、一万一〇〇〇人をこえる死者が出る。

エボラは恐ろしい病気で、患者は吐血や下血をすることも多いが、すぐに発症して動けなくなるので、何千万もの人に感染することはない。エボラは感染者の体液に物理的に触れることによってのみ広がり、実際に感染したら体調が悪すぎて動けない。最もリスクが高かったのは、自宅や病院でエボラ患者を世話していた人や、エボラによる死者の遺体を清める葬儀のときだ。

エボラによってアメリカ人がたくさん死ぬとは考えられなかったが、それでも感染症が長距離を移動することがあるのをアメリカ人は思い知った。エボラのアウトブレイクでは、恐ろしい病原体がアメリカのほかにイギリスとイタリアにも到達した。どちらもアメリカ人旅行客が好んで訪れる場所だ。この三つの国をあわせて感染者は六人、死者はひとりだったのに対し、西アフリカでは一万一〇〇〇人をこえる死者が出たが、数の問題ではなかった。アメリカ人は、少なくともしばらくはエピデミックに関心を向けていた。

僕はそのとき、パンデミックを実際に起こしかねない感染症に対処する準備が世界にないこと

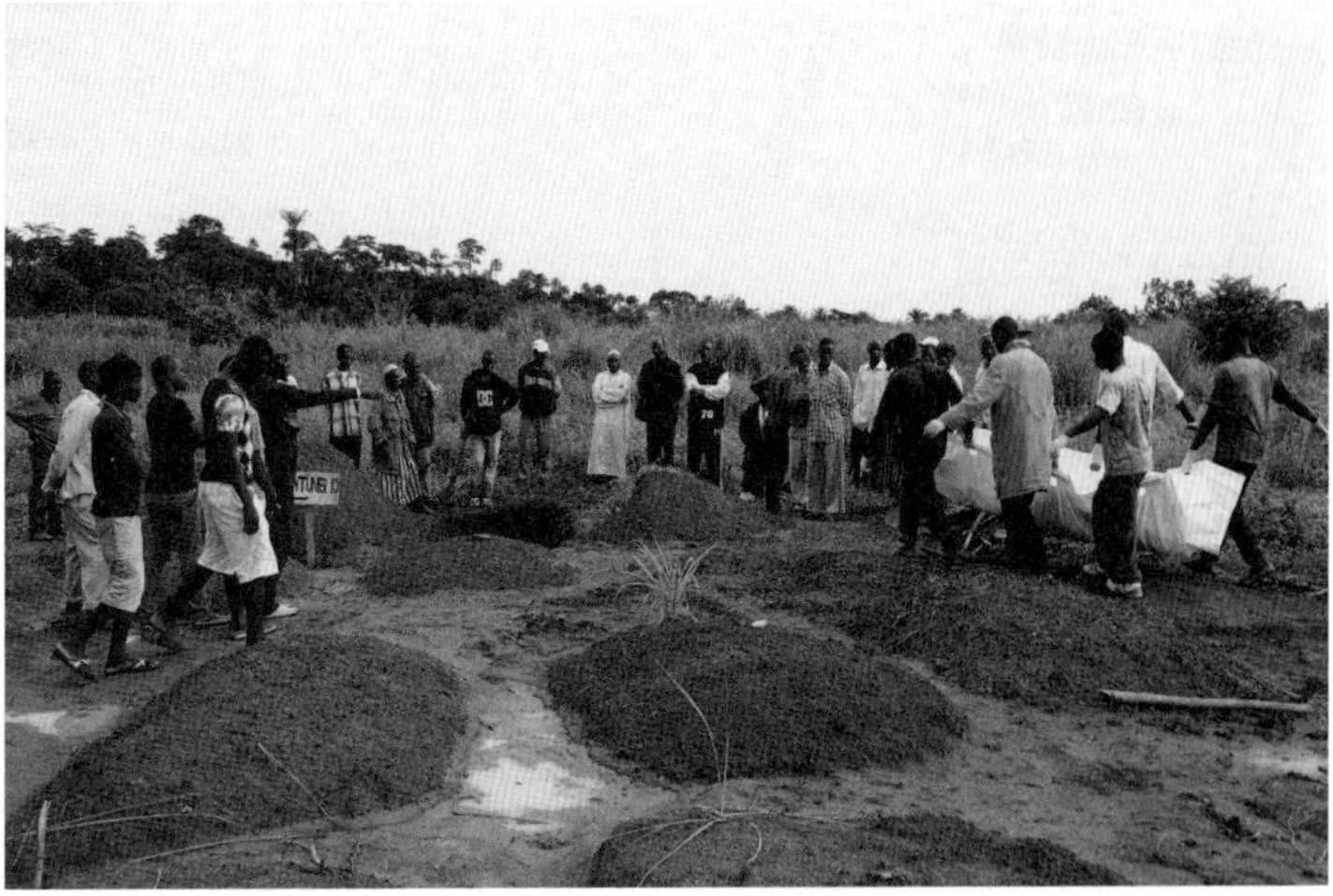

2014～16年に西アフリカでエボラのエピデミックが発生したときには、多くの人が葬儀の集まりでウイルスに感染した。エボラで亡くなったばかりの遺体と間近で接触したからだ。(13)

を強調するいい機会かもしれないと思った。〝エボラがひどいと思うのなら、インフルエンザがどこまでひどい結果を起こしうるか語らせてほしい〟。そこで二〇一四年のクリスマス休みに、エボラによって浮き彫りとなった世界の準備不足についてメモをまとめはじめた。

不足はあまりにもたくさんあった。さまざまなコミュニティを横断して病気の推移を観察する体系的な手段がなかった。診断検査は、利用できたとしても結果が出るまでに何日もかかった。感染がわかりしだい患者を隔離する必要がある場合には、それだと遅すぎる。勇敢な感染症専門家のボランティア・ネットワークがあり、病気に冒さ

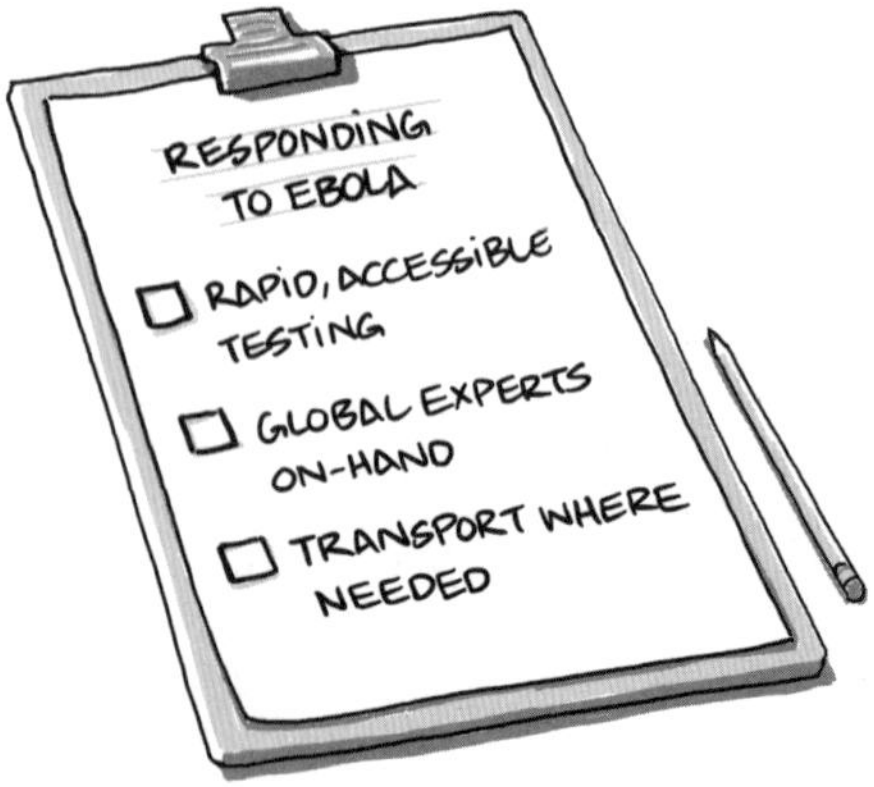
RESPONDING
TO EBOLA
RAPID, ACCESSIBLE
TESTING
GLOBAL EXPERTS
ON-HAND
TRANSPORT WHERE
NEEDED

エボラへの
対応

- □ 広く受けられる迅速な検査
- □ 手近にいるグローバルな専門家
- □ 必要な場所への移動・輸送

れた国の当局を現地で手助けしてはいたが、給料をもらってフルタイムで働く専門家の大規模チームは存在しなかった。仮にそのようなチームがあったとしても、必要とされる場所に派遣する計画がなかった。

つまり問題は、すでにある体制がうまく機能していないことではなかった。体制といえるようなものがそもそも存在しなかったのだ。

それでもなお、ゲイツ財団がこれを最優先課題のひとつにすべきとは思えなかった。そもそも財団が集中的に支援するのは、市場では解決できない大きな問題がある分野だ。それに、エボラの恐怖を経験したのだから、危険を理解しさえすれば富裕国の政府が準備を整えるだろうと思った。二〇一五年に僕は《ニュー・イングランド・ジャーナル・オブ・メディシン（ＮＥＪＭ）》に論文を発表し、世界の備えがいかに整っていないかを指摘して、準備を整えるために必要なことを示した。そして、この警告をもとに「もし次の疫病大流行（アウトブレイク）が来たら？　私たちの準備はまだ出来ていない」というＴＥＤトークを用意し、一九一八年のスペイン風邪と同じぐらい感染力の強いインフルエンザによって三〇〇〇万人が死亡するのを示すアニメーションを盛りこんだ。強い警告を発して世界に準備を整えさせたかったので、何兆ドルもの経済損失と大混乱が生じるだろうとも指摘した。このＴＥＤトークは四三〇〇万回再生されているが、その九五パーセントはＣＯＶＩＤのパンデミックがはじまってからの再生回数だ。

ゲイツ財団は、ドイツ、日本、ノルウェーの政府およびウェルカム・トラストと連携し、〈ＣＥＰＩ（感染症流行《エピデミック》対策イノベーション連合）〉という組織をつくった。新しい感染症に対するワクチン開発を加速させ、そのワクチンを最貧国の人びとに届けるのを手助けするのがその目的だ。また僕は、インフルエンザやその他の呼吸器疾患がひとつのコミュニティでどう広がるかを詳しく調べるシアトルでの局所的な研究にも資金を提供した。

ＣＥＰＩと〈シアトル・インフルエンザ研究〉は意義ある投資で、ＣＯＶＩＤに襲われたときに役立ったが、ほかになされたことはあまりなかった。一一〇をこえる国が準備態勢を分析し、ＷＨＯがその不足を補う段取りを示したが、こうした評価と計画をもとに行動した人はいない。改善は呼びかけられていたのに、実行に移されなかったのだ。

ＴＥＤで話し《ＮＥＪＭ》に論文を発表した六年後、ＣＯＶＩＤ‐19が世界中に広がるなかで、記者や友人から二〇一五年の時点でもっと何かしておけばよかったと思うかとたずねられる。よりよいツールと、それを急速に大展開する訓練が必要だったことにどうすればもっと注目を集められたのか、僕にはわからない。二〇一五年にこの本を書いておくべきだったのかもしれないが、多くの人が読んだとは思えない。

二〇二〇年一月はじめ、エボラ大流行のあとにアウトブレイクを監視すべく立ちあげたゲイツ財団のチームは、ある病原体の蔓延を追跡していた。のちにSARS‐CoV‐2と呼ばれることになるこのウイルスが、COVID‐19を引き起こすことがいまではわかっている。*

一月二三日、ゲイツ財団の国際保健事業を率いるトレヴァー・マンデルから僕とメリンダにメールが届いた。チームの考えを説明し、COVID事業第一ラウンドの資金を求める内容だ。「残念ながら、コロナウイルスのアウトブレイクは広がりつづけていて、深刻なパンデミックになる可能性があります（まだ確実にはわかりませんが、いま動くことが欠かせません）**」

ずっと前からメリンダと僕のあいだには、年に一度の戦略検討のときまで待てない緊急要請について決断を下す仕組みがある。どちらでも先に目にしたほうがもう一方にそれを送り、ようするにこんなことを言う。「これ、いいと思うんだけど、承認してくれる？」。そして連絡を受けた側が支出を承認するメールを返す。僕らはもう夫婦ではなく、いまは評議委員会の面々とともに動いているが、それでも財団に関係する大きな決断を下すときは共同代表としてこの仕組みを使っている。

トレヴァーのメールを受けとった一〇分後、これを承認するようメリンダに提案した。メリンダも賛成してトレヴァーに返信する。「本日、五〇〇万ドルを承認しますし、この先さらに必要になるかもしれないと思っています。チームがこれだけ早くこの問題に取りかかってくれてうれしい。とても気がかりです」

ふたりとも思っていたとおり、やはり追加の支出が確実に必要で、それは二月なかばの夕食会やその他多くの会合で明らかになった。COVIDとの闘いのさまざまな側面に、財団は二〇億ドルをこえる資金を投じてきた。蔓延のスピードを抑えたり、ワクチンや治療薬を開発したり、そうした救命手段が貧困国の人びとに確実に届くよう手助けしたりといった側面である。

パンデミックがはじまってから、財団内外の数多くの保健専門家と仕事をともにし、その人たちから学ぶ機会を得てきた。特別に触れておくべき人がひとりいる。

二〇二〇年三月、国立衛生研究所（NIH）の感染症研究所長、アンソニー（トニー）・ファ

＊簡単に用語の説明をしておきたい。SARS‐CoV‐2はCOVID‐19という病気を引き起こすウイルスの名称である。厳密にいうと、COVIDはコロナウイルスによって引き起こされる病気すべてを指し、COVID‐19はそのなかのひとつだ（19という数字は、二〇一九年に発見されたことに由来している）。しかし読みやすさを確保するため、このあとも病気のCOVID‐19とそれを引き起こすウイルスの両方の意味でCOVIDを使う。

＊＊この「はじめに」でゲイツ財団にはすでに何度も触れているし、本書全体ではさらに何度も取りあげることになる。これは自慢したいからではなく、COVID‐19のワクチン、治療薬、診断法を開発する取り組みの多くで財団のチームが重要な役割を果たしたからだ。彼らの仕事に触れずにその話をするのはむずかしい。

ウチと最初に電話で話した。さいわいトニーとは長年の（彼が大衆雑誌の表紙を飾るようになる前からの）知り合いだったので、この問題全体について、なかでも開発中のさまざまなワクチンや治療薬の可能性について、彼の考えを聞いておきたかったのだ。ゲイツ財団はその多くを支援していたので、イノベーションを開発し展開する財団の計画をトニーの計画と整合させておきたかった。それに、社会的距離《ソーシャル・ディスタンス》の確保やマスクの着用といったことについてトニーが公の場で何を言っているのか把握し、僕がインタビューを受けるときにも同じことを伝えて手助けできればとも思っていた。

最初の電話は充実したものになり、その年は月に一度連絡をとって、さまざまな治療薬やワクチンの進捗について話しあい、どうすればアメリカでの仕事が世界全体に恩恵をもたらすことができるか策を練った。ふたりでインタビューに答えることも何度かあり、トニーの隣にすわるのは光栄だった（もちろん画面上でだが）。

ただ、声をあげたことで思わぬ影響も生まれた。そのひとつが、ゲイツ財団の仕事について長年耳にしてきた批判をさらに呼んだことだ。最もまともなバージョンは、次のようなものだった。ビル・ゲイツは選挙で選ばれたわけでもないただの金持ちだ。保健であれなんであれ、どうしてあいつが方針を決められるのか。この批判には、さらに三つの批判がついてくる。ゲイツ財団には影響力がありすぎる。ゲイツは変化の原動力として民間セクターを信じすぎている。ゲイツは新発明によってすべての問題を解決できると考えるテクノロジー・マニアである。

たしかに僕は選ばれて公職に就いたことはないし、それを目指すつもりもない。それに、金持ちに分不相応な影響力があると社会のためにならないという考えにも賛成だ。

しかしゲイツ財団は陰で資金や影響力を使っているわけではない。何に資金を投じたのか、失敗であれ成功であれ結果がどうだったのかを公開している。それに、財団からの助成金を失う危険を冒したくないからと批判を口にしない人がいるのもわかっているので、その問題を解消するためにも、外部の専門家と相談し、多様な見解を求めるよう特別に努めている（同様の理由から、二〇二二年には評議委員会の規模を拡大した）。そして、公共政策に反映されるアイデアの質を高め、最大の効果を発揮する可能性が高いアイデアに資金を振り向けることを目指している。

また、ポリオとの闘いやＷＨＯのような組織の支援など、おもに政府が担うべきである大規模な取り組みや機関において、ゲイツ財団が非常に大きな資金提供者になっているという批判者の指摘も正しい。しかしこれはおもに、必要性が高いのに政府の資金と支援がまったく足りていない分野がそこであり、今回のパンデミックで示されたように、社会全体に明らかに恩恵をもたらす分野がそこだからだ。この先、世界の支出に占めるゲイツ財団の資金の割合がずっと小さくなれば、だれよりうれしいのは僕だろう。本書で論じるように、それはより健康で生産的な世界への投資だからだ。

これと関係して、パンデミックのあいだに僕のような少数の人間がさらに豊かになり、ほかの多くの人が苦しんでいるのはフェアでないという批判もある。まったくもって正しい指摘だ。豊かであるおかげで、僕はＣＯＶＩＤの影響をほとんど受けずにきた。このパンデミックによって暮らしが壊滅状態に陥るのがどういう感じか、僕にはわからない。自分にせいいっぱいできるのは、ずっと昔に立てた誓いを守り、世界がもっと公平な場所になるよう財産の大部分を社会に還元することだ。

それにそう、僕はテクノロジーのマニアだ。イノベーションは僕のハンマーで、釘を目にするたびにそれを使おうとする。成功を収めたテクノロジー企業の創業者として、イノベーションを促す民間セクターの力を強く信じている。しかし、たしかに新しい機器やワクチンは重要だが、そうしたものだけがイノベーションでは必ずしもない。物事の異なるやり方、新しい政策、公共財に資金を出すうまい方法といったものもイノベーションであっていい。本書ではそうしたイノベーションのいくつかを取りあげる。最も必要とする人に届かなければ、すばらしい新製品も最大限に活用されないし、保健の分野でそれを実現するには多くの場合、政府との協働が求められるからだ。最貧国でも公共サービスの提供主体はたいてい政府である。だからこそ本書では、公衆衛生システムを強化する必要があると主張し、それがうまく機能したときに、出現しつつある病気への第一の防御線になるようにしたいのだ。

残念ながら、それほどまともでない批判もある。ＣＯＶＩＤのあいだずっと僕は、突拍子もない陰謀説の標的にされ驚くばかりだった。これは完全に新しい経験ではなく、マイクロソフトについてのばかげた話は何十年も前から耳にしてきたが、いまの攻撃はさらに激しい。そうした攻撃に対処すべきか否か、ずっとわからなかった。無視すれば広がりつづける。けれども仮に僕が表に出て、「みなさんの動きを追跡したいなんて思いませんし、みなさんがどこへ行こうが正直どうでもよくて、どのワクチンにも移動追跡装置なんて入っていませんよ」と言ったところで、そうした陰謀を信じる人は実際に納得するだろうか？　いちばんの前進の道は、ただやるべき仕事をつづけ、嘘が消えて真実が残ると信じることだと心に決めた。

何年も前に、著名な疫学者ラリー・ブリリアント博士が印象的なフレーズを残している。「アウトブレイクは避けられないが、パンデミックはオプションであり避けられる」。さまざまな病気が絶えず人類のあいだで広がってきたが、それらが地球規模の大惨事になる必然性はない。避けることのできないアウトブレイクを政府、科学者、企業、個人が封じこめ、パンデミックにならないようにする体制をいかにつくればいいか、それを語るのが本書である。

当然の理由から、いまはこれに取り組む勢いがこれまで以上にある。ＣＯＶＩＤを経験した人はみな、それを忘れないだろう。第二次世界大戦が僕の親の世代の世界観を変えたのと同じで、ＣＯＶＩＤは僕らの世界の見方を変えた。

とはいえ、次のパンデミックを恐れながら暮らす必要はない。世界はすべての人に基本的なケアを提供できるし、どんな病気が出現してもそれに対処し封じこめる準備を整えられる。

それは実際、どんなかたちをとるのか。こんな状態を想像してほしい。

研究によって、すべての呼吸器病原体を理解でき、診断法、抗ウイルス薬、ワクチンといったツールをいまより大量かつはるかに迅速に準備できる。

万能ワクチンによって、パンデミックを発生させる可能性が最も高い呼吸器病原体、コロナウイルスとインフルエンザのすべての株からだれもが守られる。

世界の最貧国でも、効果的に機能する現地の公衆衛生当局が、脅威になる可能性のある病気をすぐに発見する。

異常事態はすべて有能な研究室と共有されてそこで調べられ、情報が国際データベースにアップロードされて、専門チームがそれを監視する。

脅威が発見されたら政府が警鐘を鳴らし、移動、ソーシャル・ディスタンスの確保、緊急計画について公に勧告をはじめる。

強制的な隔離、ほぼすべての呼吸器病原体に効果がある抗ウイルス薬、どの診療所、職場、家庭でもおこなえる検査といった、すでに手もとにある一般的なツールを政府が使いはじめる。

それで不十分なら、世界のイノベーターたちが即座にその病原体用の検査手法、治療薬、ワクチンの開発に取りかかる。なかでも診断の態勢は非常にすばやく整い、短期間で多くの人を検査できる。

どのように迅速に臨床試験をして結果を共有するか、あらかじめ合意しているので、新薬やワクチンがすぐに承認される。工場の備えが整っていて承認もされているので、準備ができしだいすぐ生産に着手できる。

すべての人に行き届く量のワクチンを迅速につくる方法をすでに編みだしているので、だれも取り残されない。

製品を遠くの患者まで届ける体制がすでにできているので、だれもがしかるべきところでしかるべきときにそれを受けとれる。状況についてのコミュニケーションが明確でパニックを避けられる。

こうしたことがすべて迅速におこなわれる。最初の警告を出してから、地球上の全人口を守れるだけの安全で有効性のあるワクチン*をつくるまでの時間は、わずか六カ月である。

読者のなかには、いま説明したシナリオは欲ばりすぎだと感じる人もいるだろう。たしかに大きな目標だが、すでにその方向にすすんでいる。二〇二一年にホワイトハウスは、財源を確保できれば次のエピデミックの際に一〇〇日以内でワクチンを開発する計画を発表した[14]。それに、開発期間はすでに短縮されている。COVIDウイルスの遺伝子が解析されてから最初のワクチンが試験され使用できるようになるまでには、わずか一二カ月しかかからなかった。普通なら最低でも五年はかかるプロセスだ。今回のパンデミック中に起こった技術の進歩によって、将来的にさらなるスピードアップも見こまれる。僕らが、つまり政府、資金提供者、民間企業が正しい選択と投資をすれば、これは実現できる。それどころか、悪いことを防ぐだけでなく、とてつもないことを成し遂げるチャンスもある。あらゆる種類の呼吸器系ウイルスをすべて根絶できるかもしれないのだ。つまりCOVIDのようなコロナウイルスがなくなり、さらにはインフルエンザまでなくなる。毎年、インフルエンザだけで世界中でおよそ一〇億人が体調を崩し、三〇〇万〜五〇〇万人の重症者が入院する[15]。そして少なくとも三〇万人が死亡する。普通の風邪を引き起こすものもあるコロナウイルスの影響も加えると、根絶の恩恵は計り知れない。

本書の各章では、準備を整えるのに必要なステップをひとつずつ説明する。それらをあわせることで、人類への脅威としてのパンデミックを根絶し、ＣＯＶＩＤをだれもが二度と経験せずにすむ可能性を高める計画ができる。

はじめる前に、最後にひとつ。ＣＯＶＩＤは変化の速い病気である。本書を書きはじめてから、ウイルスの変異株がいくつか出現した。最新のものがオミクロン株で、なかには消えていったものもある。初期の研究で非常に有望と思われた治療薬のなかには、（僕を含む）一部の人が望んでいたほど効果がなかったものもある。ワクチンについての疑問のなかには、どれだけ効果がつづくかなど、時間を経なければ答えが出ないものもある。

この先の数カ月、数年で状況が必然的に変わることを理解したうえで、本書には刊行時点で正しいと思われることを書くよう最善を尽くした。いずれにせよ、ここで提案するパンデミック予防計画の要点は変わらず有効だと思う。ＣＯＶＩＤがどうなるにせよ、アウトブレイクが地球規模の大惨事にならないよう抑えることを望めるまで、世界にはまだやるべき仕事がたくさんある。

＊医学の分野では有効性（effectiveness）と効力（efficacy）は意味が異なる。効力（efficacy）はワクチンが臨床試験でどれだけうまく働くかの尺度である。有効性（effectiveness）は現実世界でどれだけうまく働くかの尺度だ。シンプルにするために、本書では有効性を両方の意味で使う。

第1章　COVIDから学ぶ

人は過去から学ばない、そう言うのは簡単だ。でもときには学ぶこともある。第三次世界大戦がまだ起こっていないのはなぜか。ひとつには一九四五年に世界の指導者たちが歴史を見て、不和を解決するにはもっといい方法があると判断したからだ。

そんな気持ちで僕はCOVIDの教訓を見ている。僕らはそこから学び、致命的な病気から自分たちを守るべく、もっといい仕事をしようと決意できる。*それどころか、いますぐ計画をつくってそこに資金を投じることが欠かせない。COVIDが過去のニュースになり、切迫感が薄れて、世界の注目がほかに移ったあとでは遅すぎる。

世界のCOVID対応のよかったところと悪かったところがさまざまな報告で示されていて、僕はそこから多くのことを学んだ。それに、ポリオ根絶など国際保健分野の仕事から得た数多くの重要な教訓と、ゲイツ財団の専門家および政府、学界、民間セクターの専門家とともにパンデミックを日々追うなかで得た教訓をひとつにまとめて検討してもきた。重要なのは、ほかよりうまく対処した国を見ることだ。

正しいことに早く取り組めば、あとで巨大な見返りがある

おかしいと思われるのはわかっているが、僕のお気に入りのウェブサイトは、世界中の病気や健康問題を追跡したデータを集めたサイトだ。「世界の疾病負荷」**という名前で、掲載されている情報は驚くほど細かい（二〇一九年版では、二〇四の国と地域で二八六の死因および三六九種類の傷病を追跡している）。人はいくつまで生きるのか、何のせいで病気になるのか、時間の経過とともにそれらがどう変化するのか、こういったことに興味があれば、このサイトがいちばんの情報源だ。一度に何時間でもデータを見ていられる。

このサイトを公開しているのは、僕の地元シアトルのワシントン大学にある保健指標評価研究所（ＩＨＭＥ）だ。おそらく名前から想像できるように、ＩＨＭＥは世界中の健康状況を測定することを専門とする機関である。因果関係を証明しようとするコンピュータ・モデリングにも取

＊本書では「僕ら」ということばをいろいろな意味で使っている。僕が個人的に（あるいはゲイツ財団が）関与している仕事を指すこともある。しかしシンプルにするために、より広く国際保健部門や世界全体を指すときにも「僕ら」を使う。コンテクストに応じて意味をはっきりさせるよう努めたい。

＊＊ https://vizhub.healthdata.org/gbd-compare/

り組んでいる。一部の国で患者が増えたり減ったりしている理由を説明できそうなのはどの要因か、今後の見通しはどうなのかを示すモデリングだ。

二〇二〇年はじめから、僕はＩＨＭＥのチームにＣＯＶＩＤについての質問を浴びせてきた。知りたかったのは、ＣＯＶＩＤに最もうまく対処している国に共通するのは何かだ。そうした国がすべて正しくおこなったことは何か。この問いへのあるていど確かな答えが見つかれば、最善の取り組みを理解でき、ほかの国にそれを採用するよう促すことができる。

まず必要なのが成功を定義することだが、これは思うほど簡単ではない。ある特定の国で、ＣＯＶＩＤにかかった人がそのために亡くなる頻度を単純に把握することはできない。若者より高齢者のほうがＣＯＶＩＤで亡くなる可能性が高いので、数字に歪みが生じ、高齢者が特に多い国はほぼ必然的にほかより悪い結果が出るからだ（世界で最も高齢化が進んでいるにもかかわらず、特にうまく対処した国が日本である。どの国よりマスク着用義務が遵守されていたのがその成功理由の一部と考えられるが、おそらくほかの要因もあった）。

ほんとうに目を向けるべき成功の尺度は、病気の全体的な影響を捉えた数字である。ＣＯＶＩＤの患者で病院が手いっぱいになり、そのために治療が行き届かず心臓発作で亡くなった人も、ＣＯＶＩＤそのもので亡くなった人と同じく数に入れられるべきだ。

まさにそうした数字を示す尺度がある。超過死亡数（あるいは超過死亡率）と呼ばれるもので、ＣＯＶＩＤによって直接亡くなった人に加えて、波及的に生じた影響によって死亡した人もそこ

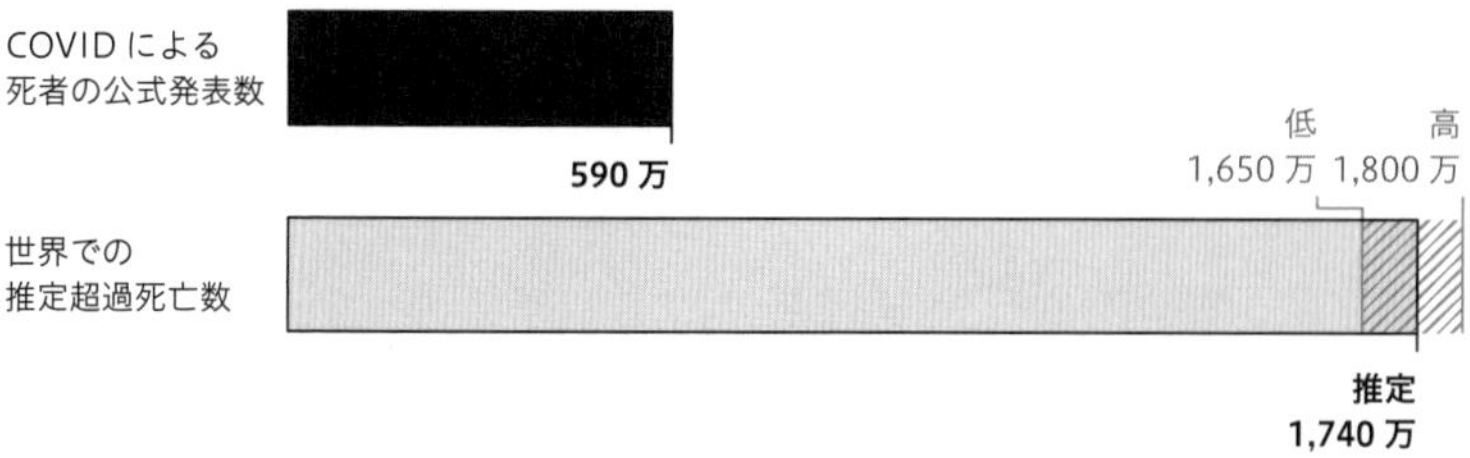

COVID によるほんとうの死者数　「超過死亡数」は、パンデミックによって間接的に死亡した人も含めて COVID の影響を測定する。上の棒グラフは 2021 年 12 月末までの COVID による死者数を示している。下の棒グラフが示しているのは推定超過死亡数であり、1,650 万人から 1,800 万人のあいだと見こまれる（出典：IHME）。[1]

に含める（国の人口規模を考慮に入れるために、単位人口あたりの超過死亡数で示される）。超過死亡が少なければ少ないほど、うまく対処しているということだ。実のところ、なかには超過死亡がマイナスの国もある。ＣＯＶＩＤによる死者が比較的少なく、人が家にとどまることが大幅に増えたために交通事故やその他の致命的な事故も減ったのがその原因だ。

二〇二一年終わり近くのアメリカの超過死亡は、一〇〇万人あたり三二〇〇人をこえていて、おおむねブラジルやイランと同じくらいだ。[2] 一方、カナダは六五〇〇人ほどで、ロシアは七〇〇〇人を大きくこえている。

オーストラリア、ヴェトナム、ニュージーランド、韓国といった、超過死亡が最も低い（ほぼゼロかマイナスの）国の多くは、パンデミックの初期に三つのことをしていた。人口のかなりの部分を検査し、陽性者や濃厚接触者を隔離して、入国した可能性のある感染者を発見、追跡、管理する計画を実行していたのだ。

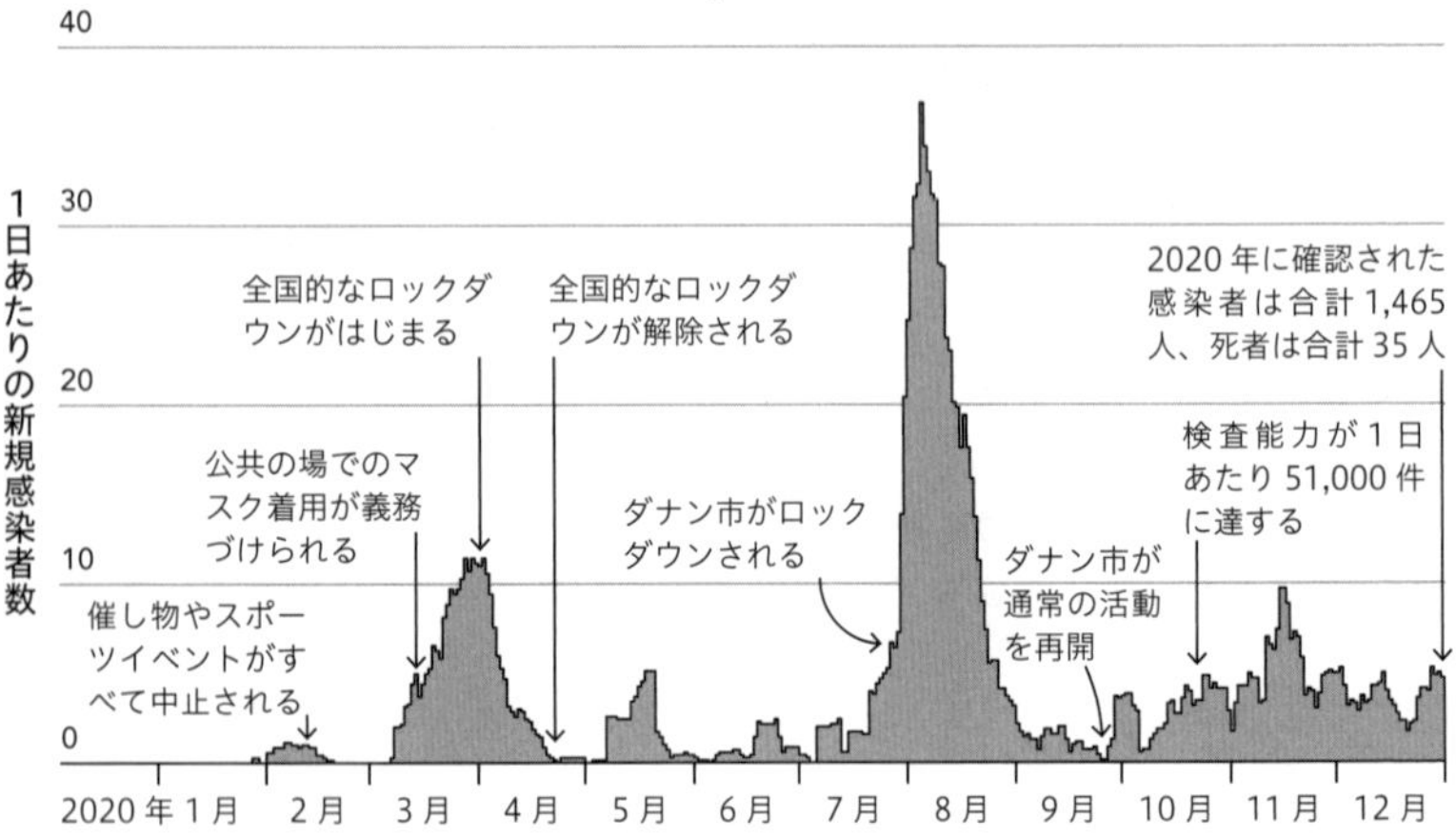

ヴェトナムでのCOVID封じこめ　2020年のあいだにウイルスを抑制するさまざまな措置を政府関係者が実施した。人口9,700万の国で年間35人しか死者が出なかったのは大きな成果である（出典：〈国際保健の手本〉プログラム）。[(3)]

残念ながら、初期の成功を維持するのはときにむずかしい。ヴェトナムではCOVIDのワクチン接種を受けた人が比較的少なかった。ひとつにはワクチンの供給が限られていたからであり、またひとつにはウイルスを抑えるのに国が大きく成功していたため、ワクチンが差し迫って必要と思われなかったからでもある。それゆえはるかに感染力の強いデルタ株がやってくると、なんらかの免疫を得ていた人が国内に少なかったため、ヴェトナムは大きな打撃を受けた。二〇二一年七月に一〇〇万人あたりわずか五〇〇人だった超過死亡率は、一二月には一〇〇万人あたり一五〇〇人近くまで上がる。[(4)]ただし、超過死亡率が上がったあとでも、ヴェトナムの状態はやはりアメリカよりよかった。全体としては、あのような初期対策をとったことで、よりよい結果につながったといえる。

またＩＨＭＥのデータからは、ＣＯＶＩＤ対応での国の成功は、政府への国民の信頼度とおおむね相関関係にあることもわかる。(5) これは直感として理解できるだろう。政府を信頼していたら、ＣＯＶＩＤ予防の政府指針に従う可能性も高くなる。一方、政府への信頼は世論調査で測られる。とりわけ抑圧的な政権のもとで暮らしていたら、見ず知らずの世論調査員に政府についての本音を話すことはおそらくないだろう。それにいずれにせよ、この研究結果はすぐ実行に移せる実際的なアドバイスにはつながりにくい。国民と政府のあいだで信頼を築くには、それ自体を目的とした骨の折れる仕事に長年かけて取り組む必要がある。

うまくいく取り組みを見つけるもうひとつの方法が、問題を反対側から見ることだ。つまり、個々のことを特にうまくやったお手本を見つけて、そのやり方を調べ、ほかでも同じことができるようにする。〈国際保健の手本（Exemplars in Global Health）〉というそれにふさわしい名前のグループがまさにその仕事に取り組んでいて、とても興味深いつながりを見つけている。

たとえばほかがすべて同等なら、保健制度が全般にうまく機能している国はＣＯＶＩＤに首尾よく対処できる可能性が高かった。訓練された人材がじゅうぶんいて、コミュニティの人たちから信頼され、必要なときに物資が揃っている診療所の強力なネットワークがあれば、新しい病気を撃退するのに有利になる。ここからわかるのは、すべてのパンデミック予防計画には、何にも

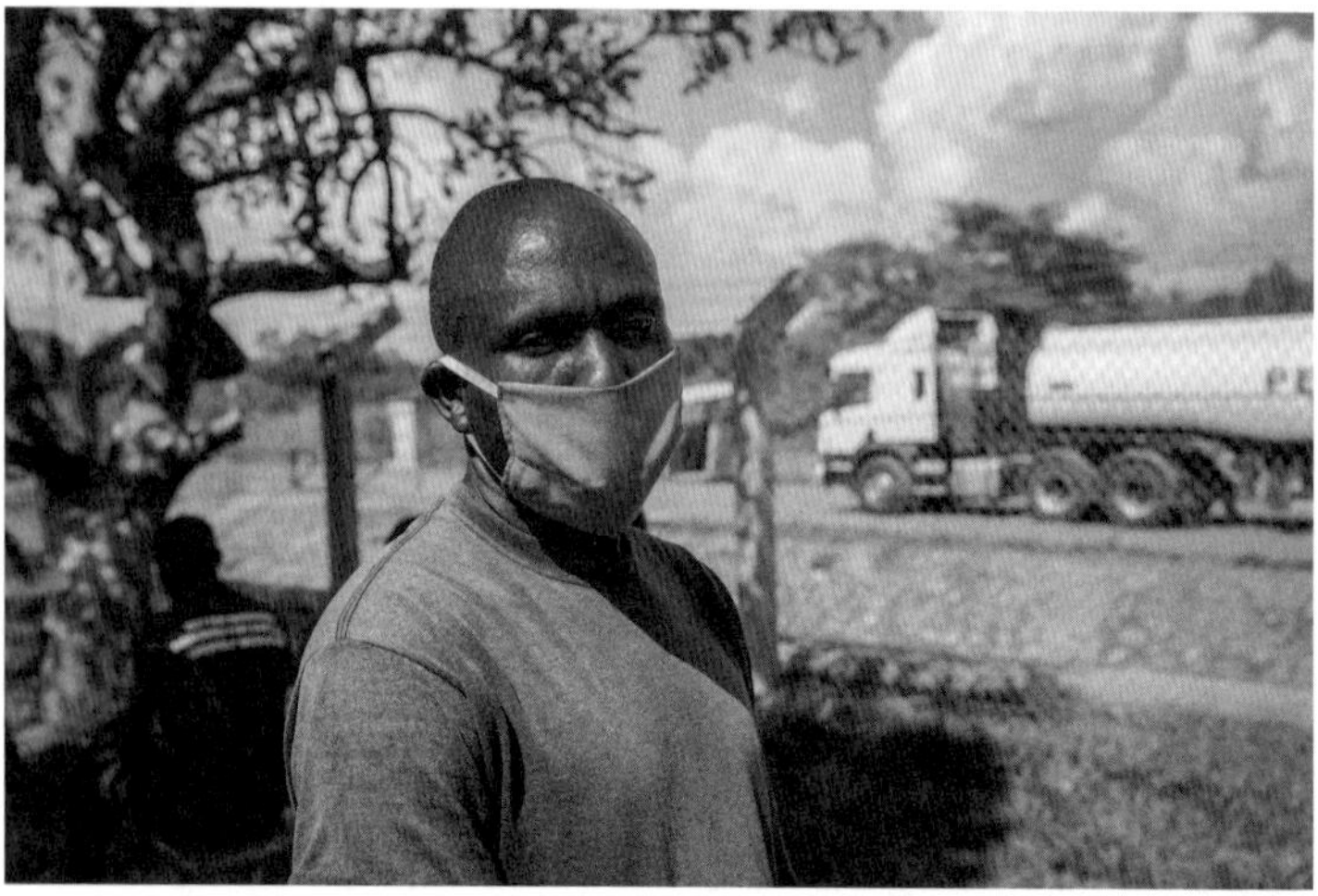

ウガンダと南スーダンの国境でCOVID検査の結果を待つトラック運転手のナリク・ムサ。(6)

まして低・中所得の国が保健制度を向上させる手助けを組みこまなければならないということだ。この点には第8章と第9章で立ち戻りたい。

もうひとつ例を挙げよう。データを見ると、国から国への感染拡大では国境をこえたトラック輸送がかなりの原因になっていたことがわかる。この問題にうまく対処したのはどこか。パンデミックの初期にウガンダは、入国するすべてのトラック運転手にCOVIDの検査を義務づけ、すぐに東アフリカ地域全体もあとにつづいた。しかし検査のプロセスには時間がかかり、検査キットも不足していたので、この方針によって国境で最大四日待ちの大渋滞が起こり、窮屈な待機所で待つあいだに運転手同士が感染することも増えた。

ウガンダと近隣諸国は、いくつかの対処をして遅れの解消を図った。国境検問所に移動式の検査室を送ったり、結果を追跡し共有する電子システムをつくったり、国境ではなく出発国で検査を受けるよう運転手に求めたりといった具合だ。[7] やがて国境の渋滞は解消され、感染者数も抑えられた。

ようするにこういうことだ。初期に人口の大部分を検査し、陽性者とその濃厚接触者を隔離して、国外からやってくる感染可能性のある人たちに対処できれば、感染者数をほどほどに抑える状態をつくれる。こうしたことをすぐにしなければ、極端な措置でしか大量の感染者と死者を防げなくなる。

してはいけないことを教えてくれる国もある

失敗のことをくよくよ考えるのは好きではないが、なかにはあまりにもひどくて無視できないものもある。前向きなお手本もあるとはいえ、たいていの国は、少なくともどこかの側面ではCOVIDにうまく対処できなかった。ここでアメリカを挙げるのは、個人的に状況をよく知っているからであり、もっとうまく対処できてしかるべき国だったからでもあるが、過ちをたくさん犯したのはもちろんアメリカだけではない。

二〇二〇年のホワイトハウスの対応はひどかった。大統領と有力な側近たちはパンデミックを軽く見て、国民にとんでもないアドバイスをした。信じられないことに、連邦政府の諸機関は互いにデータを共有するのを拒んでいた。

アメリカ疾病予防管理センター（ＣＤＣ）の所長が政治的に任命される職であり、政治の圧力のもとに置かれていることと、ＣＤＣが公表した手引きのなかに明らかに政治の影響を受けたものがあったことも、当然ながら事態を悪化させた。さらに悪いことに、二〇二〇年のＣＤＣの責任者は疫学の訓練を受けた人物ではなかった。ビル・フェイギやトム・フリーデンら、すばらしい仕事をしていまも記憶されているかつてのＣＤＣの所長たちは、キャリアの大部分あるいはすべてをＣＤＣで過ごした専門家だ。戦闘のシミュレーションすら経験したことがないのに、突然戦争を指揮しなければならなくなった将軍を想像してもらいたい。

しかし最大級の失敗は、アメリカがうまく検査を実施できなかったことだ。検査を受けた人はあまりにも少なく、結果が出るまでの時間も長すぎた。ウイルスに感染しているのにさらに七日間もそれがわからなければ、ほかの人にうつしながら一週間を過ごした可能性がある。個人的にいちばん信じがたい問題は、アメリカ政府が検査能力を最大まで広げなかったことであり、最優先ですぐに結果を出すべき人を見きわめて全検査結果を記録する一元的な方法をつくらなかったことである。この問題は非常に簡単に回避できたはずだからだ。パンデミックがはじまってすでに二年経ち、オミクロン株が急速に広がるなかでも、症状があるのに検査を受けられない人がたくさんいた。

二〇二〇年の最初の数カ月の時点で、アメリカにいてＣＯＶＩＤに感染しているのではと心配していた人はみな、政府のウェブサイトを訪れ、症状とリスク因子（年齢や居住地など）についての質問にいくつか答えることで、検査を受けられる場所を確認できるようになっているべきだった。あるいは検査用品が足りなかったのなら、希望者たちの優先順位が高くないことをそのサイトで判断し、いつ検査を受けられるかを知らせることができたのではないか。

そのサイトは、検査キットが最も効率的に使用されるように、つまり実際に陽性の結果が出る可能性の最も高い人に使用されるようにするだけでなく、検査を受けたがる人があまりにも少ない国内の地域について政府に追加情報も与えられただろう。このデータがあれば、政府はより多くのリソースを投入してそれらの地域で情報を提供し、検査を拡大できたはずだ。またそのサイトを利用して、陽性の結果が出たりリスクが高かったりする人にすぐに臨床試験に参加できる資格を与え、重症化したり死亡したりするリスクが最も高い人がワクチン接種を受けられるようにもできただろう。それにパンデミックのとき以外でも、ほかの感染症との闘いでそのサイトは役立ったはずだ。

まともなソフトウェア企業なら、このサイトをすぐにつくることができたはずだが、*結局、州や都市は手もとの手段に頼らざるをえず、プロセス全体がカオス状態に陥った。まるで西部劇《ワイルド・ウエスト》の世界《エスト》だ。ホワイトハウスやCDCの担当者たちと電話で話し、特に議論が白熱したときのことを

＊マイクロソフトは無償で引き受けただろうし、ほかの多くの企業もそうしたにちがいない。

憶えているが、この基本的な措置をとるのを拒んでいることに対し、かなり無礼な口をきいてしまった。世界で最も革新的な国で、致命的な病気と闘うにあたって現代のコミュニケーション技術をなぜ使わせようとしなかったのか、いまでも理解できない。

世界はもっとよく備えておくべきだったが、人びとはすばらしい仕事をした

大災害が起こるたびに、子どもテレビ番組の司会者フレッド・ロジャーズはこう言っていた。「手助けしてくれる人を探しましょう。助けてくれる人は必ず見つかります」。COVIDの最中には、手助けしてくれる人はすぐに見つかる。いたるところにいて、僕もお目にかかった人もいるし、さらに多くの人について話を聞いている。

二〇二〇年、インドのベンガルール（旧バンガロール）でCOVID検査員として働くシルパ・シュリー・A・Sは、五カ月ものあいだ毎日、防護服、ゴーグル、ラテックス手袋、マスクを身につけた（インドの多くの人と同じで、彼女も生まれ故郷の町と父親の名前を示すイニシャルを姓に使っている）。そして腕を出す穴がふたつあいた小さなブースに入り、長蛇の列をつくる患者に何時間ものあいだ綿棒で鼻腔ぬぐいの検査をおこなう。家族を守るために物理的に顔を合わせるのは避け、五カ月のあいだビデオ通話で会うだけにした(8)。

タバン・セレケは、オックスフォード大学が開発したCOVIDワクチンの有効性を評価する研究に、南アフリカのソウェトで参加したボランティア二〇〇〇人のひとりである。南アフリカ

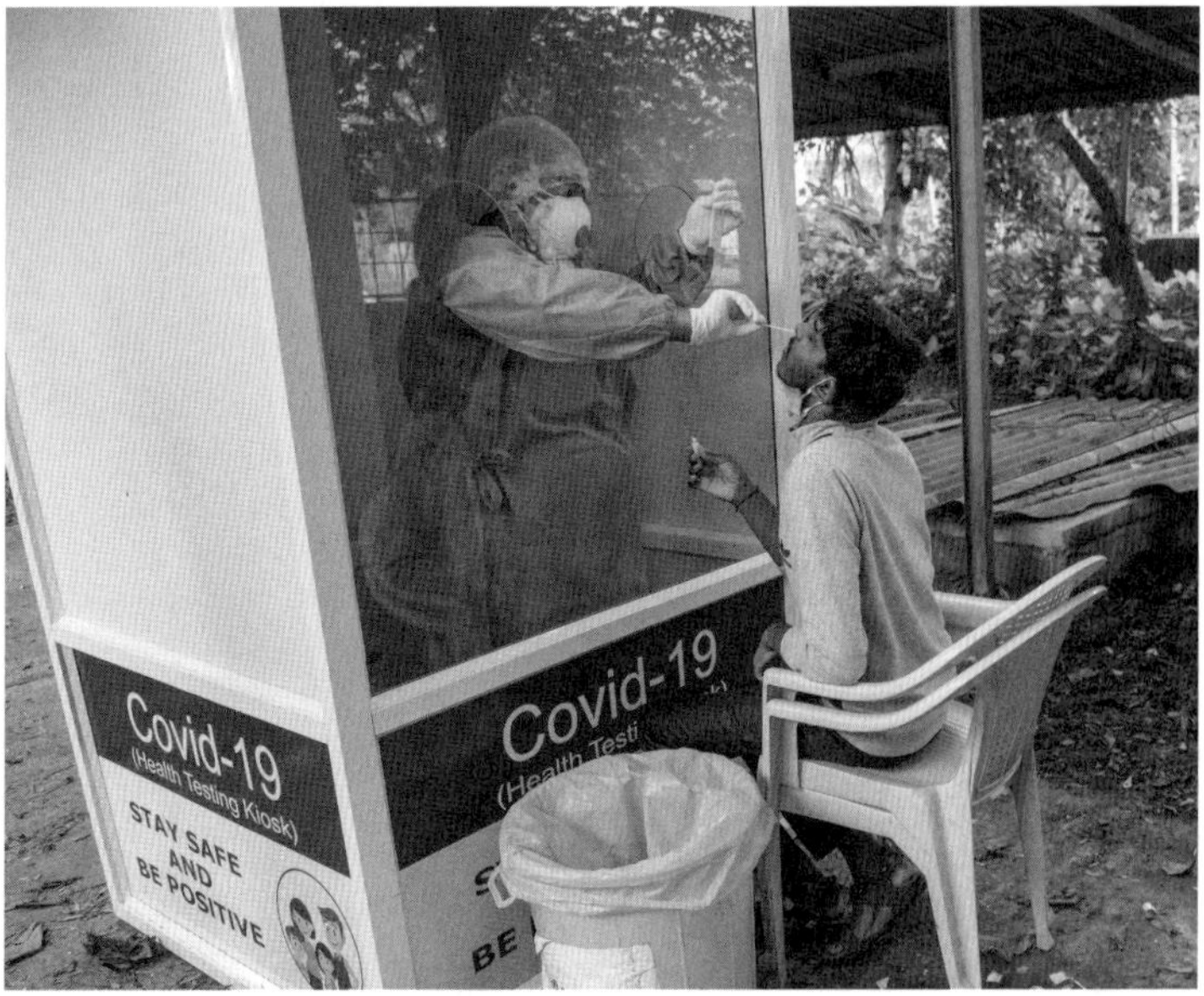

インドのベンガルールで、防護服を身につけブースからサンプルを採取するシルパシュリー・A・S。[9]

にとってこれは重要な関心事だった。二〇二〇年九月までに六〇万をこえる人がCOVID陽性と診断されていて、一万三〇〇〇をこえる人がそのために亡くなっていた。タバンは臨床試験のことを友人から聞き、アフリカとそのほかの地域でコロナウイルスに終止符を打つ手助けをしようと名乗り出た。

　シカンダー・ビゼンジョはカラチから故郷のバルチスタン州に向かった。バルチスタンはパキスタン南西部の乾燥した山岳地帯で、人口の七〇パーセントが貧困のもとで暮らしている。そこで〈コロナに立ち向かうバルチスタンの若者の会〉というグループを立ちあげ、一五〇人をこえる少年少女に訓練を施して、州のさまざまな場所で人びとを手助けできるようにした。現地のことばでＣＯＶＩＤの意識啓発セッションをひらくとともに、読書室をつくって何十万冊もの本を寄附する。七〇〇〇世帯に医療用品を、一万八〇〇〇世帯に食料も提供した。

アメリカ先住民居留地ナバホ・ネイションの一員でその元司法長官のエセル・ブランチは、法律事務所を辞め、ナバホとホピの居留地全域で水、食料、その他の必需品を必要な人に届ける組織〈ナバホ族&ホピ族ＣＯＶＩＤ-19救援基金〉の立ちあげに力を貸した。エセルと仲間たちは数百万ドルの資金を集め（その一部は、クラウドファンディング〈ゴーファンドミー〉で二〇二〇年のトップ五に入ったキャンペーンによって集められた）、数百人の若いボランティアを組織して、両居留地の何万もの家庭がその力を借りた。

この危機のあいだに自分を犠牲にしてほかの人を手助けした人の話だけで、本をまるまる一冊書くことができるだろう。世界中で医療従事者がみずからを危険にさらして病人の治療にあたっている。ＷＨＯによると、二〇二一年五月までに一一万五〇〇〇をこえる人がＣＯＶＩＤ患者の世話をするなかで命を落とした。[10] 初動対応要員《ファースト・レスポンダー》と現場の担い手は、休むことなく仕事をつづけた。人びとは近所の人たちのようすをうかがい、家を出られない人に食べ物を届けた。数えられないほどの人がマスク着用の義務を守り、可能なかぎり家にとどまった。科学者は昼夜を問わず働き、知力を総動員してウイルスを食い止め命を救った。政治家は、必ずしも大衆受けしない選択肢でもデータとエビデンスにもとづいて決断を下した。

もちろん、すべての人が正しいことをしたわけではない。マスクの着用やワクチンの接種を拒んだ人もいる。政治家のなかには、この病気が深刻であることを否定し、感染拡大を抑える試みを停止させて、ワクチンには悪意があるとまで示唆する者もいた。そうした政治家たちの選択が何百万もの人に与えた影響は無視できないし、政治についての昔ながらの決まり文句が正しいことを証明するのにこれほど恰好の例もない。やはり選挙には結果がついてくるし、リーダーシップは重要だ。

変異株、急拡大、ブレイクスルー感染を予期する

感染症関連の仕事をしていなければ、おそらくCOVIDの前に変異株のことは聞いたことがなかっただろう。新しくて恐ろしいもののように思えるかもしれないが、変異株には特に異常なことは何もない。たとえばインフルエンザウイルスもすぐに新たな株に変異する。だからこそインフルエンザ・ワクチンは毎年見なおされ、頻繁に更新されているのだ。懸念される変異株は、ほかより感染力が強いものや、人間の免疫系をうまくすり抜けるものである。

パンデミックの初期には、科学者のあいだでは、COVIDは変異するだろうが大きな問題は起こらないだろうと広く考えられていた。二〇二一年はじめには変異株が現れつつあることを科学者たちは知っていたが、どれも同じように変化しているようすであり、一部の科学者は、今回

のウイルスに可能な最悪の変異を世界はすでに目にしたのではないかと考えていた。しかしデルタ株によってその期待が覆される。そのゲノムははるかに感染力が強まるよう進化していたのだ。デルタ株の到来はいやな驚きだったが、それによって、さらなる変異株が登場することをだれもが確信した。本書を書き終えようとしている時点で、世界はオミクロン株の大きな波に直面している。オミクロンはこれまでのところ最速で広がっている変異株であり、それどころか僕らが目にしたことのあるもののなかでも最速で広がるウイルスだ。

ウイルスの変異株が登場する可能性はつねにある。将来のアウトブレイクでは、科学者は変異株に注視し、新しいツールが開発されるたびに、それが変異株にも使えるように確実を期す。しかし、ウイルスは人から人にうつるたびに変異する可能性があるので、最も重要なのは感染を確実に減らす取り組みをつづけることだ。マスク、ソーシャル・ディスタンス、ワクチンについて専門家の勧告に従い、低所得国が病原体と戦うのに必要なワクチンやその他のツールを入手できるようにする必要がある。

変異株の増加と同じで、いわゆるブレイクスルー感染も驚きではない。これはワクチン接種を受けた人がそれにもかかわらず感染することである。ワクチンや薬品が感染を完璧に防げるようになるまで、ワクチン接種を受けた人のなかにもやはり感染する人はいる。一定の集団内でワクチン接種を受ける人が増えると、感染者の総数は減り、ブレイクスルーによる感染者が占める割合が大きくなる。

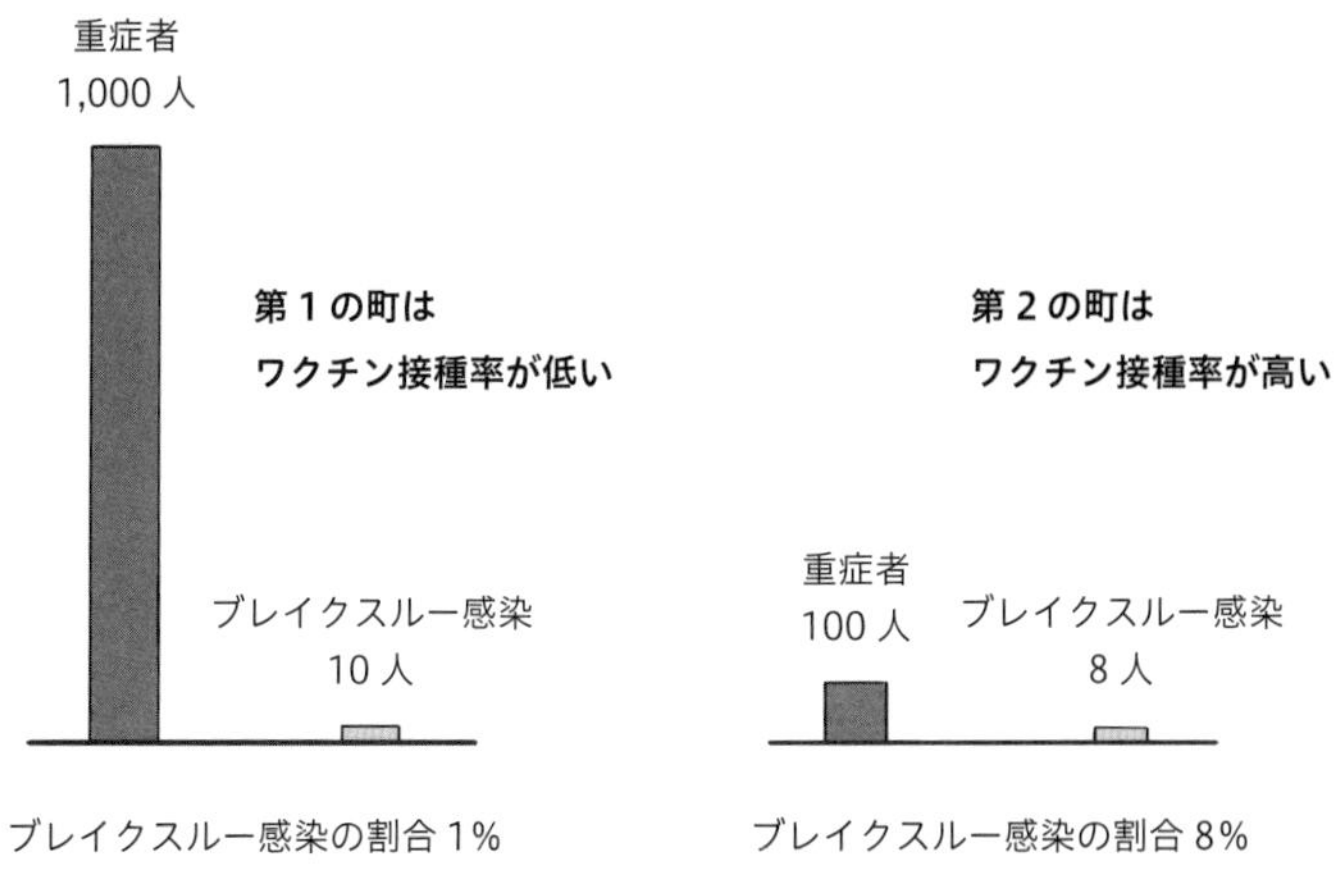

どちらの町のほうが安全？

たとえばこんなふうに考えてみるといい。ワクチン接種率がかなり低い町で、ＣＯＶＩＤが広がりはじめたとする。一〇〇〇人が大きく体調を崩して入院した。一〇〇〇人の重症者のうち、ブレイクスルーによる感染者は一〇人だ。

その後、ウイルスはワクチン接種率の高い隣町に広がる。そこでは重症者は一〇〇人だけで、そのうち八人がブレイクスルーによる感染者だ。

ひとつ目の町では、ブレイクスルーによる感染者は重症者一〇〇〇人のうち一〇人、つまり一パーセントである。ふたつ目の町では一〇〇人のうち八人、つまり全体の八パーセントになる。八パーセントというと、第二の町にはよくない知らせのように聞こえるのではないか。

しかし思いだしてほしい。重要な数字はブレイクスルー感染の割合ではない。重症者の合計数が大切なのであって、その数はひとつ目の町の一〇〇〇人からふたつ目の町ではわずか一〇〇人に減っている。これはどう考えても進歩だ。多くの人がワクチン接種を受けているふたつ目の町にいて、あなた自身もワクチン接種を受けていたら、ひとつ目の町にいるよりはるかに安全である。

変異株とブレイクスルー感染に加えて、〝波〟つまり感染者数の急増もそれ自体は驚きではない。かつてのパンデミックの歴史から波が起こることはわかっているが、世界各地の国がそれに不意をつかれた。二〇二一年なかばにインドで起こったデルタ株流行の波の規模には、多くの人と同じで僕もたしかに驚いた。これはひとつには希望的観測の結果だ。二〇二〇年はじめにインドはウイルスを封じこめていたので、気をゆるめてもいいと誤って考えたのである。もうひとつの理由は、悲しくも皮肉なものだ。早い時期にウイルスを最もうまく抑えた国が、のちに感染急拡大を経験することが多いのは、抑止措置のおかげで人びとが体調を崩さずにすみ、自然免疫ができないからだ。狙いは、抑止によって感染拡大を遅らせ、病院に負荷がかかりすぎないようにして、ワクチンで人びとを守れるようになるまで時間を稼ぐことにある。しかしワクチンが広く行き届く前に感染力が特に強い変異株が登場し、抑止措置が終わっていたら、大きな感染の波が生じるのはほぼ避けられない。インドはこうした教訓をかなりすばやく学び、二〇二一年にはCOVIDワクチン接種キャンペーンを実施して成功させている。

よい科学は乱雑、不確かで、よく変化する

次に挙げるのは、ＣＯＶＩＤ流行中のマスク着用についてアメリカ政府が示したさまざまな立場の一部である。

- 二〇二〇年二月二九日　公衆衛生局長官が「マスクを買うのはやめる」べきだとツイートする。マスクはＣＯＶＩＤを「防いではいない」し（結局これは正しくなかった）、市民が購入することで医療従事者がマスクを入手しにくくなるからだという（当時はそのとおりだったが、マスクの増産はさほどむずかしくなかった）。
- 二〇二〇年三月二〇日　医療に従事したり病人の世話をしたりしていない健康な人には、マスクは必要ないとＣＤＣが繰り返す。
- 二〇二〇年四月三日　その二週間後、公共の場に出たり、移動したり、感染している可能性のある同世帯の人のそばにいたりする二歳以上のすべての人にマスク着用をＣＤＣが勧める。
- 二〇二〇年九月一五日　対面で学校に出席する教師と生徒・児童全員に可能なかぎりマスクを着用するようＣＤＣが勧める。
- 二〇二一年一月二〇日　連邦政府の建物と土地において、また政府の請負業者に、マスクの着用と物理的距離の確保を義務づける大統領令にバイデン大統領が署名する。翌日、バイデンは移動中にマスクの着用を義務づける大統領令に署名し、九日後には連邦政府によって義務づけられた場所でマスクの着用を拒むことを連邦法違反にする命令をＣＤＣが出す。

・二〇二一年三月八日　ワクチン接種を終えた人は、ワクチン接種を終えたほかの人と屋内で会う際、マスクを着用する必要がないとする新ガイドラインをＣＤＣが発表する。
・二〇二一年四月二七日　ワクチン接種の有無に関係なく、屋外でひとりで、あるいは同世帯の人と、散歩したり、自転車に乗ったり、走ったりする際には、マスクを着用する必要がないとＣＤＣが発表する。ワクチン接種を終えた人は、コンサートなど大人数が集まる場に参加するときを除けば、屋外でマスクを着ける必要はまったくないとされる。
・二〇二一年五月一三日　ワクチン接種を終えた人は、もはや屋内でマスクを着用したり物理的距離を確保したりする必要がないとＣＤＣが発表する。ワシントンやカリフォルニアなど一部の州は、六月の途中あるいは終わりまで引きつづきマスク着用の義務を課す。
・二〇二一年七月二七日　ワクチン接種を終えた人も、感染者数が急増している地域の屋内ではマスクの着用を再開するようＣＤＣが勧める。またワクチン接種の有無にかかわらず、学校のすべての教師、職員、生徒・児童、訪問者が屋内でマスクを着用することも勧める。

すべてに従おうとしたら、むち打ち症になりそうだ。

これはＣＤＣのスタッフが無能だからなのか。そうではない。ＣＤＣが下した決断のすべてを擁護するつもりはないし、多くの専門家が当時主張していたように、ワクチン接種ずみの人はマスク着用の必要がないと二〇二一年五月に発表したのはまちがいだったが、公衆衛生上の緊急事態の際には、絶えず環境が変化するなかで、不完全なデータを使って不完全な人間が決断を下す。パンデミックの最中に学ばなければならないはめに陥らないように、あらかじめ呼吸器系ウイルスの伝染について研究しておくべきだった。それにデイヴィッド・センサーの話からもわかるように、アウトブレイクの最中に完璧を求めると、実際にはいびつな動きを生む。*[11]

センサーは一九二四年にミシガン州で生まれ、大学卒業後にアメリカ海軍に入った。一年にわたって結核と闘ったのち、長期間仕事を離れる原因になったその種の病気から人びとを救いたいと、アメリカ公衆衛生局に加わる。

センサーは早い時期にワクチンで名をあげた。CDCに異動したのち、アメリカ初の広範なワクチン接種計画をつくる法案の起草を手伝い、それによってポリオワクチンの接種を受ける子どもの数が劇的に増えた。一九六六年にCDCの所長に就任して、彼の指揮のもと同センターの仕事はマラリア、家族計画、喫煙防止、さらには宇宙から帰還した宇宙飛行士の検疫にまで広がる。センサーは物流管理《ロジスティクス》の達人であり、そのスキルによって、成功を収めた天然痘根絶の取り組みに欠かせない人物となる。

一九七六年一月、ニュージャージー州のフォート・ディックスで軍務についていた兵士が、体

＊センサーの話については、マイケル・ルイスが著書『最悪の予感――パンデミックとの戦い』（中山宥訳、早川書房）でうまく語っている。

調を崩したまま八キロメートルほど行進したのちに豚インフルエンザで死亡した。ほかにも一三人が同じ病気で入院する。一九一八年のパンデミックを引き起こしたものと似たインフルエンザ株に全員が感染していることを医師たちが突きとめた。

このアウトブレイクがフォート・ディックスの外に広がることはなかった。しかしセンサーは、秋にインフルエンザの季節が訪れたら一九一八年の大惨事が再現されるかもしれない、つまり世界中で何千万もの死者が出る可能性があると懸念した。そして一九七六年二月、既存のワクチンを使ってこの特定の豚インフルエンザ株に対する集団予防接種を実施するよう求めた。大統領諮問委員会はこの案を支持する。同委員会には、画期的なポリオワクチンを開発したジョナス・ソークとアルバート・サビンという伝説的な研究者もいた。ジェラルド・フォード大統領はテレビに出演して集団予防接種運動への支持を表明し、この運動はたちまち本格的に始動する。

一二月なかばには、すでにトラブルの徴候が現れていた。一〇の州で、ワクチン接種を受けた人がギラン・バレー症候群（ＧＢＳ）にかかった事例が報告されたのである。これは神経障害と筋力低下を引き起こす自己免疫疾患だ。ワクチン計画は一二月中に中断され、再開されることはなかった。その後間もなく、センサーはＣＤＣ所長の任務を解かれることを知らされる。

ワクチン接種を受けた四五〇〇万人のうち、ＧＢＳにかかったのは合計三六二人だった。[12] 一般人口の場合に予想される割合のおよそ四倍である。ある研究では、仮にワクチンが実際にＧＢＳを引き起こした例がまれにあったとしても、恩恵がリスクを大幅に上まわっていたと結論づけられている。しかしだれかが責任をとる必要があり、センサーが罪をかぶらされたのだ。センサーは二〇一一年に亡くなったが、公衆衛生の世界ではいまも高く評価されている。リスクを冒してでも集団予防接種を推進する価値があったというのが、大多数の一致した見解だ。パンデミックが起こるというセンサーの予想が正しかった場合、何もせずにいたら莫大な代償を払わなければならなかっただろう。しかし批判者は、何千万もの死者が出る可能性より、現実に起こったごくまれな自己免疫疾患のリスクに目を向けていた。

公衆衛生の世界では、「早い時期に行動しろ、でも行動をまちがえたらクビだ」というメッセージを送るのには慎重を期す必要がある。もちろん、ほんとうにひどい決断をする人がいたらクビになって当然だ。けれども、職員にはむずかしい判断をする余地が必要である。誤った懸念はつねに存在し、それをほんものと見分けるのは簡単な仕事ではないからだ。

もしセンサーが何もせず、彼の不安が的中したらどうなっていたか。アメリカで発生したウイルスによって何千万もの死者が出ていたはずだ。それを止めるチャンスがアメリカにあったにもかかわらず、そうしないことを選んだために。センサーのような人物が、手に入るかぎり最善のデータにもとづいて誠実に行動した場合には、僕らが結果論で判断できる有利な立場にいるからといって、誤った判断を下したのではとその人たちを責めるべきではない。そんなことをしたらいびつなインセンティブが生まれて、みんな慎重になりすぎ、行動をひかえて自分のキャリアを守ろうとする。公衆衛生の分野では、行動をひかえたら大惨事につながりかねない。

イノベーションに投資すると見返りがある

発明はほぼ一夜にして起こると思いたくなる。一月にはメッセンジャーRNAのことなどまったく聞いたことがなく、七月の時点ではすでにそれについてさまざまな記事を読んでいて、それを使ったワクチン接種を受けていたら、たった六カ月でアイデアが現実になったと思うかもしれない。しかしイノベーションは一瞬では起こらない。科学者は長年あきらめずに忍耐強く努力をつづける必要があり、そのなかでは成功よりも失敗をたくさん経験する。また資金、賢明な政策、アイデアを実験室から市場に出す企業家の考え方も求められる。

アメリカ政府などが何年も前にメッセンジャーRNA（mRNAとも。これについては第6章で説明する）やウイルスベクターという別の方法を使うワクチンの研究に資金を投じていなければ、COVIDがどれだけひどい状態に陥っていたか、想像するだけで恐ろしい。二〇二一年だけで、それらのワクチンが世界中におよそ六〇億回分届けられた[13]。それがなければ、状況はずっとひどくなっていただろう。

今回のパンデミックでは、革新的なアイデア、科学的な知見、新しい診断ツールや治療薬や政策、さらにはそれらを世界中に届ける資金の調達法まで、何十もの具体的な例がほかにも見られた。ウイルスが人から人へどううつるのか、研究者は多くのことを知った。またCOVIDの一年目にはインフルエンザウイルスの伝染が実質上止まったので、研究者はいまインフルエンザは止められるとわかっている。この先起こるインフルエンザやその他の病気のアウトブレイクのことを考えると、これはいい前兆だ。

COVIDではまた、イノベーションについてのまぎれもない事実が強調された。研究を応用して商品にする世界で最もすぐれた才能は、ほとんどが民間セクターに見いだされるという事実だ。このあり方を好まない人もいるが、多くの場合、新製品を迅速に生みだすにあたって世界で最大の力になるのは利益追求という動機である。政府の役割は、大きなイノベーションにつながる基礎研究に資金を投じ、新しいアイデアが成功を収められるようにする政策を採用して、市場とインセンティブをつくることにある（アメリカがオペレーション・ワープ・スピードでワクチン開発を加速させた方法がこれだ）。そして市場がうまく機能していないとき、つまり救命のツールが最もそれを必要とする人の手に届かない値段になっているときは、政府、非営利組織、財団が介入してその差を埋めるべきであり、多くの場合それは、適切な方法を見つけて民間セクターと協働することで実現される。

パンデミックへの備えを本気で整えはじめたら、次はもっとうまく対処できる

世界は歴史上のどの病気のときよりもすばやく効果的にCOVIDに対処した。しかし教育者で医師の故ハンス・ロスリングが言うように、「〝悪い〟と〝良くなっている〟は両立する」[14]。「よくなっている」の欄には、たとえば世界が安全で有効なワクチンを記録的なスピードでつく

ったことを挙げられるだろう。「悪い」の欄には、貧困国でそれを入手している人があまりにも少ないことが挙げられる。この問題には第8章で立ち戻りたい。

もうひとつ「悪い」の欄に書き加えられることがある。世界は本気でパンデミックに備えてそれを防ごうとしていない。

政府は国民の安全に責任を負う。損害と死者が生じるよく知られた出来事、たとえば火災、自然災害、戦争には、政府に対応の体制がある。リスクを把握する専門家がいて、必要な資源とツールがあり、緊急事態への対処法について慣例がある。軍隊は大規模訓練をおこない、きちんと行動に備える。空港は緊急事態への備えがあるか、演習を実施して確認する。都市、州、連邦政府は自然災害への対応を練習する。学校に通う子どもですら火災避難訓練を受け、アメリカで暮らしていたら銃撃犯に対処する訓練も受ける。

しかしパンデミックのことになると、こういったことは事実上何もされていない。新しい病気によって何百万もの死者が出ると何十年も前から警告されていて、二〇一五年の僕のプレゼンの前後にもずっと警告がつづいていたのに、世界は反応しなかった。火災、暴風雨、ほかの人間からの攻撃には全力で備えているのに、考えられるかぎり最小の敵からの攻撃には本気で備えていなかったのだ。

第2章では、必要なのは地球規模の部隊だと論じる。その部隊のメンバーの仕事は、大勢の死者を出す可能性がある病気のことを考えながら、毎朝目を覚ますことだ。つまりどうやってそれを早期発見するか、いかにそれに対処するか、対処できる準備が整っているかどうかをどのように評価するかを考えるのがその仕事である。

まとめよう。世界は必要なツールに資金を投じてこなかったし、パンデミックに適切に備えてもこなかった。いまこそ、それをすべきときだ。本書の残りの部分では、どうすればそれをできるのか説明したい。

第2章　パンデミック予防チームをつくる

紀元六年、火災によってローマの街が壊滅状態に陥った。[1] その後、皇帝のアウグストゥスは帝国史上、前例のなかったことをする。消防士の常設チームをつくったのだ。

のちに四〇〇〇人近くの隊員を抱えるようになるこの消防隊は、バケツ、ほうき、斧を備え、七つのグループに分けられて、街のあちこちに戦略的に置かれた小屋で見張りについた（それらの小屋のひとつが一九世紀なかばに発見され、ときどき観光客に公開されている）。正式にはこの隊はコホルテス・ヴィジルム（*Cohortes Vigilum*）、おおまかに訳すと「見張りの同胞たち」として知られていたが、地元の人びとからは親しみをこめてスパルテオリ（*Sparteoli*）、「小さなバケツの人たち」と呼ばれるようになる。

世界のほかの場所では、中国初の職業としての消防隊が一一世紀に宋王朝の皇帝仁宗によってつくられた。およそ二〇〇年後にヨーロッパもそれにつづく。アメリカでは、独立戦争の前に若きベンジャミン・フランクリン（ほかにだれがいるだろう？）の強い勧めでボランティアの集団が結成されていたほか、私設の消防団もあって、燃えている建物を救いたい保険会社がその費用をまかなっていた。[2] しかしアメリカには、政府が運営するひとつにまとまった常勤の消防隊は一八五三年まで存在せず、その年にオハイオ州シンシナティ市によって初めて創設された。

現在、アメリカには約三一万一〇〇〇人の常勤消防士がいて、三万近くの消防署に詰めている。*[3] アメリカの地方自治体は、年間五〇〇億ドルをこえる費用をかけて火災に対処する準備を整えている（調べてみて、これだけ数字が大きいことに驚いた）。

それにいうまでもなく、火事を最初から防ぐためにあらゆる手が尽くされてもいる。八〇〇年近くものあいだ、たとえばわらぶき屋根を禁止したり（一三世紀ロンドン）、パン焼き窯《がま》の燃料を安全に保管することを義務づけたり（一六世紀の英国マンチェスター）、といった具合に、大火災のリスクを減らす法律を政府がつくってきた。[4] 現在、防火に取り組む大手非営利団体が公開しているリストでは、火災発生のリスクおよび延焼を最小限に抑えるための建築規則と基準が三〇〇以上挙げられている。[5]

つまり二〇〇〇年ほどにわたって人類は、個々の家庭や職場だけでは自分たちを守れないと認識してきた。コミュニティの手助けが必要なのだ。隣の家が燃えていて、あなたの家が危険にさ

＊アメリカには約七四万人のボランティア消防士もいる。

らされていたら、消防士が必要な措置を講じて延焼を防ぐ。実際に炎と闘っていないときには、消防署は訓練を実施して消防士のスキルに磨きをかけ、公共の安全とサービスに関係するほかの活動を手助けする。

火災が世界全体に広がることはもちろんないが、病気は広がる。パンデミックは、ひとつの建物で発生して数週間のうちに世界のすべての国を燃やす火災に相当する。したがってパンデミックを防ぐには、地球規模の消防署に相当するものが必要だ。

つまり地球レベルの専門家グループが求められる。その仕事は、世界がパンデミックを防ぐのをフルタイムで手助けすることだ。担当すべき職務は、起こる可能性のあるアウトブレイクを警戒し、実際に起こったときに警告を発して、それを封じこめる手助けをし、感染者数などの情報を共有するデータシステムをつくって、政策提言や研修の統一を図り、世界に新しいツールを迅速に展開する能力があるか判断して、制度の弱点を探す訓練を実施することである。また、国レベルでこの仕事に取り組む世界中のさまざまな専門家と制度を調整する役割も果たすべきだ。

この組織をつくるには、富裕国の政府が真剣に力を注ぐ必要があり、適切な人員も確保しなければならない。地球レベルでしかるべき合意を得るのも、またそれにふさわしい資金を獲得するのもむずかしいだろうが、その困難を承知のうえで、このチームをつくることは世界にとってきわめて重要な優先事項だと僕は思っている。本章では、それがどのような仕組みで動くのが望ましいかを明らかにしたい。

僕が提案しているようなグループは、すでに存在すると思うかもしれない。恐ろしい病気のアウトブレイクがあり、世界の備えが完璧に整っている印象を与える映画やテレビ番組を、どれだけ見てきたことだろう。だれかが症状を呈しはじめる。世界中に病気が広がっているのを示すドラマティックなコンピュータ・モデルの動画を使って、アメリカ大統領が状況のブリーフィングを受ける。待ち受けていた電話が専門家チームのもとにかかってきて（なぜかいつも家族と朝食をとっている最中だ）、すぐに行動に移る。防護服を着て高価な装置をもった専門家が、ヘリコプターで現地に飛んで状況を評価する。サンプルをいくつか採取し、急いで実験室に向かって解毒剤をつくり、人類を救う。

現実はこれよりずっと複雑だ。ひとつには、ハリウッド版ではパンデミック予防における最も重要な（とはいえ、たしかにドラマティックとはいえない）仕事のひとつがあまり取りあげられない。各国に強力な保健制度を整えておくことだ。うまく機能する制度では、診療所にスタッフと備品が完全に揃っていて、妊娠した女性は産前産後のケアを受け、子どもは決められたワクチン接種を受ける。医療従事者は公衆衛生とパンデミック予防の訓練をじゅうぶんに受けている。報告体制が整っていて、集団感染が疑われる例をスムーズに見つけだして警告を発する。たいていの富裕国と、一部の低・中所得の国のように、この種のインフラが存在すれば、新しい病気の出現に早い段階で気づく可能性がずっと高くなる。このインフラがなければ、数万人に感染し、おそらく多くの国に到達するまで新しい病気には気づかない。

　ただ、映画で目にするもので何より非現実的なのは、こうしたさまざまな力をひとつにまとめ、迅速に決然と行動してパンデミックを防ぐなんらかの機関が実在する印象を受けることだ。僕が気に入っている例は、大好きだったテレビドラマ『24』のシーズン3だ。その話では、テロリストがロサンゼルスにわざと病原体をまく。ほぼすべての政府機関にたちまち情報が伝わり、現場のホテルはすぐに封鎖される。コンピュータ・モデリングの天才が、病気がどのように広がるかだけでなく、病気のニュースがどれだけ早く拡散するか、また（ここがいちばんおもしろいところなのだが）街から人びとが逃げだすとどれだけ渋滞が起こるかも割りだす。こうしたエピソードを見ながら、僕はこんなふうに思った。「すごい。どう備えればいいか、政府はちゃんとわかってる」

　テレビ番組としてはおもしろいし、もちろん実際そんなふうに物事が動くのなら、僕らはみんな安心して夜ぐっすり眠れる。けれども、実際にはそんなふうには動かない。たしかにいろいろな組織があって、大きなアウトブレイクに対処すべく懸命に働いてはいるが、そうした取り組みはおおむねボランティアに頼っている（最も有名なのが、〈地球規模感染症《グローバル・アウトブレイク》に対する警戒と対応ネットワーク〉、ＧＯＡＲＮだ）。地域と国の対応チームは人員と資金が不足しているし、地球規模で動けるよう国際社会から権限を与えられているチームはひとつもない。その種の権限をもつ唯一の組織がＷＨＯだが、資金が非常に少なく、パンデミックに専従するスタッフもほとんどいなくて、GOARNのボランティアにほぼ頼りきりだ。アウトブレイクを発見してそれに対処し、アウトブレイクがパンデミックになるのを防ぐのに欠かせない規模、活動範囲、資源、責任をもつ組織は存在しない。

アウトブレイクに効果的に対処する際に必要な一連の出来事を考えてみよう。体調を崩した人が診療所へ足を運ばなければならず、そこにいる医療従事者が適切に診断を下さなければならない。それらの感染者のことは上に報告されなければならず、同じような疑わしい症状があったり検査結果が出たりした患者たちの異常な集団発生《クラスター》に分析者が気づかなければならない。微生物学者が病原体のサンプルを入手し、これまでに知られているものか判断する必要がある。遺伝学者がそのゲノムを解読する必要もあるかもしれない。疫学者はその病気がどれだけ感染しやすく深刻かを把握しなければならない。

コミュニティのリーダーたちは、正確な情報を入手し共有する必要がある。隔離を実施し強制する必要もあるかもしれない。科学者は診断検査、治療薬、ワクチンの開発に急いで取りかかる必要がある。それに、消防士が現場で消火にあたっていないときには訓練をするように、こうした集団はすべて練習をして制度をテストし、弱点を見つけてそれを解消する必要がある。

警戒・対応体制に求められるものは、断片的には存在する。この仕事に人生を捧げている人たちに僕も会ったし、多くの人が命がけでそれに取り組んでいる。COVIDが起こったのは、それを防ごうとする優秀で心やさしい人が足りなかったからではない。優秀で心やさしい人たちが、準備の整った強力な体制の一部としてスキルを最大限に発揮できる環境を世界がつくっていなかったからだ。

求められているのは資金力豊かな地球規模の組織であり、それは必要とされるすべての分野で常勤の専門家をじゅうぶんに抱え、公的機関としての威信と権威を備えていて、パンデミックの予防に集中する明確な権限を与えられていなければならない。

僕はその組織をＧＥＲＭ（グローバル・エピデミック対応・動員）チームと呼んでいる。そこで働く人の仕事は、毎朝目を覚ましたら同じ質問を自分自身に投げかけることだ。「世界は次のアウトブレイクに備えられているか。よりよく備えるために何ができるだろう」。みんなきちんと給料を受けとり、定期的に訓練を受けて、次にパンデミックの脅威が訪れたときには協調した対応を展開できる準備が整っている必要がある。ＧＥＲＭチームにはパンデミックを宣言し、各国政府および世界銀行と協力して対応資金をきわめて迅速に調達できる力が与えられるべきだ。

僕のおおまかな計算では、ＧＥＲＭにはおよそ三〇〇〇人の常勤職員が必要と見こまれる。求められるスキルはあらゆる領域に及ぶ。疫学、遺伝学、医薬品およびワクチン開発、データシステム、外交、緊急対応、ロジスティクス、コンピュータ・モデリング、コミュニケーションなどだ。ＧＥＲＭは、地球規模の威信をチームに付与できる唯一の組織、すなわちＷＨＯが運営すべきであり、多様な職員を擁し、その職員たちは分権化された体制のもと世界のさまざまな場所で働くのが望ましい。可能なかぎり最高の職員を確保するために、ＧＥＲＭの人事制度はたいていの国連機関とは異なる特別なものにすべきだ。チームのほとんどのメンバーは各国の国立公衆衛生機関を拠点に働くが、一部はWHOの地域事務局とジュネーヴ本部に詰める。

パンデミックの可能性が迫ってきたら、脅威を確認できる初期のデータポイントを専門家が分析する必要がある。GERMのデータ科学者は、感染が疑われる人のクラスターについて報告をモニターするシステムをつくる。疫学者は各国政府からの報告をモニターし、WHOの同僚たちと協力してアウトブレイクが疑われるものをすべて特定する。製品開発の専門家は、優先度が最も高い医薬品とワクチンについて政府と企業に助言する。コンピュータ・モデリングを理解しているGERM職員は、世界中のモデラーの仕事を調整する。そしてGERMチームが主導して、いつどのように国境を閉鎖したりマスクの使用を勧めたりするかなど、共通の対応策をつくり調整する。

外交も当然、仕事の一部になる。各国に固有の状況を把握していて、現地のことばを話し、主要な人物を知っていて、人びとがリーダーシップを求めるのは、やはり国と地方のリーダーだ。GERMのメンバーは、自分たちの仕事は現地の専門家に取って代わることではなく支援を提供することだとはっきり示したうえで、彼らと緊密に協力する。GERMが外から押しつけられるものになったら、あるいはそう思われるようになっただけでも、勧告を受け入れない国が出てくるだろう。

追加支援が必要な国には、公衆衛生の専門家を確保できるようGERMが資金を提供するか人員を出向させ、その人たちがこの地球規模のパンデミック予防ネットワークに参加できるようにすべきだ。そうした専門家たちはともに研修と訓練を受けてスキルを磨き、必要なときに自国でも世界でも動けるよう準備を整えておく。ほかより支援が必要な国やアウトブレイクのリスクが高い国は、ネットワークからさらに多くのGERMチームのメンバーを受け入れ、感染症の分野で地域に根ざした専門知識を築く。どこに配属されていても、GERMの職員にはふたつの顔がある。国の発見・対応体制の一部であると同時に、GERMの緊急対応体制の一部でもあるのだ。

最後に、GERMチームは責任をもって世界の警戒・対応体制を検査し、その弱点を見つけるべきだ。飛行機のパイロットが離陸前に毎回チェックするのと同じような、またいまでは多くの外科医が手術中に確認するのと同じような、パンデミック準備体制のチェックリストを開発する。そして、軍隊が複雑な演習をしてさまざまな状況をシミュレートし、どれだけうまく対応できるか確認するのと同じように、GERMチームはアウトブレイク対応演習を企画する。軍事演習ではなく病原体演習だ。これはチームの最も重要な役割になり、第7章でさらに詳しく取りあげる。

いま説明しているグループは新しいものだが、前例がないわけではない。土台にしているのは、ほかの病気に対してきわめてうまく機能したのを僕がこの目で見たモデルだ。その病気はほぼ根絶されつつある。

ポリオは麻痺を生じさせる病気で、たいてい脚に影響が出るが、まれな例では横隔膜が侵されて呼吸できなくなることもある。この病気はおそらく数千年前から存在した（紀元前一六世紀のエジプトの石碑にも、ポリオによって片脚が衰えたと思われる僧侶が描かれている）[6]。ポリオワクチンは一九五〇年代なかばから六〇年代はじめにかけて発明されたが、数十年間、必要とする人すべてには届いていなかった。一九八〇年代終わりの時点でもなお、一二五カ国で毎年三五万人の野生型ポリオウイルスの感染者がいた*。

しかし一九八八年、ＷＨＯとボランティア組織〈国際ロータリー〉が率いるそのパートナーたちが、ポリオ根絶の取り組みに着手する。子どもの定期予防接種のリストにポリオワクチンを加え、大規模なワクチン・キャンペーンを展開したことで、野生型ポリオウイルスの感染者数は年間三五万人から二〇二一年には一桁まで減った[7]。なんと九九・九パーセントをこえる減少率だ。また、野生型ポリオが存在する国の数は、一二五からわずかふたつまで減った。アフガニスタンとパキスタンである。

秘伝のソースのいちばんの材料は、緊急対策センター（ＥＯＣ）として知られるものだ。これは一〇年ほど前から存在し、ナイジェリアを皮切りにポリオ根絶が最も困難な十数カ国でポリオ根絶計画のかなめになった。

選挙投票日前日の候補者事務所を思い浮かべたら、ＥＯＣがどんなところかイメージしてもら

＊「野生型」ポリオウイルスとわざわざ記しているのは、きわめてまれなワクチン由来の患者と区別するためである。

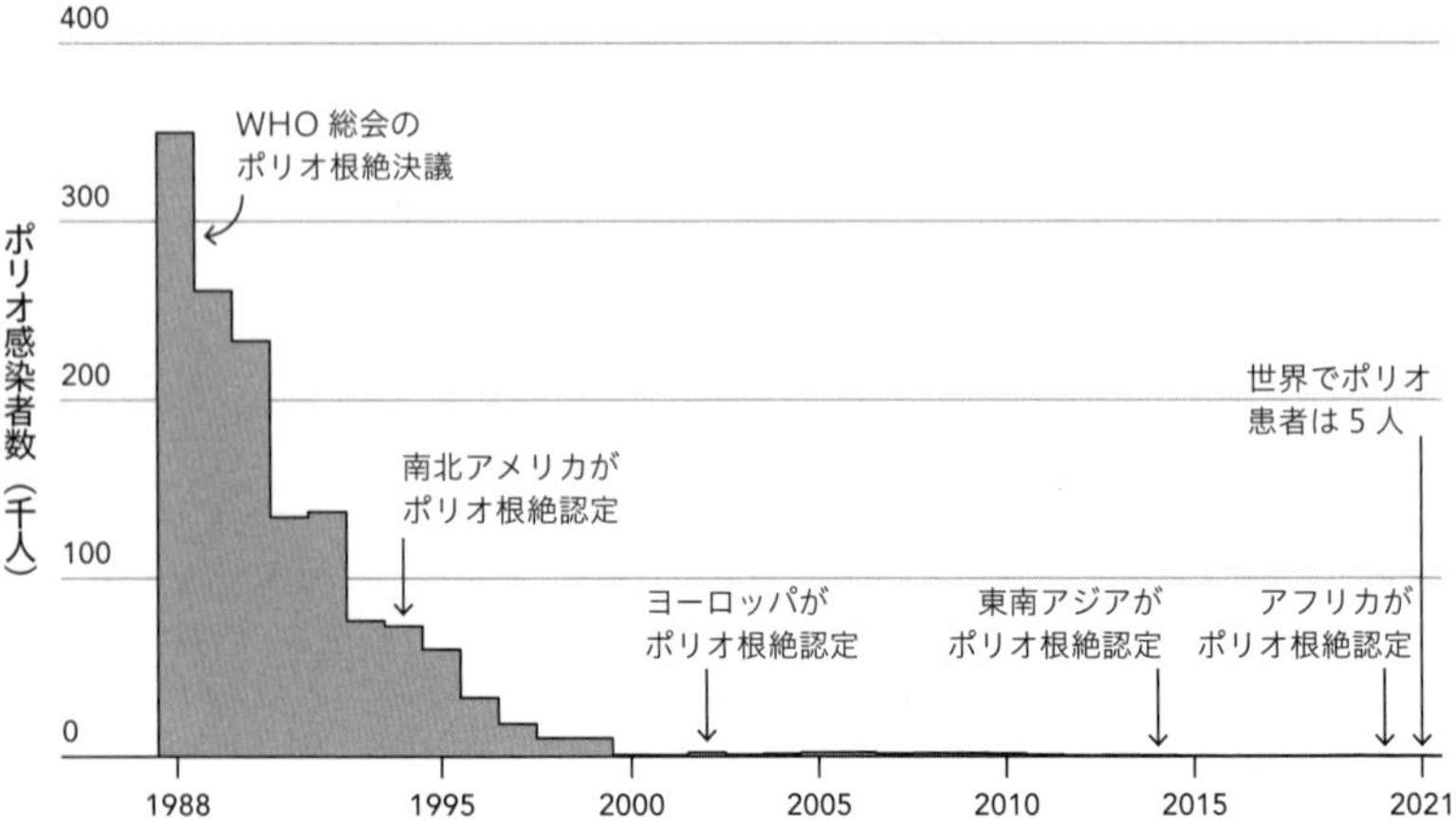

ポリオ撲滅　世界規模の取り組みによって、野生型ポリオウイルスの感染者数は1988年の35万人から2021年のわずか5人まで急減した（出典：WHO）[(8)]。

えるだろう。地図やグラフが壁に貼られているが、示されているのは世論調査の数字ではなく、ポリオの最新データだ。ＥＯＣは、政府と国際パートナー（ＷＨＯ、ユニセフ、ＣＤＣ、国際ロータリーなど）の公衆衛生スタッフが、麻痺した子どもや下水のサンプルから発見されたウイルスなど、報告されたすべてのポリオへの対応を動かす中枢である（下水のサンプリングについては次章で詳しく説明する）。

ＥＯＣは通常、毎年数百万回分の経口ポリオワクチンの供給を統括し、何万人ものワクチン接種担当者を管理して家を一軒一軒まわって子どもたちに複数回接種できるようにし、地域のリーダーたちと関係を維持してワクチンについての誤解や誤った情報を一掃し、接種担当者が訪れる予定の場所すべてにたどり

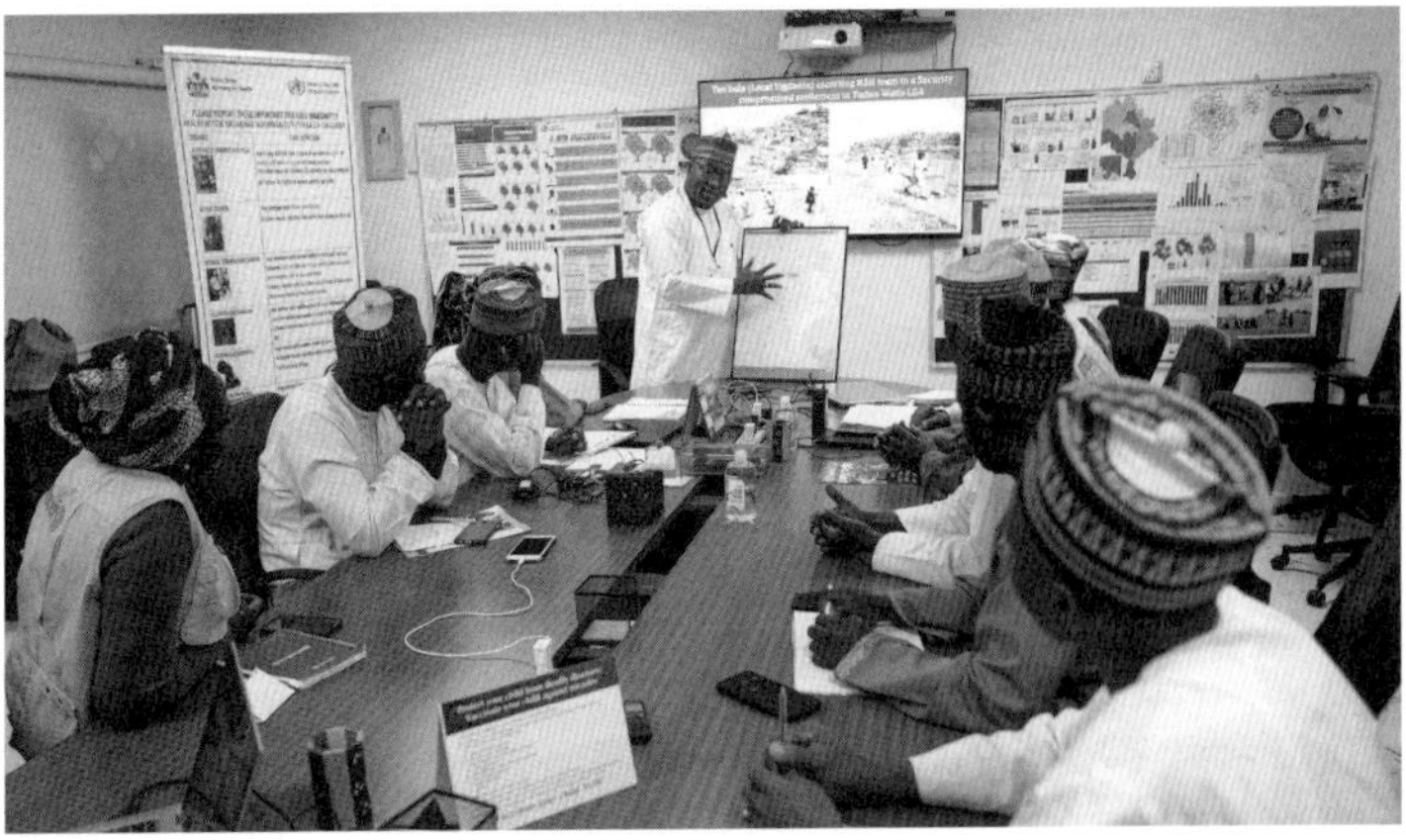

アブジャにあるナイジェリアの国家緊急対策センター（EOC）は、エボラ、はしか、ラッサ熱を含む公衆衛生上の脅威に対処する中心拠点であり、2020年にはすぐにCOVIDへの対応に着手した。[9]

着けるか確認するデジタル・ツールを使用している。

　このシステムのおかげで、EOCのスタッフは子どものワクチン接種を拒んだ世帯の数までわかる。この数は信じられないほど正確だ。パキスタン国家EOCのコーディネーターの報告によると、二〇二〇年に一・七パーセントだった拒否率が翌年には〇・八パーセントまで減り、あるキャンペーンではワクチンを拒んだ世帯はわずか〇・三パーセントだった。[10] そして二〇二〇年三月には、ポリオEOCをモデルとして政府がCOVIDに集中するEOCをつくった。

　GERMチームは、強化された世界規模のEOCであることが望ましい。緊急対策センターがポリオのようなエンデミックと闘いながら新しい事態が現れたときに対応に取りかかれるよう準備を整えているのと同じように、GERMチームもふたつの任務に取り組む。ただし重点は逆になる。最優先で取り組むのは新たに現れつつある病気だが、現在進行中のパンデミックの脅威がないときには、ポリオ、マラリア、その他の感染症への対処を手伝うことでスキルが鈍らないよう保っておく。

GERMの仕事内容から、当然の活動がひとつ抜けているのに気づいたかもしれない。患者の治療だ。それはあえて外している。GERMは国境なき医師団のメンバーなど緊急対応の臨床専門家に取って代わる必要はない。GERMの仕事は彼らの活動を調整し、疾病監視、コンピュータ・モデリング、その他の仕事に取り組むことで彼らの仕事を補完することだ。GERMのスタッフはだれも患者のケアは担わない。

GERMチームの運営コストは、三〇〇〇人分の給料と備品、旅費、その他の費用をまかなうために年間一〇億ドルほど必要だろう。この数字をほかと比べてわかりやすくしてみよう。年間一〇億ドルは世界の年間国防費の一〇〇〇分の一未満である。[11] COVIDがそうだったように、世界に何兆ドルもの損害を与える悲劇への保険になると考えると、またほかの病気によって引き起こされる人的、経済的負担を抑えるのにも役立つことを考えると、年間一〇億ドルはお買い得だろう。* この支出をチャリティとして考えてはいけないし、従来の開発援助として考えてもいけない。国防費と同じで、自国民の安全と安心を確保するのも各国の責任の一部であるはずだ。

GERMチームは適切な警戒・対応体制を運営するのに欠かせない。このあとの章では、繰り返しそれに立ち戻る。疾病監視、迅速な対応の調整、研究課題についての助言、弱点を見つけるための体制検査の実施など、パンデミックの全側面でそれがきわめて重要な役割を果たすことを理解してもらえるだろう。まずは、そもそもアウトブレイクをどう発見するのかという問題を見ていこう。

＊この組織の費用は民間がまかなうべきではない。ＧＥＲＭは社会に説明責任を負い、ＷＨＯから権限を与えられている必要がある。

第3章　アウトブレイクをうまく早期発見できるようにする

あなたは人生で何度ぐらい病気になったことがあるだろうか。たいていの人は、おそらく風邪や胃腸炎を何度も経験していて、運が悪ければ、インフルエンザ、はしか、ＣＯＶＩＤよりひどい病気にかかったこともあるかもしれない。暮らしている場所によっては、マラリアやコレラにかかった人もいるだろう。

人はしょっちゅう体調を崩すが、すべての病気がアウトブレイクにつながるわけではない。ほんの少し厄介というくらいの症例と大惨事につながりかねない症例、またその中間のあらゆる症例に目を光らせ、必要なときに警鐘を鳴らす仕事は、エピデミック疾病監視として知られている。疾病監視に従事する人たちは、干し草の山に一本だけ紛れた針をやみくもに探しているわけではない。やや鈍い針の山のなかから、ひときわ鋭く致命的な針を探しているわけだ。

「監視」ということばには、オーウェルの『一九八四年』的なマイナスの意味あいがあるが、ここでは単純に、健康に何が起こっているかを日々追いつづける世界中の人たちのネットワークを指す。公共政策の形成から、毎年どのインフルエンザ株に対して予防接種をするかの判断材料の提供まで、その人たちが供給する情報はありとあらゆる役割を果たす。そしてCOVIDによって明らかになったように、世界が疾病監視に投じている資金は悲惨なまでに少ない。もっと強力な体制がなければ、パンデミックの可能性を早期に発見して防ぐことはできない。

さいわいこれは解決できる問題で、本章ではどうすればそれを解決できるか説明する。まず、パンデミックが起こりつつある徴候を最初に目にする地元の医療従事者、疫学者、公衆衛生当局の職員の話からはじめたい。次に、すべての人にとって疾病監視を困難にしている障害のいくつかを説明する。たとえば、出生や死亡の多くが正式に記録されていないといった問題だ。そして、いくつかの国がこうしたハードルをどう乗りこえたのかを伝えたい。

最後に、疾病監視の最先端を探る。患者に潜む病気を医師が発見する方法を根本から変える新しい検査や、僕の地元シアトルで開拓された、インフルエンザ研究への市全域を対象にした斬新なアプローチなどだ（この話には紆余曲折と倫理面でのジレンマがたくさんある）。章の終わりにたどり着くときには、人と技術に正しく資金を投じれば、手遅れになる前に世界は次のパンデミック到来に備えられると納得してもらえているならうれしい。

二〇二〇年一月三〇日は、COVIDパンデミックの大きな節目の日になった。WHOの事務局長が、この病気を「国際的に懸念される公衆衛生上の緊急事態」と宣言する。これは国際法のもとでの正式な指定で、WHOがそれを宣言したら、世界のすべての国がさまざまな措置を講じて対処することになっている。*

天然痘や新型インフルエンザなど、警戒の必要性が高く、発見されしだいすぐに報告されることになっている病気もいくつかあるが、たいていの場合この制度はCOVIDのときと同じように動く。WHOはパニックを生じさせずに人びとを守ろうとするので、じゅうぶんなデータを集めてから大きな国際的対応をはじめるのだ。

おそらく想像できるだろうが、情報源のひとつは、医療制度の日常業務の現場、つまり患者と接する医師および看護師である。先に触れた少数の例外を除けば、なんらかの病気の患者がひとり出ても警鐘は鳴らされない。咳と発熱があって来院する患者がひとりいても、その診療所のほとんどのスタッフは不安を覚えないだろう。普通、注意を引くのは、不審なクラスターである。

このアプローチは受動的疾病監視と呼ばれ、こんな仕組みで動く。診療所のスタッフが、報告義務のある病気の患者の情報を公衆衛生当局に伝える。公衆衛生当局は一人ひとりの患者の詳細をほかに知らせることはないが、報告義務のある病人の総数を発表する。理想としては、そこからデータが地域あるいは地球規模のデータベースに送られる。そのデータがあれば、分析者はパターンを読みとり、それをもとに対応しやすくなる。たとえばアフリカ諸国は、特定の病気の集計データを「統合された疾患監視および対応」システムと呼ばれるものに入力している。(1)

その集計データから、医療従事者に肺炎患者が著しく多いことがわかったとする。これは警告の印であり、うまくいけば州や国の保健機関でデータベースを監視している分析者が患者の急増に気づき、それをさらなる調査の対象にする。世界最先端の保健システムでは、コンピュータ・システムが患者の急増に気づき、詳しく検討する必要があると保健機関の職員に知らせる仕組みになるかもしれない。

アウトブレイクが起こっているのではと感じたら、患者数のほかにもはるかにたくさんのことを調べる必要がある。まず患者数が普通考えられる数より多いかを確認しなければならず、そのためには出生数と死亡数の追跡をもとに、扱っている集団の規模を知る必要がある。それについては本章のあとのほうで立ち戻りたい。病気が急速に広がる可能性があるとわかったら、正確にだれが感染しているのか、感染者はどこで病原体に感染した可能性があるのか、だれにうつした可能性があるのかといった情報が必要になる。この情報を集めるのには時間がかかることがあるが、これは疾病監視に欠かせないステップであり、これもまた保健制度に資金と人員がじゅうぶんに振り向けられなければならない数ある理由のひとつである。

診療所と病院はコミュニティに広がっている病気の第一の情報源だが、唯一の情報源ではない。そもそも診療所と病院が目にするのは、起こっていることのごく一部にすぎない。感染していて

＊ただし、実際にそうした措置をきちんと講じさせる仕組みはまだ存在しない。

も、医者のところへわざわざ行くほど体調が悪いとは思わない人もいる。診療所を訪れるのに高額の費用がかかったり、特別な手間がかかったりする場合にはなおのことだ。また体調になんの変化もなく、医者に会う理由がまったくない人もいる。それに一部の病気は急速に広がるので、感染者が診療所に姿を現すまで待つのは得策とはいえない。患者の急増に気づいたときには、大規模なアウトブレイクを食い止めるには遅すぎる可能性がある。

だからこそ、診療所や病院を訪れる人を監視するのに加えて、感染している可能性のある人がいるところを訪れてその人たちに会い、すでにわかっている病気を探すことが重要だ。これは能動的疾病監視と呼ばれ、そのすばらしい一例が、ポリオ撲滅運動のスタッフによる支援活動である。コミュニティをまわるスタッフは、子どもにワクチンを接種するだけでなく、脚の筋肉の異様な衰えや脚の麻痺など、ほかに説明のつかないポリオの症状がある子がいないか目を配る。それにポリオ監視チームは、二〇一四年から一五年にかけて西アフリカでエボラのエピデミックが起こったときのように、ポリオに加えてエボラの明らかな徴候にも目を光らせるよう訓練を受けていれば、ふたつの仕事に同時に取り組むこともできる。

既知の病気でも新しい病気でも、危険の徴候にさらに多くの目を光らせるうまい方法を開発している国もある。近年の大きなアウトブレイクは、ほとんどがブログ投稿やソーシャル・メディアにも姿を現した。このデータはときに主観的で、特にオンラインでは徴候はノイズにまみれているが、より一般的な指標から保健当局の職員が得る知識を補うのに役立つことが多い。

日本では郵便局員が一部の保健サービスとモニタリングを提供している。ヴェトナムでは教師が訓練を受けていて、同じ週に同じような症状で数人の子どもが学校を欠席したのに気づいたら、地元の保健当局に報告するようになっている。また薬局は、熱、咳、下痢の薬の販売が急増したらそれを知らせるよう指示されている。[2]

比較的新しい別の方法では、環境のなかにある徴候を探す。ポリオウイルスやコロナウイルスなど、多くの病原体は人糞にも含まれているので、下水設備でそれを見つけることができるのだ。処理施設や下水溝から下水のサンプルをとり、それを実験室にもっていって、そうしたウイルスが含まれていないか確認する。

下水サンプルの検査で陽性の結果が出たら、排出元のコミュニティをだれかが訪れて感染している可能性のある人を特定し、ワクチン接種の取り組みを強化して、注意すべきことをみんなに伝える。下水を調べるアイデアはポリオ監視のために最初に開発されたが、この方法を違法ドラッグの使用やＣＯＶＩＤの蔓延の調査に使っている国もある。研究によると、これは早期警戒システムの一部として使うこともでき、当局の職員は臨床検査の結果が出る前に患者の急増に備えられるようになる。

たいていの富裕国では、政府に記録されることなく生まれたり死んだりすることはあまりない。そうした出来事は、出生記録や死亡記録として残される可能性が高い。しかし多くの低・中所得の国では事情が異なる。
そうした国の多くは、数年に一度の世帯調査を利用して出生者と死亡者の数を推計している。つまり正確なデータはなく、幅の広いおおよその数字があるだけだ。それに、仮に数えられても、だれかの出生や死亡が政府の記録に反映されるまでに何年もかかることがある。WHOによると、アフリカで生まれる子どものうち政府の記録に反映されるのは、わずか四四パーセントだ[3](ヨーロッパとアメリカでは九〇パーセントをこえる)。低所得国では政府に死亡が記録されるのは一〇人にひとりだけで、そうした記録のうち死因が示されるのはごくわずかにすぎない。出生と死亡が記録されていない多くのコミュニティは、その国の保健制度では実質的に目に見えない存在である。

人生の主要な出来事さえ記録するのがむずかしいことを考えると、そうしたコミュニティで病気の感染者の多くが気づかれないのも驚きではない。二〇二一年一〇月終わりの時点で、世界中のCOVID感染者のうち見つかっていたのはおよそ一五パーセントと推測される[4]。ヨーロッパではこの割合は三七パーセントだったが、アフリカではわずか一パーセントだ[5]。あまりにも不正確で、数年に一度しか調査されないため、死亡統計はエピデミックの発見や抑制には役立たない。

僕が国際保健に最初に関与しはじめたころは、五歳未満の子どもが毎年一〇〇〇万人ほど亡くなっていて、その圧倒的多数が低・中所得の国で起こっていた。この数字自体も衝撃だが、さらに悪いことに、その子たちがなぜ死んでいるのか、ほとんどわかっていなかった。公式の報告では単に「下痢」と記された死因が大きな割合を占めていたが、下痢を引き起こす病原体や病気はたくさんある。乳幼児死亡のおもな要因がそのなかのどれなのか、だれも確実にわかっていなかったので、そうした死を防ぐ方法もわからなかった。やがてゲイツ財団やその他の組織が研究に資金提供し、ロタウイルスがおもな原因であることが突きとめられて、研究者が安価なロタウイルスワクチンを開発できるようになった。(6) そのワクチンのおかげで、この一〇年間で二〇万をこえる死が防がれ、二〇三〇年までに五〇万をこえる死が防がれると見こまれている。

しかしロタウイルスがいちばんの原因だと突きとめても、解明されたのは乳幼児死亡の数ある謎のひとつにすぎない。乳幼児死亡率が最も高い場所は、何が起こっているかを理解するのに役立つであろう診断やその他のツールが最も不足しているところでもあって、これは偶然ではない。大部分の子どもが亡くなるのは家庭であり、スタッフが症状を記録できる病院ではない。なぜ子どもは生後三〇日以内に死亡するのか。どの呼吸器疾患が乳幼児死亡の最大の要因なのか。そういった問題について理解するには、何十もの研究が必要だった。

モザンビークは、どうすればシステムをもっとうまく機能させられるかを示す好例だ。つい最近までモザンビーク政府は、数年に一度、国内の少数のサンプルを調査し、そのデータを使って全国の死亡率を推定し死者を数えていた。しかし二〇一八年、モザンビークは「サンプル記録システム」というものを構築しはじめる。そのシステムでは、国全体を代表する典型的な地域で継続的に調査をする。このサンプルから得たデータを統計モデルで利用し、国全体で起こっていることを高い精度で推測できるのだ。モザンビークのリーダーたちは、死者は何人か、どこでどのように死亡したのか、何歳で死亡したのかを示す正確な月次報告を初めて見られるようになった。モザンビークはまた〈子どもの健康と死亡予防監視（ＣＨＡＭＰＳ）〉と呼ばれるプログラムに参加することで、乳幼児死亡についての理解を深めている国のひとつでもある。(7) ＣＨＡＭＰＳは、公衆衛生当局とその他の組織の地球規模のネットワークだ。ＣＨＡＭＰＳの起源は二〇年近く前、国際保健についての僕の最初期のミーティングまでさかのぼる。それらのミーティングでは、子どもがなぜ死ぬのか、その分野でわかっていない点について専門家に話を聞いていた。「解剖でわかることはないんですか？」とたずねると、発展途上国ではそれがいかに実際的でないか説明を受けた。完全な解剖には費用と時間がかかるし、遺体に大きく手を入れるそのような処置には子どもの遺族が同意しないことも多い。

二〇一三年、僕らはバルセロナ国際保健研究所の研究者たちに資金を提供し、低侵襲解剖と呼ばれる手順の精緻化を図った。これは子どもの遺体から少量のサンプルをとって検査する組織標本採取の方法である。(8) もちろん見ず知らずの人にこんなふうに自分の子どもを調べさせるのは、遺族にはつらすぎることもある。しかし多くが要請に応じてくれた。

名前からわかるように、この手順は完全な解剖よりもはるかに遺体を侵す程度が低いが、それでも同等の成果が得られることが研究で示されている。少数の死亡患者にしか使われず、目的は乳幼児死亡についてより広い知識を得ることなので、パンデミック予防を念頭につくられたわけでもないが、低侵襲解剖で集められた情報によって研究者は、子どもの死につながっているアウトブレイクの初期の徴候を知ることができる。

二〇一六年に南アフリカを訪れているとき、そうした解剖のひとつに立ち会った。手順は資料を読んで知っていたが、実際に自分の目で見ることで、メモやブリーフィング書類からは知ることのできないかたちでそれを理解できるにちがいないと思っていた。その経験は、この先もけっして忘れることがないだろう。

二〇一六年七月一二日、ヨハネスブルグ郊外のソウェトで暮らす一家に男の子の赤ん坊が生まれた。三日後、その子は亡くなる。悲嘆に暮れた両親は、ほかの家族が同じ悲しみを経験しないですむことを願い、医師が低侵襲の組織標本採取をおこなうのを認めることにした。またありがたいことに、僕が立ち会うことにも同意してくれた（依頼の際、僕自身は同席していない）。

ソウェトの霊安室で、長く細い注射針を使い、医師が赤ん坊の肝臓と肺から少量の組織サンプルを慎重にとるのを見た。医師は血液も少し採取した。サンプルは安全に保管され、のちにＨＩＶや結核やマラリアなどのウイルス、細菌、寄生虫、真菌の検査をされる。解剖はわずか数分で終わった。処置全体を通じて、医療チームは男の子の身体をきわめて丁重かつ慎重に扱っていた。

両親は結果を内々に知らされた。ふたりには会わなかったが、息子に起こったことを理解するなんらかの答えを得られたことを願っているし、ＣＨＡＭＰＳに協力するふたりの決断が、その子のような子どもを救う世界の取り組みに意味ある貢献をしたことで、わずかばかりの慰めを得

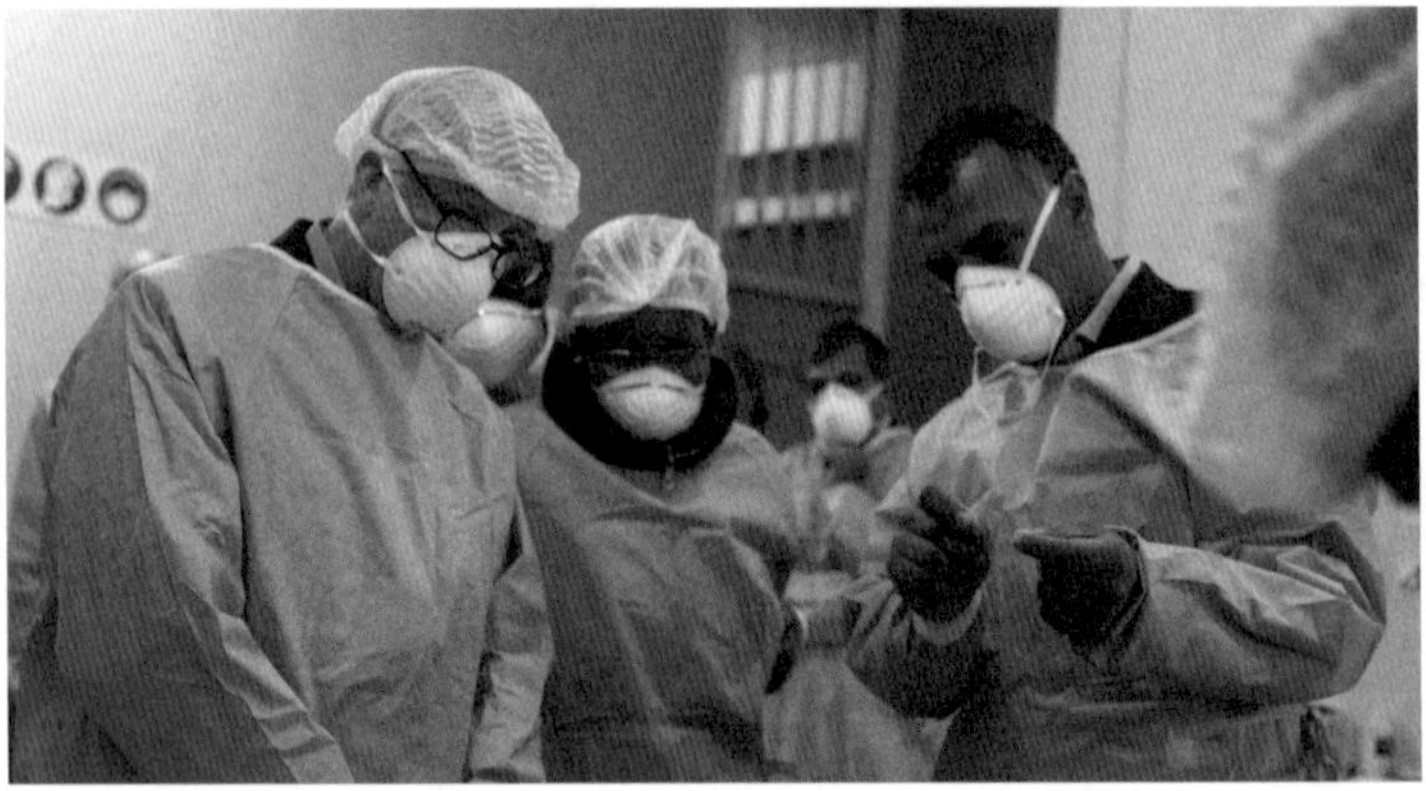

ソウェトで低侵襲解剖に立ち会ったのは心動かされる経験で、この先もけっして忘れることはない。(9)

ていたらと願っている。

現在、ＣＨＡＭＰＳのネットワークから寄せられた八九〇〇人をこえる患者のデータのおかげで、研究者は乳幼児死亡について貴重な知識を得ている。低侵襲解剖と、モザンビークなどの国が実施しているシステムの改善によって、死亡原因への理解が深まっている。こうした革新的な方法を広め、どのような介入をすれば命を救うことができるのか、さらによく理解する必要がある。

たいていの人は、出生と死亡について月に一度の世帯調査を受けることはないし、ＣＨＡＭＰＳのようなネットワークとかかわりをもつこともないだろう。しかしＣＯＶＩＤや将来の大きなアウトブレイクの最中には、コミュニティでサンプリングをして無症状の感染者や報告されていない患者が何人いるか知っておきたい。診断学の分野では、診断プロセスを安くシンプルにするイノベーションがたくさん起こっていて、必要な規模でそれを実施しやすくなっている。したがって現状をおさらいし、この先の見通しを考えてみよう。さまざまな検査の有用性は、たとえば見つけようとしている病原体やそれが体内に入るルートによっても変わるので、かなり一般化しなければならない点もある。

ＣＯＶＩＤの最初期から、アメリカ政府だけでも四〇〇をこえる検査やサンプル採取用のキットを承認してきた。パンデミックの初期に、みなさんもＰＣＲ検査のことを詳しく知ったかもしれない。たいていは鼻の奥を綿棒でぬぐう必要があり、頭のなかがむずむずする。ＣＯＶＩＤに感染していたら、鼻の穴と唾液にウイルスがいるので、綿棒にそのサンプルがつく。ぬぐった分泌物を分析するために、検査技師は採取したサンプルをウイルスの遺伝物質のコピーをつくる物質と混ぜる。この手順を踏むことで、サンプルにウイルスがわずかしか含まれていなくても見逃すことがなくなる（ＤＮＡが自然にコピーされる方法をまねたこの複製プロセスから、ポリメラーゼ連鎖反応、すなわちＰＣＲという名前がついている）。染料も加えられ、ウイルス遺伝子が存在したらそれが光りはじめる。光らなければウイルスは存在しない。

新しい病原体用のＰＣＲ検査をつくるのは、そのゲノムが解読されればさほどむずかしい仕事ではない。遺伝子がどんなものかわかっているので、特別な物質、染料、その他の必要な製品をきわめて迅速につくることができる。[10] だからこそ最初のゲノム配列が発表されたわずか一二日後に、研究者はＣＯＶＩＤのＰＣＲ検査を確立できたのだ。

サンプルにウイルスが混入していなければ、ＰＣＲ検査で偽陽性が出ることはまずない。結果が陽性なら、ほぼ確実に感染している。しかし偽陰性が出ることがたまにある。つまり、感染しているのに感染していないという結果が出る。したがって、症状があるのにＰＣＲ検査で陰性だったら、再検査を求められることがある。治ったあとかなり経ってからも血液や鼻にウイルス遺伝子の断片が残っていて、それが検査に引っかかることもあり、もう感染していないのにＰＣＲ検査で陽性になることもある。

しかしＰＣＲ検査の欠点は、実験室で特殊な装置を使って処理する必要があるため、世界の多くの場所で実際的ではないことだ。分析そのものは数時間で終わるが、ＣＯＶＩＤの最中によくあったように、未処理のものがたまっていたら、結果を受けとるまでに数日、場合によっては数週間もかかることがある。ＣＯＶＩＤが人から人にすぐうつることを考えると、サンプル採取後四八時間以上経ってから出た検査結果は役に立たない。ウイルスを拡散する状態にあったら、そのときにはもう拡散してしまっているし、抗ウイルス薬や抗体医薬品で治療をはじめる必要があったら、感染後数日以内に取りかからなければならない。

別の主要な種類の検査では、ＰＣＲ装置のようにウイルスの遺伝子を探すのではなく、その表面にある特定のタンパク質を探す。それらのタンパク質は抗原というので、この検査は抗原検査と呼ばれる。正確さの面では劣るが、大きく見劣りするわけではない。ほかの人にウイルスをうつす力があるときには特にうまく見つけることができ、一時間未満で（多くの場合一五分以内

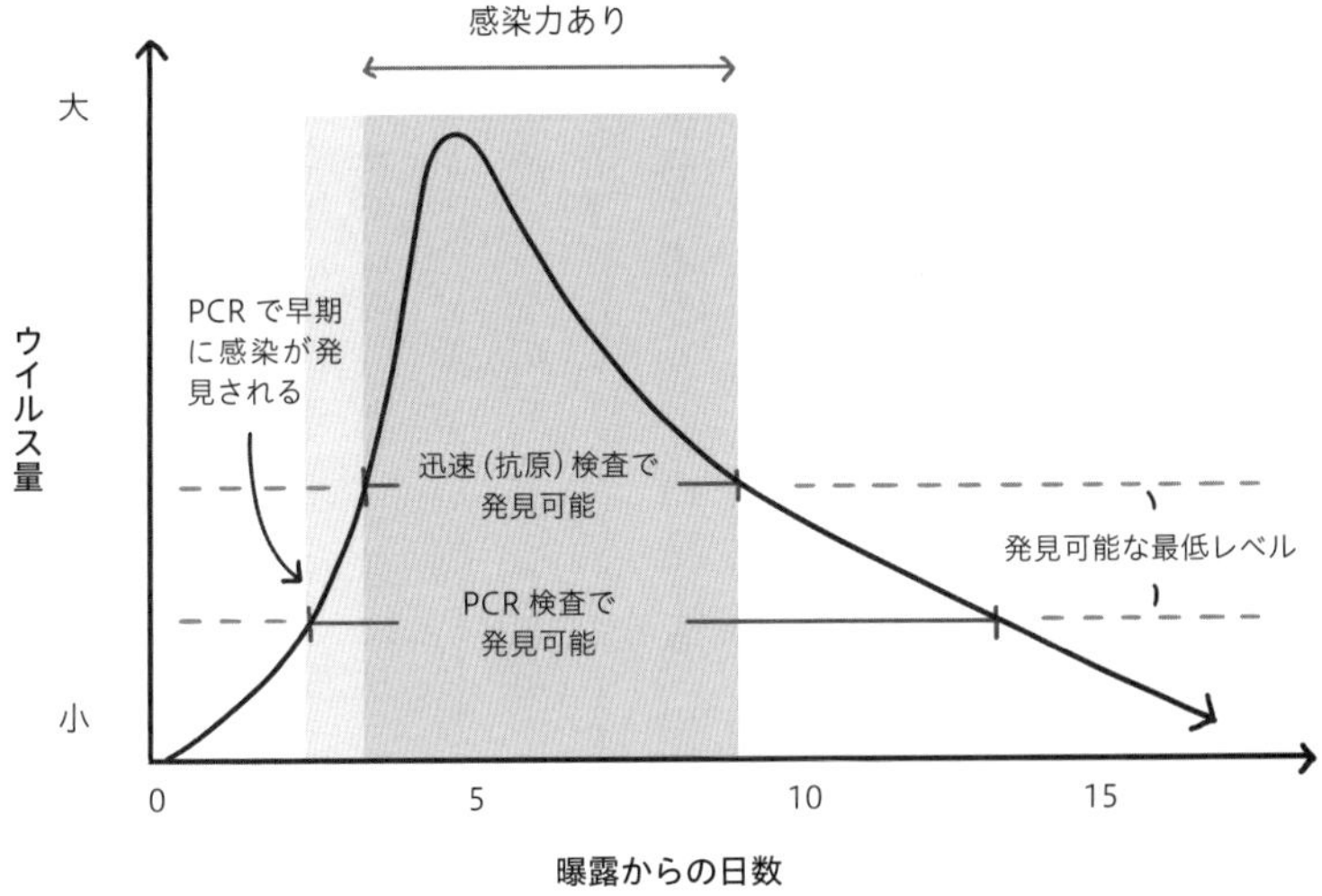

PCR 検査はウイルスを早期に発見し、迅速（抗原）検査より少量のウイルスでも反応する。しかし感染力を失ってずいぶん経ったあとでも陽性の結果が出ることがある。

に）結果が出る。

もうひとつの利点は、たいていの抗原検査はだれでも自宅でひとりで受けられることだ。スティックに尿をかけてプラスかマイナスの印が現れるのを待つ妊娠検査薬を使ったことがある人は、ラテラル・フロー・イムノアッセイと呼ばれる三〇年来の技術を使ったことになる。そんな名前がついているのは、おそらく「表面を流れる液体を使う検査」だとわかりやすすぎるからだろう。抗原検査の多くも同じ仕組みで機能する。

アウトブレイクの最中には、だれもが検査を受けやすく、すぐに結果を受けとりやすいようにしなければならない。症状がないうちにほかの人にうつす可能性のある病気の場合は、なおのことだ。これは何よりアメリカに当てはまる。韓国、ヴェトナム、オーストラリア、ニュージーランドなどほかの国は、検査と結果通知のスピードでアメリカをはるかにしのぎ、それがプラスに働いた。

理想をいえば、将来的にはプライバシーを適切に保護したうえで全員の検査結果をデジタルデータシステムにつなぎ、公衆衛生当局の職員が自分たちのコミュニティで起こっていることを把握できるようになるといい。特に重要なのが、感染を広げる可能性が最も高い人たちを突きとめることだ。一部のCOVID患者が多数の人にウイルスをうつす一方で、多くのCOVID患者は絶えず接触している人たちにすらうつさないことが研究でわかっている。

最終的に求められるのは、世界中の多くの人が利用でき、すぐに結果が出て公衆衛生システムにそれを伝えられる正確な診断ツールだ。したがって、この分野で進行中の刺激的な仕事のいくつかを紹介したい。貧困国で、またより豊かな国でも人びとの役に立つイノベーションに話が偏るのは、僕のいつものくせだ。

僕がいちばん熱をあげているのが、イギリス企業ルミラ・ダイアグノスティクスのもので、同社が開発している装置は複数の病気を検査でき、操作が非常に簡単なので実験室だけでなく薬局、学校、その他の場所でも使える。抗原検査のようにすぐに結果が出るが、抗原検査とはちがってPCR装置と同じぐらい正確で、費用はその一〇分の一ほどですむ。ひとつの生産ラインで年間何千万回分もの検査薬を製造でき、出現しつつある病原体用の新しい検査も機械設備にわずかに手を入れるだけで、あるいはまったく手を入れることなく開発できる。

二〇二一年、〈アフリカ医療用品プラットフォーム〉という非営利組織を含むパートナーたちのグループが、アフリカ各地の国にルミラ・ダイアグノスティクスの装置を五〇〇〇台提供した。しかしそれは必要な数のうちほんのわずかにすぎず、資金提供者がさらに増えてほしいと思っている。

いまのところ正確さの面ではやはりＰＣＲ検査が最高水準だが、ほかの方法よりも時間とコストがかかる。しかし、超高スループット・プロセッシングと呼ばれるものによって、これを変えようとしている企業がいくつかある。基本的には、ロボットを使って一定の時間に処理できるＰＣＲ検査の件数を飛躍的に増やし、わずかな作業要員ですませる方法だ。

僕が知る最速のものはネクサーという装置で、ダグラス・サイエンティフィック社が一〇年以上前に開発していたが、つくられたのは人間の病気の診断とはなんの関係もない目的のためだ。もともとは、作物として植物をより有益にする遺伝子変化を見きわめることを意図したものだった。この装置では映画のフィルムのような長いテープに何百ものサンプルと試薬をのせて封をする。そのテープは水槽に入れられ、およそ二時間後にふたつ目の機械に通されて、その機械がすべてのサンプルをスキャンし、陽性のものを知らせる。ルミラ・ダイアグノスティクスの装置と同じように、このシステムも柔軟性があり、すぐに新しい検査を追加することができて、ひとつのサンプルでさまざまな病原体を同時に検査できる。たとえば、鼻腔をぬぐって採取した分泌物

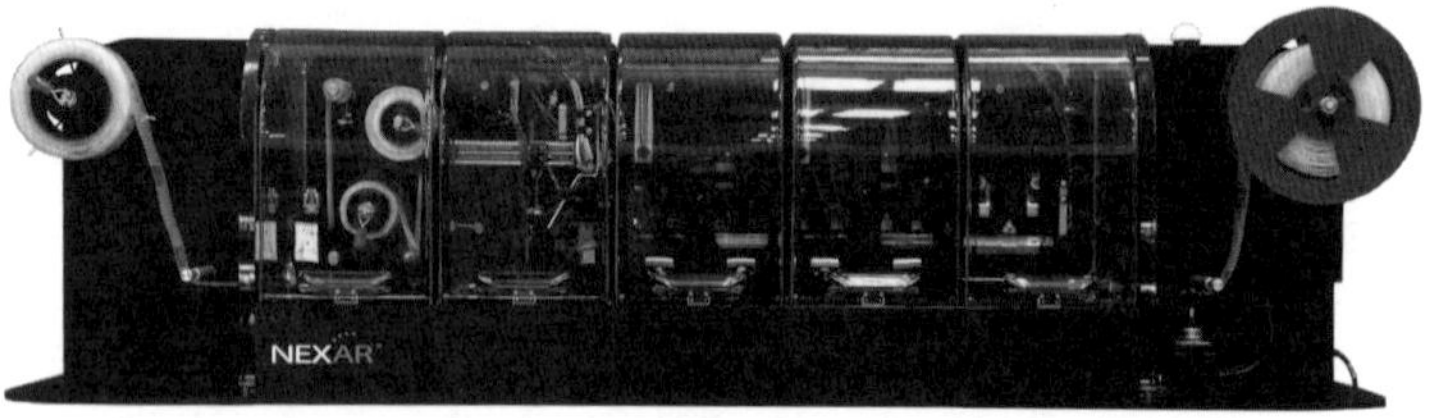

LGCバイオサーチ・テクノロジーズ社のネクサー™の装置。[12]

でCOVID、インフルエンザ、RSV（呼吸器合胞体ウイルス）を同時に、しかもすべて現在の検査よりはるかに少ない費用で検査できるのだ。

驚くべきことに、ネクサーのシステムでは一日に一五万件もの検査を処理できる。[11] これは、いまある最大の高スループット・プロセッサが処理できる数の一〇倍をこえる。ネクサーの装置を現在製造しているLGCバイオサーチ社は、試験的なプロジェクトをいくつか計画していて、刑務所、小学校、国際空港などさまざまな場所から集めたサンプルにそれがうまく使えるか確かめようとしている。ほかの企業も別の方法に取り組んでいて、そうした企業が競いあい、もっと安く、速く、正確な検査を開発してくれることを願っている。これは世界がまだまだ多くのイノベーションを必要とする分野だ。

ようするに、診療所、家庭、職場などさまざまな場所で使える新しい検査をきわめて迅速に設計できるようになる必要があり、その検査が設計されたら、超低価格で（おそらく一回分を一ドル未満で）何千万回分もそれを製造できるようになる必要があるということだ。

僕が暮らすシアトル地域は、感染症研究の中心拠点のような場所になった。ワシントン大学にはすばらしい国際保健の学部があり、国内トップクラスの医学部もある。第1章で触れた保健指標評価研究所（ＩＨＭＥ）も同大学にある。フレッド・ハッチンソンがん研究センターはおもにがんに焦点を絞った研究所だが、感染症の分野でトップクラスの専門家を抱えている（非常に有名なので、街ではフレッド・ハッチあるいは単にハッチと呼ばれている）。ＰＡＴＨは保健分野のイノベーションが世界の最も貧しい人たちに届くよう力を尽くしている有力非営利組織だ。

同じ分野に情熱を燃やす聡明な人がこれだけたくさんひとつの都市に集まっているのだから、さまざまなアイデアについて議論がはじまるのは約束されているも同然だ。この数十年間でシアトルは、組織の内外でアイデアを交換する研究者の活発でインフォーマルなネットワークの拠点になった。

このネットワークを通じて、二〇一八年夏にゲノム学と感染症の専門家数人が共通の理解に達した。フレッド・ハッチ、ゲイツ財団、さらに別の組織である疾病モデリング研究所＊と、それぞれ所属機関は異なったが、みんな同じ問題を懸念していたのだ。呼吸器系ウイルスのアウトブレイクである。そうしたアウトブレイクは毎年数十万人の死者を生んでいて、パンデミックの最有力候補でもあったが、それらがコミュニティでどのような動きを見せるのか、知っておく必要の

＊疾病モデリング研究所は現在、ゲイツ財団の一部である。

あることがまだたくさんあった。それに科学者が使えるツールも、あったとしても限られていた。たとえば、研究者は病院と診療所から報告される感染者数を知ることはできるが、そうした数字は全体のわずかな割合にすぎない。インフルエンザのようなウイルスがいかに街全体に広がるのかを理解するには、ずっと多くのことを知る必要があるとシアトルの科学者たちは話しあった。最も重要なのは、検査された人の数だけでなく実際に病気にかかっている人の数を知ることだ。そして緊急のアウトブレイクのときには、病気にかかっている可能性のある人の大部分を市の職員がすぐに突きとめ、検査を受けさせて、結果を本人に知らせる必要がある。しかし、こうしたことを実行する体系的な手段は存在しなかった。

その後、二〇一八年六月に僕はこの対話の推進者数人とシアトル郊外の僕のオフィスで会い、彼らの視点から問題の説明を受けた。そして〈シアトル・インフルエンザ研究〉という三カ年プロジェクトの概要を聞いて、資金の提供を求められた。呼吸器系ウイルスを発見し、監視し、抑える方法を一変させる、市全域にわたる取り組みの試行モデルである。

それはこんな計画だ。その秋にインフルエンザの流行期が迫ってきたら、シアトル地域の全域で協力者に依頼し、健康についての質問にいくつか答えてもらう。過去七日間で呼吸器系の病気の症状が最低ふたつあった人には、サンプルの提出を求め、それを使ってさまざまな呼吸器疾患の有無を検査する（名称とは裏腹に、プロジェクトの対象はインフルエンザに限定されず、検査では実のところ二六の異なる呼吸器病原体がカバーされる）。

シアトル・タコマ国際空港、ワシントン大学のキャンパス、ホームレス施設、街の少数の職場に設置した出張所でもサンプルを採取するが、ほとんどのサンプルは、ほかの理由ですでに患者からサンプルを採取している地元の病院から集める。これは医学研究では一般的なやり方だ。病院で検査を受けたら、その結果は医師が治療方針を決めるのに役立てられるが、鼻腔ぬぐいで採取した分泌物は、のちに利用するためにとっておかれることがある。一定の個人データを削除したあと、研究者はそのサンプルを使ってほかの病原体の検査をし、コミュニティ全体で何が起こっているかを把握できるのだ。体調を崩しただけで、あなたも科学に貢献しているのである。

シアトル・インフルエンザ研究の構想では、病院と公共の場所から集めたサンプルはすべて検査することになっていた。インフルエンザで陽性の結果が出たら、判明しているインフルエンザ患者がいる場所をほぼリアルタイムで示すデジタルマップにその患者も記される。その後、ウイルスは次のステップに送られ、遺伝子コードが解読されて、世界中で見つかったほかのインフルエンザウイルスの遺伝子と照合される。

この遺伝学の仕事がシアトル・インフルエンザ研究の鍵になる。それによって科学者は、さまざまな感染者が互いにどう関係しているかを把握できるからだ。さまざまなインフルエンザ株がどのように街に入ってくるのか。大学でアウトブレイクがあったら、それはコミュニティ内でどこまで広がるのか。

遺伝子の性質に見いだされる偶然の欠陥のために、遺伝情報は疫学者にとても役立つ。病原体

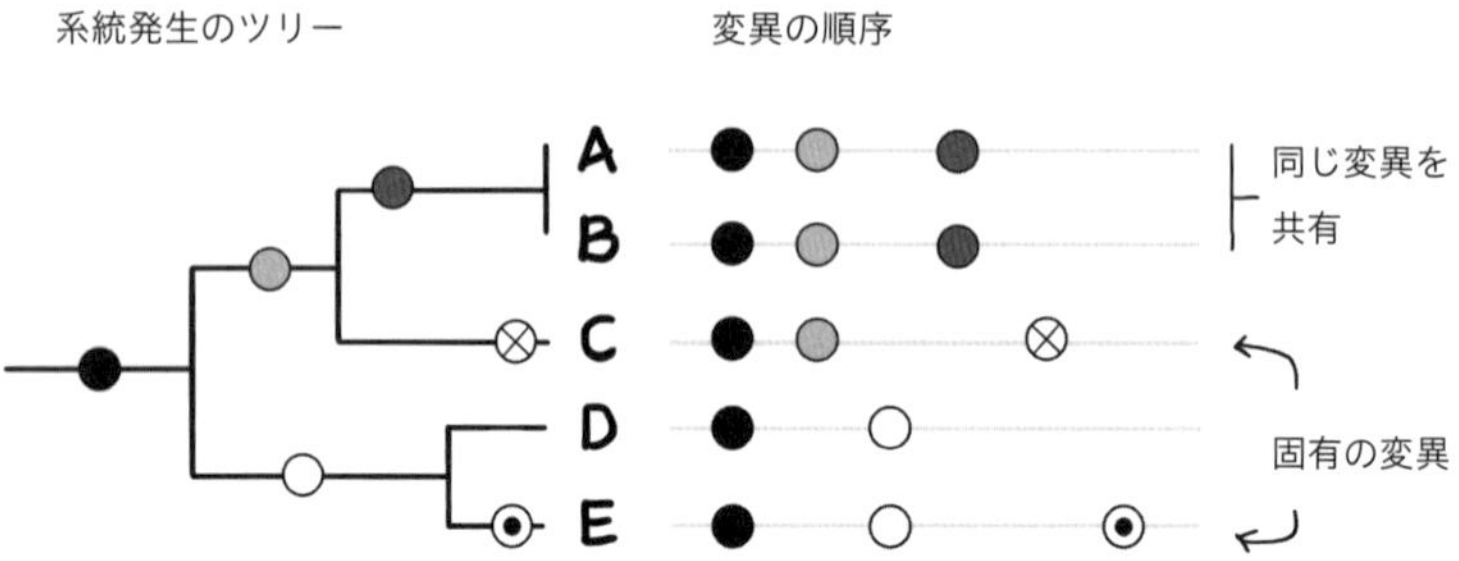

が自分のコピーをつくるたびに（あるいはウイルスがするように、コピーの作業を宿主細胞に強いるたびに）、遺伝子コードすなわちゲノムが複製される。生きているものすべてのゲノムはわずか四つの構成要素からできていて、それぞれA、C、G、T（アデニン、シトシン、グアニン、チミン）として示される。* 映画ファンの読者なら、ユマ・サーマンとイーサン・ホークが出演したSF映画で、遺伝子操作によって強化された人間を扱った作品を憶えているかもしれない。そのタイトル『ガタカ』（*Gattaca*）は、この四つの構成要素をうまく組み合わせたものだ。

ゲノムはひとつの世代から次の世代に伝えられ、子どもが生物学上の親に似るようにする。人を人にし、ウイルスをウイルスにして、ザクロをザクロにするのがこれにほかならない。COVIDのゲノムはおよそ三万のA、C、G、Tで構成されていて、みなさんや僕のものは数十億のそれらによって構成されているが、複雑な有機体がより大きなゲノムをもっているわけでは必ずしもない。普通のサラダの材料のほとんどは、人間よりも大きなゲノムをもっている。(13)

遺伝子をコピーするプロセスは不完全で、いつも予測できないコピーミスがいくつか発生し、COVID、インフルエンザ、エボラのようなウイルスにはとりわけそれが当てはまる。Aがいくつか C としてコピーされる、といった具合だ。こうした変異があっても、ほとんどの場合はなんの影響も生じないか、そのコピーが無効になるかのどちらかだが、それをつくったオリジナルより環境に適合してうまく生き残れるコピーがたまにできる。COVIDの変異株につながる進化のプロセスがこれだ。

有機体の遺伝子の文字が並ぶ順番を解明するのが、ゲノム解読と呼ばれるものである。数多くの異なるバージョンのウイルスのゲノムを解読し、そのなかに見られるさまざまな変異を調べることで、科学者はウイルスの家系図に相当するものをつくることができる。右ページの図で考えると、ツリーのいちばん右に位置するのが最新世代だ。左のほうにはその先祖たちがいて、知られている最初の標本がいちばん左に位置する。ツリーが枝分かれしているところは、新しい変異体の出現など、大きな進化の段階を示していて、このツリーは動物で見つかって人間にうつる可能性のある関連病原体を記録するのにも使える。

この家系図の情報すべてと、すぐれた検査体制を組み合わせることで、あるコミュニティでの

＊実はRNAウイルスはTの代わりにU（ウラシル）をもっているが、このふたつの物質は機能面では同じなので、複雑にならないようにここではTを使う。

病気の動きについてきわめて貴重な知識が得られる。たとえば南アフリカでは、すぐれた検査システムとＨＩＶの遺伝子解析を組み合わせることで、ウイルスをもって暮らしている若い女性の多くが、年配の男とセックスすることでそれに感染していたことがわかり、その情報をもとに国はＨＩＶ予防へのアプローチを修正した。より新しいところでは、二〇二一年にギニアで起こったエボラのアウトブレイクは、なんと五年も前に感染していた看護師からはじまったことが遺伝子解析によってわかった。ウイルスがそれほど長いあいだ休眠していられることに科学者は衝撃を受け、この新情報にもとづいて多くの人がエボラのアウトブレイクを防ぐ方法を考えなおしている。

シアトルの科学者とその仲間たちが繰り返しぶち当たっている問題が、この種の分析に必要とされるインフラの重要部分がアメリカに存在しないことだ。

アメリカでインフルエンザにどう対処しているかを考えてもらいたい。インフルエンザにかかったかもと思う人のほとんどは、わざわざ医者のもとへは行かない。市販の薬を買いこみ、汗をかいて病気を追い出そうとするだけだ。診療所に足を運ぶことがあっても、医者は検査をせずに症状だけで診断を下す可能性がある。公衆衛生当局の職員に報告される感染者は、インフルエンザ報告プログラムに自主的に参加している診療所で働く医師の指示で検査を受けた人たちだけだ。

実施される検査の数があまりにも少ないと、そこからさらに別の影響が生じる。解読されるインフルエンザウイルスのサンプルも非常に少なくなるのだ。それに解読されるものの多くも、その出所である患者の情報がついていない。住んでいる場所や年齢などだ。あるウイルスの配列が一〇〇万件あっても、それを提供した人について何もわかっていなければ、どこで病気がはじまったのか、ある場所からほかの場所へどう広がったのかを知りようがない。

シアトル・インフルエンザ研究は、この問題に真正面から取り組むように計画されていた。多くの協力者を検査し、ウイルスのゲノムをたくさん解読する体制をつくるのに加えて、プライバシーを保護しつつサンプル提供者の情報と解読データが結びつけられる。それに同プロジェクトでは、ほぼリアルタイムで更新される市全体のインフルエンザ地図もつくろうとしていて、これはアウトブレイクを発見し食い止めるにあたってゲーム・チェンジャーになると思われた。

シアトル・インフルエンザ研究は野心的でユニークなアイデアであり、何年も前に僕がＴＥＤトークで指摘した問題のいくつかで進歩を実現するチャンスがあると思った。そこで、フレッド・ハッチ、ワシントン大学、シアトル・チルドレンズ病院からなる研究パートナーシップ、ブロットマン・ベイティ研究所を通じて資金を提供することに同意した。

すぐにチームは構想していたインフラの整備に取りかかった。新しい診断検査を開発して試験し、結果を処理して共有し、すべての仕事が有効であることを確認する品質検査をおこなう、そんな体制をつくる。二年目には参加者が自宅でサンプルを採取し、郵便で送り返す方法を加えた。このイノベーションによってシアトル・インフルエンザ研究は、オンラインでキットを注文して自宅に届けてもらい、実験室にそれを送り返して結果を受けとることができる、フルコースのプロセスが整った世界初の医学研究になった。これは先駆的な仕事であり、チームの誇りだったが、どれだけ重要なものになろうとしていたのかは、だれもわかっていなかった。

二〇一八年から一九年にかけて、シアトル・インフルエンザ研究は一万一〇〇〇人をこえるインフルエンザ患者を検査し、二三〇〇をこえるインフルエンザ・ゲノムを解読した。この期間に世界のあらゆる場所で解読された全インフルエンザ・ゲノムのおよそ六分の一を占める数である。そして、シアトルのインフルエンザは出所が同じひとつのアウトブレイクではなく、実際にはさまざまなインフルエンザ株による一連のアウトブレイクが重なりあっていたのだと示すことができた。

その後、二〇二〇年最初の数週間ですべてが変わる。ほぼ一夜にして、インフルエンザは最も心配する必要のあるウイルスではなくなった。インフルエンザ研究を計画しかたちにするのにおびただしい時間を割いてきた科学者たちは、もっぱらＣＯＶＩＤのことだけを考えるようになる。

二月までにリー・スタリータというゲノム研究者がＣＯＶＩＤの独自ＰＣＲ検査を開発し、それを使って彼女のチームはインフルエンザ研究のために集められていた数百のサンプルを検査しはじめた。それから二日もしないうちに陽性患者をひとり見つける。インフルエンザのような症状がある患者を治療した地元の診療所から提供されたサンプルだった。

この陽性サンプルからとったウイルスを解読したのち、チームの一員で計算生物学者のトレヴァー・ベッドフォードが気がかりな発見をする。遺伝子的にそれは、ワシントン州でもっと早い時期に見つかっていた別の感染者のウイルスと密接に結びついていたのだ。ふたつのウイルスのゲノムの変異を照合したのち、ベッドフォードはそのふたつのウイルスが緊密に関係していると考えた。* これは多くの科学者がうすうす感じていたことを証明していた。つまりCOVIDは、かなり前から州のいたるところに出まわっていたのだ。

その後グループは、論理的に考えて次に導き出される問いについて検討をはじめた。解読したふたつの例からわかったことと、ウイルスが出まわっていた期間の長さがわかったことをふまえると、感染している可能性のある人はあとどれほどいるのか？　マイケル・ファミュレアという疾病モデラーが計算し、五七〇人という推定値をはじき出す。**

その時点で、ワシントン州西部のすべてを検査して確認されていたCOVID感染者はわずか一八人だった。ベッドフォード、ファミュレア、ふたりの同僚たちの仕事によって、国のCOVID検査体制がどうしようもなく不十分であることが示されたのだ。ワシントン州だけでも数百

*同じころから研究者たちがほかのサンプルを解読するようになり、その後のエビデンスによってこの点ははっきりしなくなっている。ふたり目の感染者のウイルスがひとり目の感染者のものに由来するのか、確実に知ることはできないかもしれない。しかしその時点で入手できた情報を考えると研究者たちは正しい推測をしていたという点と、当時多くの伝染が起こっていたという点については広く見解が一致している。

**より正確にいうと、ファミュレアは五七〇人という数字を出し、九〇パーセントの確率で八〇人から一五〇〇人のあいだとしていた。

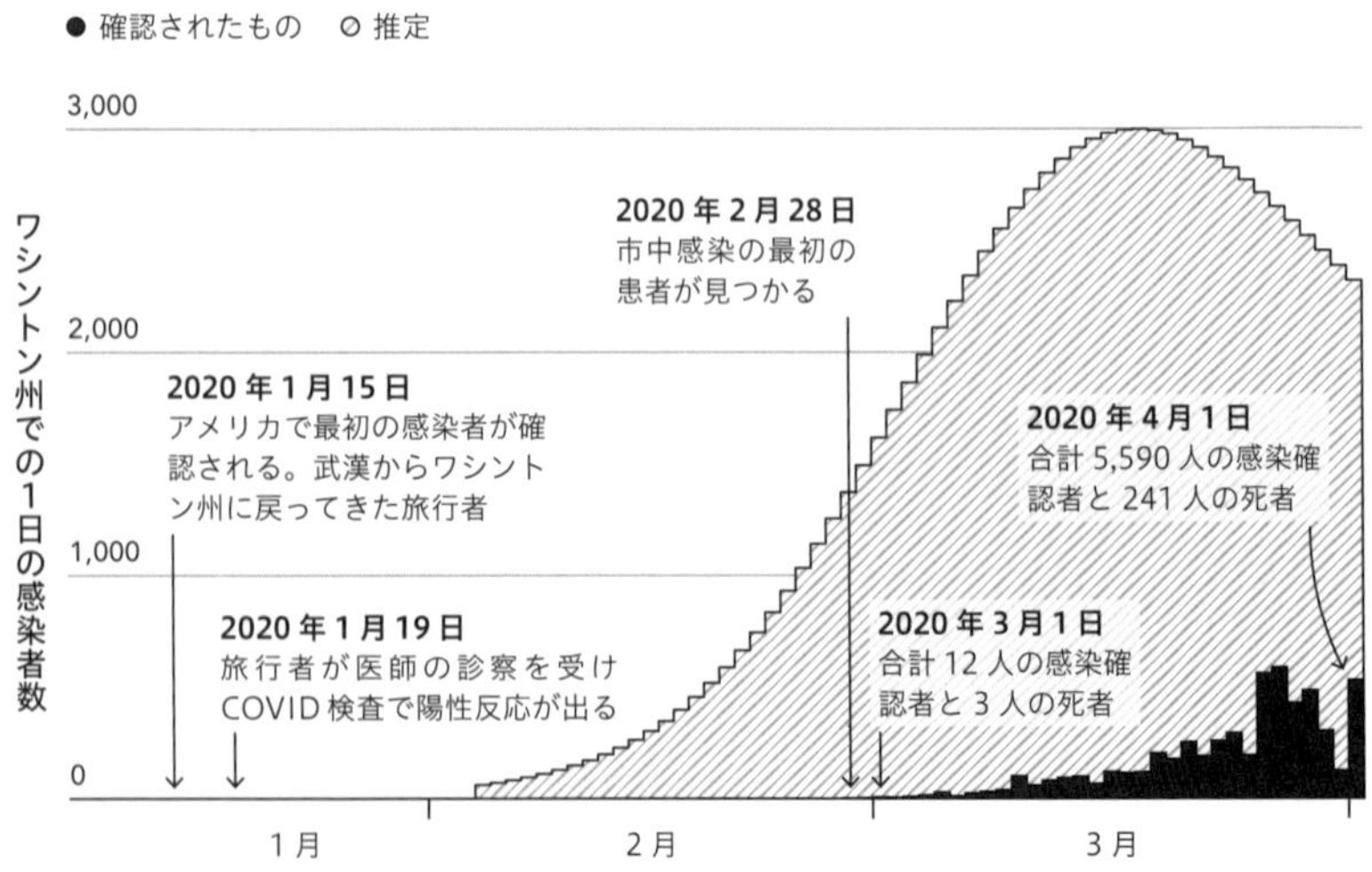
● 確認されたもの　⊘ 推定
3,000
2,000
1,000
0
ワシントン州での1日の感染者数
2020 年 1 月 15 日
アメリカで最初の感染者が確認される。武漢からワシントン州に戻ってきた旅行者
2020 年 1 月 19 日
旅行者が医師の診察を受けCOVID 検査で陽性反応が出る
2020 年 2 月 28 日
市中感染の最初の患者が見つかる
2020 年 3 月 1 日
合計 12 人の感染確認者と 3 人の死者
2020 年 4 月 1 日
合計 5,590 人の感染確認者と 241 人の死者
1 月
2 月
3 月

COVID がワシントン州に到来したとき　シアトル・インフルエンザ研究の科学者たちは、気づかれていない COVID 感染者が数百人いる可能性があることを明らかにした。この図は、2020 年の最初の 3 カ月で確認された COVID 公式感染者数と推定感染者数の差を示している（出典：IHME）。[14]

人がそれと知らずにＣＯＶＩＤに感染していて、この病気は急速に広がっていた。

しかし問題があった。わかったことをほかに伝えていいのか、はっきりしなかったのだ。

診療所でサンプルを提供した患者は、それが臨床研究で使われていることを知らなかった。患者のサンプルを使ってＣＯＶＩＤなどほかの病気の検査をするのは普通のことだが、その結果をだれかに明かすとなると話は別だ。公衆衛生当局の職員はもちろん、たとえ患者自身に対してであっても同じで、インフルエンザ研究の実施計画書《プロトコール》に違反する。

それに彼らのCOVID検査は研究用には承認されていたが、患者に結果が伝えられる医療用としては承認されていなかった。研究チームは数週間にわたって政府の規制当局と話していたが、医療用に検査の承認を受ける手立てはなかった。CDC以外が開発したCOVID検査を承認するルールは、まだつくられてもいなかったのだ。

苦しいジレンマだった。一方で、結果を明かすと、倫理的な研究者が当然従うべき規範を破ることになり、政府の規則にも抵触しかねない。

他方で、パンデミックを引き起こしつつあるウイルスに感染している人たちに検査結果を伝えないことなど、チームにできるだろうか。あるいは公衆衛生当局の職員に伝えずにいることができるのか。州のなかでCOVIDが広がっていて、把握しているよりほぼ確実に数百人は感染者が多いことを知っておかなければならない人たちに。

グループのあるメンバーがシンプルな問いを投げかけて論点をはっきりさせた。「道理をわきまえた人ならどうするだろう?」。そう言われると答えは明らかだと思われた。道理をわきまえた人なら、結果を明かして個人とコミュニティを守るだろう。だからチームはそのようにした。

このニュースは大きな話題になった。《ニューヨーク・タイムズ》紙には、「コロナウイルスがアメリカで数週間前から広がっている可能性。遺伝子配列の解読によって示唆」という記事が出る。[15]

この決断は政府の規制当局から一部反発を受け、チームは病院から提供されたサンプルの検査を一時停止しなければならなかったが、チームの面々は正しいことをしたと僕は思った（いまもそう思っている）。このプロジェクトを監督するワシントン大学の審査委員会も同じ結論を出し、チームの行動は責任ある倫理的なものだったと指摘している。それに州と連邦政府の職員もチームの面々と協力をつづけ、この地域でCOVIDを調査する方法を模索した。

二〇二〇年三月、インフルエンザ研究グループはシアトルがあるキング郡の公衆衛生当局とチームを組み、〈シアトル・コロナウイルス評価ネットワーク（SCAN）〉をつくった。インフルエンザのサンプルを集めて処理し、結果を人びとに知らせるためにつくっていた先駆的なシステムが、新たな目的に活用されることになったのだ。可能なかぎり多くの人を対象にCOVIDの検査をおこない、結果をマッピングして、この新しい病原体の遺伝子配列を蓄積した世界のコレクションを増やすのがその目的である。

SCANの取り組みは、地元の別の研究者グループに大きく助けられた。そのグループは、鼻の入り口でサンプルをとっても、ほかのCOVID検査で求められる頭のなかがむずむずする採取法と変わらない結果が出ることを政府の規制当局に示したのだ。これは大きな前進である。以前の方法では医療従事者がおこなう必要があった綿棒によるぬぐいとりの作業を、自分でできるようになったからだ。また心地の悪さも大幅に軽減され、一部の人が検査を受けるのを尻込みする原因になっていた障壁も取り除かれた。以前のやり方だと検査を受ける人はどうしても咳が出るので、作業する人がウイルスにさらされる可能性が高まる。それに世界は、長い綿棒が品切れになるという前代未聞の状況に陥っていた。*

三月から五月にかけて、パンデミック中に望めるかぎりスムーズに事態は動いていた。ＳＣＡＮチームは協力者からサンプルを集め、ＣＯＶＩＤ感染の有無を本人に伝えて、感染者地図の作成に取りかかり、陽性のサンプルが確実に解読されるようにした。その期間にＳＣＡＮはキング郡で実施された検査のおよそ四分の一を担い、自治体職員はＳＣＡＮがつくった地図を手がかりに病気が最も流行している場所を把握できた。

その後、五月に連邦政府から突如として検査の中止を命じられる。チームはまた別の問題にぶち当たっていた。（医療従事者ではなく）一般市民が自分で採取したサンプルを検査するのが許されるか否かという問題である。その時点では、自分で採取したサンプルをだれが検査できるのかについて、連邦政府のルールはあいまいだった。それが明確化されると、ＳＣＡＮは厄介な状況に直面する。検査をするには連邦政府の承認が必要だというのだ。チームはすぐにほかの手段を模索しはじめた。

その二週間後、食品医薬品局（ＦＤＡ）が方針をまた変更する。仕事を監督する審査委員会の

＊新しい方法が採用されるまでには長い時間がかかった。これを書いている時点でも、親類たちからまだこんなふうにたずねられる。「どうして脳みそに綿棒を突っこまれなきゃならないんだ？　それはなくなったって、きみから聞いた気がするけど」。その理由は、検査が政府の規制当局に承認されるたびに綿棒も承認される必要があるからだ。ほかの検査で問題なく使われているものであっても同じである。

承認さえ得ていれば、参加者自身が集めたサンプルを研究者が検査してもよいとしたのだ。SCANは審査委員会の承認を得て、六月一〇日に検査を再開した。

その年の末までに、チームはいくつかの成果をあげた。四万六〇〇〇件近くのCOVID検査を処理し、そのほとんどが（ほぼ閉鎖されていた公共の場の出張所ではなく）自宅からオンラインで申し込んだ人だった。四〇〇〇近くのCOVIDゲノムを解読し、これはその年にワシントン州で解読された全ゲノムの半数をこえる。また、ボストンやサンフランシスコ・ベイエリアで同様の研究を立ちあげつつあったチームに助言もした。

これを書いている二〇二一年終わり近くの時点で、SCANはまだ活動をつづけている。またシアトル・インフルエンザ研究は、インフルエンザおよびその他二十数種類の病原体のデータを引きつづき集めている。ふたつのCOVIDサンプルの遺伝子が似ていることを発見し、その重要性に気づいた研究者トレヴァー・ベッドフォードは、COVID科学への革新的な貢献によっていまや広く知られている。ベッドフォードがつくったゲノム家系図は世界中で使われているし、彼は大衆向けのすぐれた情報発信者になり、疫学とゲノム科学の複雑な問題を数十万人のツイッターのフォロワーにわかりやすく説明している。

アメリカは、というより、検査と解読の体制が同じく寄せ集めでしか存在しないどの国も、シアトルのチームが学んだことをもとに、さらに多くのプロジェクトに資金を投じる必要がある。ひとつの教訓は、次の大きなアウトブレイクが来るずっと前に対応体制を立ちあげておかなければならないということであり、シアトル・インフルエンザ研究とSCANが試みたのがこれだった。政府は公的・民間部門の感染症専門家と仕事上の協力関係を築いておく必要がある。まったく新しい病原体が姿を現したときに迅速に検査を承認できるような規制にしておくことも求められる。アメリカの世界レベルの研究機関と民間の診断装置企業にはすばらしい才能があり、手を差し伸べられる力があるが、SCANチームが経験したさまざまな苦労を経ることなく、すみやかに対応に加わることができるようになっているべきだ。

これができる国は、態勢が整った状態で次の大きなアウトブレイクに立ち向かえる。HIVや結核と闘うなかで何十年も検査とゲノム解読に資金を投じてきた国、南アフリカが少なくともふたつの主要なCOVID変異株を最初に見つけたのは偶然ではない。

ゲノム解読の装置には、大きく役立つことが期待されるイノベーションがいくつか起こりつつある。たとえば、オックスフォード大学のスピンオフ、オックスフォード・ナノポアが開発した携帯型の遺伝子シーケンサーを使えば、設備の整った実験室はいらなくなる。強力なプロセッサを搭載しインターネットに接続されたコンピュータが必要だが、オーストラリアとスリランカの研究者がその問題の解消にも共同で取り組んでいる。シーケンサーから送られるデータを、普通のスマートフォンを使ってオフラインで処理できるアプリをつくったのだ。ある試験では、そのアプリとシーケンサーを組み合わせて使うことで、ふたりの患者のCOVIDゲノムをそれぞれ三〇分未満で解読できた。オックスフォード・ナノポアは現在、アフリカCDCやその他のパートナーとともに、同様の先進技術をアフリカ全体に展開しようとしている[16]。

また別の教訓もある。検査を用意し、人びとが登録できるウェブサイトをつくって、サンプルを処理するという、SCANやシアトル・インフルエンザ研究のようなプラットフォームを立ちあげるのは、困難の一部にすぎない。検査の結果がコミュニティの実際の人口構成を反映しているかは、まったく別の問題だ。だれもがウェブサイトを簡単に使えるわけではない。ことばの壁も妨げになる可能性がある。検査キットの需要が高まって供給が限られていたら、引きつづき働きに出なければならないエッセンシャル・ワーカーより自宅にいてウェブサイトを繰り返し確認できる人のほうが有利になる。こうしたギャップを埋めることがシアトルでは課題になっていて、同じようなことに取り組もうとしている人はそれを心にとめておくべきだ。技術の進歩を最大限に活用するには、コミュニティ全体から信頼された強力な公衆衛生システムが必要である。

超重要で超マイナーな仕事のリストをつくるとしたら、おそらく僕は「疾病モデラー」をほぼトップに挙げるだろう。少なくとも二〇二〇年以前ならそうしていた。COVIDがやってくると、何十年も目立たずにこつこつ働いていた人たちが否応なく注目を浴びた。疾病モデラーの仕事は予測であり、パンデミックの最中には、予測ほど記者が大好きなものはほかにない。

僕が経験した疾病モデリングのほとんどは、IHMEとの仕事と、シアトル・インフルエンザ研究に参加していた疾病モデリング研究所（IDM）との仕事でのものだ。しかし実際には世界中の研究者がほかにも何百ものモデルをつくっていて、異なるものが異なる種類の問いへの答えを出すのに役立つことがある。例をふたつ挙げよう。

ひとつは、南アフリカ疫学モデリング分析センター（南アフリカのステレンボッシュを拠点とする）のチームが二〇二一年終わりにおこなったオミクロン株についての仕事である。当時、研究者たちはすでにオミクロンを見つけてはいたが、重要な疑問のいくつかにはまだ答えられていなかった。「COVIDのそれ以前の株に感染したことのある人は、どれくらいの頻度でオミクロンに再感染するのか」という疑問もそのひとつである。感染症の患者を全国的に追跡するデータベースを使い、南アフリカのチームはその疑問への答えを見いだした。オミクロンはそれ以前の変異株より再感染させる力がはるかに強かったのだ。この仕事や同じチームのほかの仕事によって、オミクロンはすでに消えたほかの変異株とは異なり、上陸した場所ではどこでも急速に広がる可能性が高いことが示された。そして、まさにそのとおりの展開になる。

ほかのモデリング・チームもさまざまな疑問に取り組んだ。たとえばロンドン大学衛生熱帯医学大学院のグループは、マスクの着用やソーシャル・ディスタンスの確保など、感染速度を落とす手段の効果を定量化した。そして二〇二〇年には同グループのモデルが、低・中所得の国でウイルスがいかに広がるかをひときわ正確かつタイムリーに予測した（実のところ、いまはゲイツ財団の一部になっているIDMよりもすぐれた成果を出すことも多かった。それについては、IDMのチームが真っ先に語ってくれるだろう）。

パンデミックのパターンを予測しようとするとき、モデラーは何をするのか。それを理解するには、天気予報のことを考えるといい。気象学者のもとには、今晩あるいは翌朝に雨が降るか否かをかなり正確に予測できるモデルがある（冬のシアトルでは、答えは「イエス」に決まっている）。そのモデルは一〇日後のことになるとそれほど正確でなく、六カ月先や九カ月先に正確に何が起こるかはわからない。* 変異する病気のモデリングもこれと少し似ていて、完璧な科学になることはないが、やがて天気予報よりも正確になるだろう。**

モデラーがやろうとするのは、ようするに利用できるデータすべてを分析することだ。本章で説明した情報源に加えて、携帯電話のデータやグーグルの検索データなどほかの多くの情報源もである。この分析はふたつの目的のためにおこなう。ひとつは過去の出来事の原因を突きとめるためで、もうひとつは、情報をもとにこの先起こる可能性があることを推測するためである。人口のわずか〇・二パーセントがCOVIDに感染しただけで、病院がたちまち患者でいっぱいになると早い時期に示したのもコンピュータ・モデリングだった。

疾病モデリングは、公衆衛生を研究する人にはさらに幅広く役に立つ。すべての想定とデータを目の前に広げることを強いられ、何がわかっていて何がわかっていないのか、どれほど確実なのかがはっきりする。それに、病気とそれへの対応のどの側面が将来的に最大の影響を及ぼす可能性があるのか調べられるようにもなる。たとえば、ほかの人に先がけて高リスクの人にワクチン接種をしたら、どんな恩恵があるのか。一〇倍の感染力がある変異株が現れたら、さらにどれだけの感染者、入院患者、死者が出ると予測されるのか。一定の割合の人がマスクを着用したら、どれほど役に立つのか。

モデリングについて僕がＣＯＶＩＤで得たおもな教訓のひとつは、モデルはすべてよいデータに大きく依存し、そのデータを手に入れるのが非常にむずかしいということである。検査は何件おこなわれているのか。何人に陽性反応が出たのか。そうした情報を把握するにあたって、疾病モデラーはあらゆる困難に直面した。アメリカの一部の州は、場所や人口統計上の属性によって感染者数を分類していなかった。ときには連休のあいだ報告が止まり、連休明けの初日に未報告の感染者数がまとめて提出されて、モデラーは実際に何があったのか推測せざるをえないこともあった。

また、モデラーによる最新の研究結果を伝える報道では、重要なニュアンスや補足説明が省かれることが多いのも気になった。二〇二〇年三月、インペリアル・カレッジ・ロンドンの高名な疫学者、ニール・ファーガソンが、パンデミックのあいだにＣＯＶＩＤによる死者はイギリスで五〇万人をこえ、アメリカでは二〇〇万人をこえると予測した[17]。これはメディアでかなりの波紋

＊ただし地球の気温が上がっていき、行動しなければ悲惨な結果につながることは確実にわかっている。

＊＊ＩＨＭＥはあまりにも楽観的な予測をし、その予測が不確実であることを強調していなかったとして、パンデミックの初期に批判された。しかしよい科学的組織がつねにそうするように、フィードバックに耳を傾けて仕事の改善に取り組んでいる。

を呼んだが、ファーガソンが非常にはっきり示していた重要な点に触れた記者はほとんどいなかった。あらゆる見出しを飾ったファーガソンのシナリオでは、人びとが行動を変えないこと、たとえばマスクも着けないし外出もひかえないことが想定されていたが、もちろん実際にはそんなことにはならない。ファーガソンが望んでいたのは、これがいかに危険かを示し、マスクやその他の介入が大切だと示すことであって、みんなをパニックに陥れることではなかった。

次に疾病モデラーの予測を耳にするときには、ふたつのことを心にとめておいてほしい。ひとつは、すべての変異株は異なり、数週間分のデータが入手できるまで、その一つひとつの威力は予測できないこと。もうひとつは、すべてのモデルには限界があり、耳にする報道は重要な補足説明を省いている可能性があること。たとえば、不確かさのレベルはかなり高い。マイケル・ファミュレアの推測を思いだしてほしい。ワシントン州の感染者は五七〇人、九〇パーセントの確率で八〇人から一五〇〇人のあいだとしていた。可能性のある範囲を省略した報道はすべて、かなり重要ななんらかのコンテクストを省いている。

最後に、疾病モデルの作成に携わる人はみな、自分の仕事がどのように使用されるのかを考え、誤解や誤用の可能性を減らすために明確に情報を伝えるべきだ。疾病モデリングにはつとめて謙虚に取り組む必要があり、四週間より先のことまで予想する場合にはなおのことである。

本章で取りあげたことをすべてまとめると、パンデミック予防に必要な疾病監視のはっきりした行動計画が浮かびあがってくると思う。

第一のステップは、病気の発見・報告と治療を可能にする強力な保健制度のあらゆる要素に資金を投じることだ。これは保健制度が資金不足にあえいでいることの多い低・中所得の国にとりわけ当てはまる。医師と疫学者に必要なツールや訓練が提供されていなければ、あるいは国の保健機関に力がなかったり、そもそもそれが存在しなかったりしたら、今後もアウトブレイクが次々と起こるだろう。すべての国のすべてのコミュニティが七日以内にアウトブレイクを発見し、その後一日以内にそれを報告して調査に着手し、さらに一週間以内に効果的な対策を講じられるようになっている必要がある。この基準が、保健制度にかかわる人すべての目指す目標となり、前進を測定する手段になる。

第二のステップが、大人と子どもの死因を理解する取り組みを広げることだ。この仕事には二重の恩恵がある。健康と病気について新しい知見を得られるとともに、現れつつある脅威を知るさらなる手段にもなるのだ。

第三に、立ち向かう敵のことを知る必要がある。したがって政府と資金提供者は、短期間で大人数を検査する革新的な手段、とりわけ低・中所得の国で使うことができて大量処理が可能な低コストの検査を支援すべきだ。新しい検査は、プライバシーを保護したうえで結果を患者と結びつけられるようになっているべきであり、そうすることでデータを個人のケアと公衆衛生上の措置の両方に役立てることができる。遺伝子解読を劇的に拡大する必要もある。それに加えて、ウイルスが動物のなかでどう進化するのかについて研究をつづけ、人間にうつる可能性があるのはどれか、もっと詳しく知る必要もある。なにしろ、直近の予期せぬアウトブレイク三〇件のうち、四分の三に（人間以外の）動物が関与しているのだ。そして大きなアウトブレイクが起こり、検査用品が不足しそうなときには、病気の広がりを示した地図を参考に優先すべき人を決め、感染の可能性が最も高い人が検査を受けられるようにすべきだ。

最後に、コンピュータ・モデリングの将来性に資金を投じる必要がある。ＣＯＶＩＤの最中に生みだされた分析は非常に役立ったが、改善の余地もある。さらなるデータ、さらに正確なデータ、モデルへの不断のフィードバックがあれば、僕らはみんなもっと安全に暮らせるようになるはずだ。

第４章　人びとがすぐに自分を守れるよう手助けする

　最近は人と会うとき、どうしたものかと迷う。こぶしでグータッチすべきか、握手すべきか、にっこり笑って手を振るだけにしておくべきか。関係性によっては、特に何カ月も会っていなかった場合には、握手とハグを両方したいかもしれない（一一四ページ図）。

　もちろん、〝こんにちは〟と〝さようなら〟にうまく対処するのは、ＣＯＶＩＤによって厄介になった数多くのやりとりのひとつにすぎない。感染者と接触したら家にこもるべきか。いつだれがマスクを着けるべきか。パーティーをひらいてもかまわないか。それは屋内でもいいのか、それとも屋外にすべきか。そこでは互いにどれだけ距離をとるべきか。もっと頻繁に手を洗うべきか。大勢の人が集まる催しや公共交通機関はどうするのか。そのままつづけるべきか。学校、オフィス、店はひらいていていいのか。

　個人で決められないものもなかにはあるが、多くは自分で判断できる。パンデミックの最中、

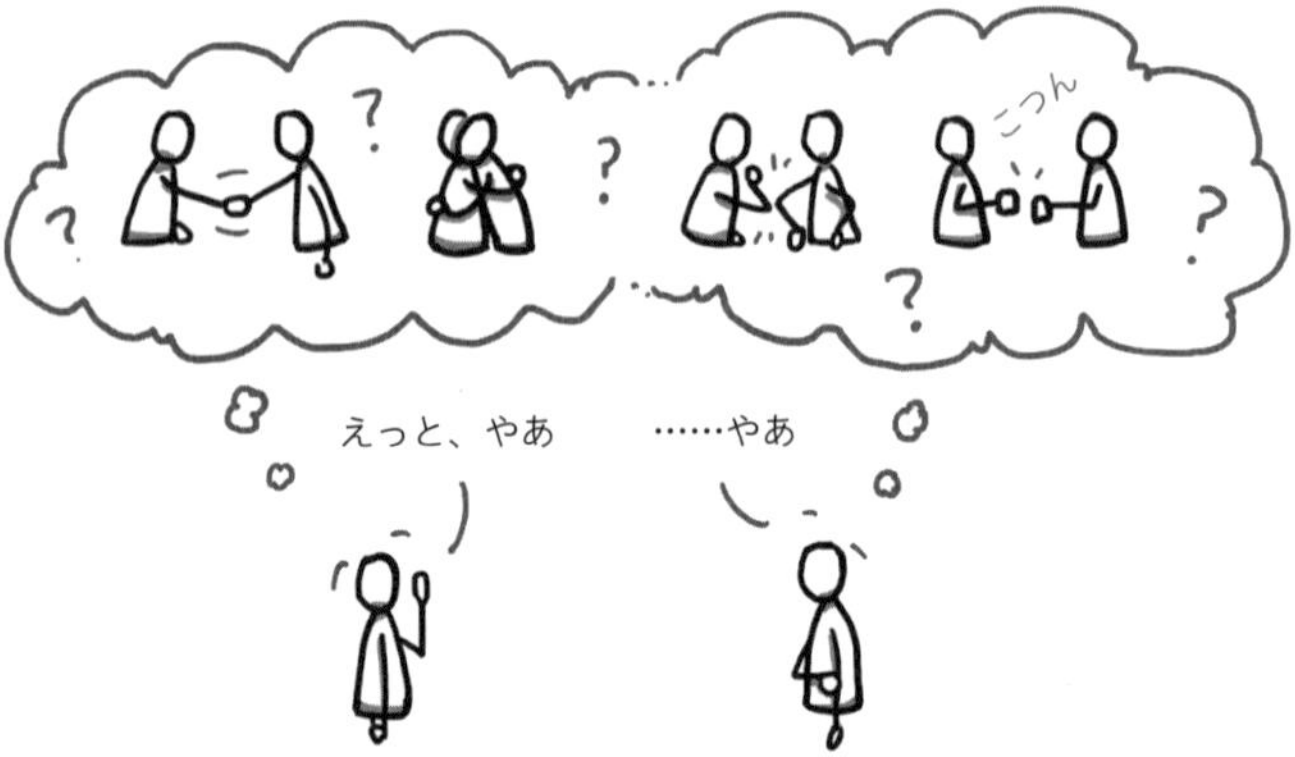

あいさつの不安

選択肢がいつになく限られているように思えるときには、選択をできると力を得た気分になれる。治療薬やワクチンを開発する科学者の手助けはできなくても、マスクを着けたり、体調が悪ければ家から出ないようにしたり、大きなパーティーを延期したりはできる。

残念ながら、とりわけアメリカなど一部の地域では、自分自身と家族を守る選択に抵抗を示す人がいた。そうした判断には賛成できないが、とても多くの人がしているように、その人たちにただ「反科学」のレッテルを貼っても、なんの役にも立たないとも思う。

ユーラ・ビスは『子どもができて考えた、ワクチンと命のこと。』（矢野真千子訳、柏書房）でワクチン忌避の問題を取りあげているが、そこでの議論は、公衆衛生上のその他の措置にいま向けられている憤りを理解するのにも役立つと思う[1]。

科学への不信感はひとつの要因にすぎないとビスは言い、その不信感は、不安や疑いを呼ぶほかの要因によっていっそう高まっているという。製薬会社、大きな政府、エリート、医学界、男性の権威などだ。将来実現するかもしれない目に見えない恩恵だけでは、だれかが自分たちをだまそうとしているという不安を乗りこえられない人もいる。いまのように政治的な対立が激しい時代には、この問題はいっそう深刻だ。

ＣＯＶＩＤに最初に襲われたとき、さまざまな措置の費用対効果についてエビデンスがじゅうぶんになかったことも事態を悪化させた。店や学校の閉鎖といった痛みをともなう措置をとるよう説くのは、とりわけむずかしかった。そうした手段の多くは、一九一八年のパンデミックのとき以来、広い範囲で使われたことがなかったし、そのコストは予想でき、考えてみた人ならだれでもすぐにわかったが、その正確な恩恵は、特に新しい病原体に対処していることをふまえるとはっきりしなかった。

こうした措置は広く「非医薬品介入（nonpharmaceutical intervention）」、すなわちＮＰＩと呼ばれる。そのひとつの問題は、管理された環境のもとで効果を評価するのがかなりむずかしいものが多いことだ。薬とワクチンの試験には費用と時間がかかるが（これについてはあとの章で説明する）、試験をおこなえば実験で薬とワクチンの有効性を確かめられる。一方、費用対効果を測るだけのために街の学校と店をすべて閉鎖して実験することはない。

二年間にわたって現実世界でＮＰＩの調査をしたいま、少なくともＣＯＶＩＤに関しては、そ

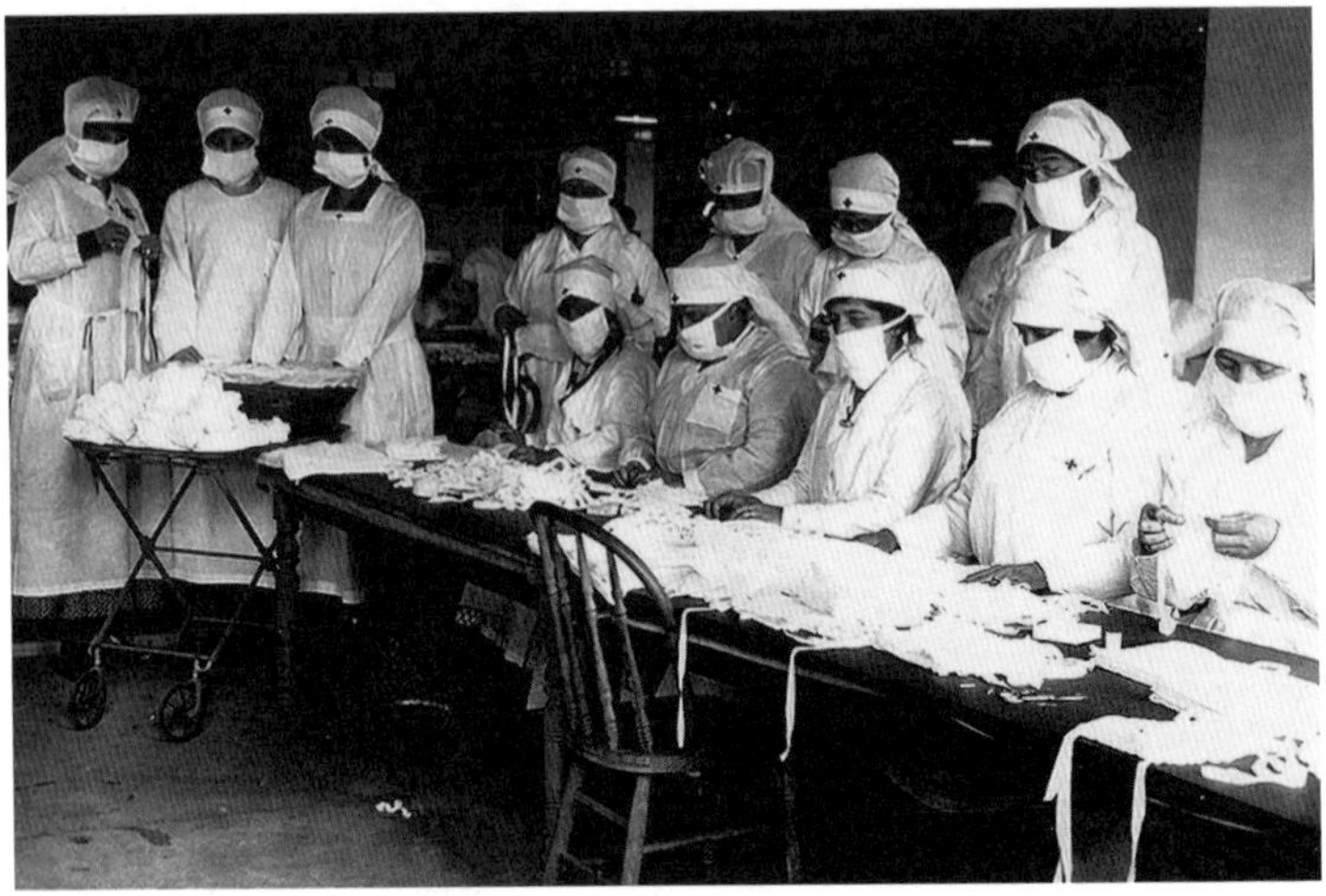

1918年のパンデミックの最中、インフルエンザの感染拡大を防ぐためにガーゼでマスクをつくるマサチューセッツ州ボストンの赤十字ボランティア。(2)

の有効性についてかなりのことがわかっている。パンデミックによって、実験では得られない現実世界での学びを得たのだ。市、郡、州、省、連邦、ほぼすべてのレベルの政府で職員がデータを確認し、何がうまくいっているかを把握して、何千人もの研究者がさまざまなNPIの効果を調査し記録してきた。こうした取り組みによって、この分野についての理解が劇的に高まったのだ。似たような特徴をもつ都市や国の政策のちがいを見ることで、研究者は過去にはできなかったかたちで個々のNPIの効果を特定できるようになった。

これはいい知らせだ。NPIはアウトブレイク初期の最重要ツールだからである。（マスクを供給できるとして）マスクの着用義務を課したり、大きな公共イベントを中止するタイミングを考えたり、レストランで人数制限を課したりするのに時間をかけて実験をする必要はない（ただし、食い止めようとしている病原体にふさわしいＮＰＩを展開する必要はある）。

こうした介入は、感染者を特定することなく感染拡大を抑えるのに使われる。つまり感染が広がる速度を落とし、病院が患者でいっぱいにならないようにするわけだ。早い時期にアウトブレイクに気づけば、感染者をほぼ全員見つけることができ、すべての接触者を検査できる。これがとりわけ重要なのは、よく知られているように、症状がないのに病原体をもっている人を見つけるのがむずかしいからだ。ＮＰＩは、症状がない人もある人もＣＯＶＩＤを広げないよう防ぐのに役立つ。

ＮＰＩはマイナス面がない解決策だと言いたいわけではない。マスクの着用など、たいていの人には不都合がほとんどないものもあるとはいえ（めがねをかけている僕らはレンズが曇るが）、店を閉めたり公共の場での大規模な集まりを中止したり、大きな手間がかかって社会に甚大な影響を与えるものもある。しかしそれらはすぐに実施できて、いまは前よりうまくやる方法がわかっている。

この二年間で得られたひときわ大きな知見をおさらいしておこう。

「過剰反応していると思ったら、おそらく正しいことをしている」

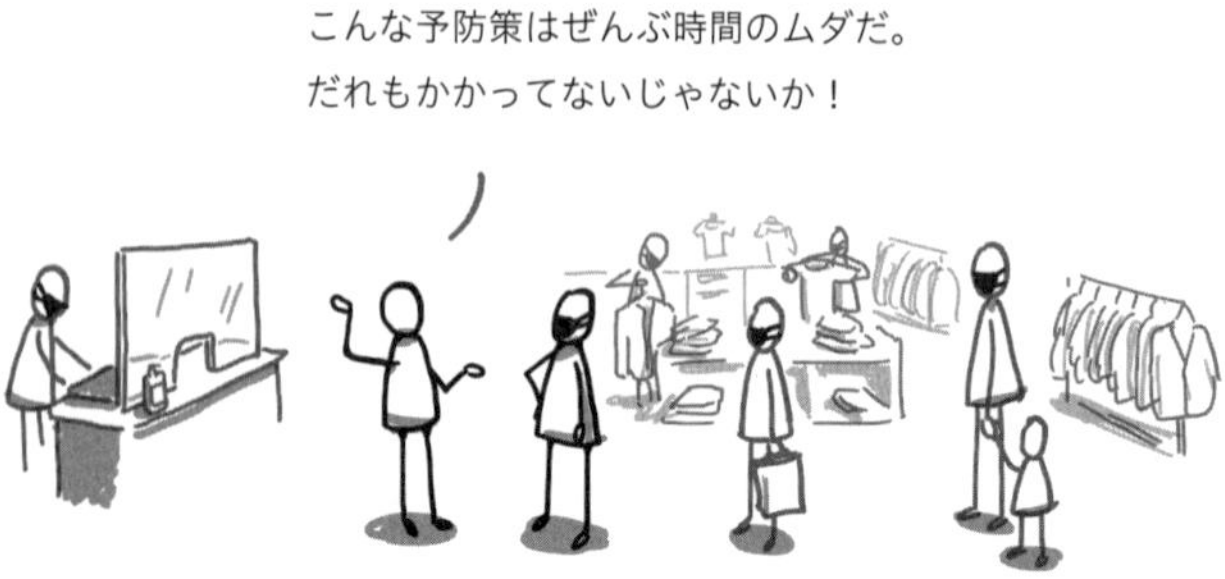
こんな予防策はぜんぶ時間のムダだ。
だれもかかってないじゃないか！

NPIの皮肉

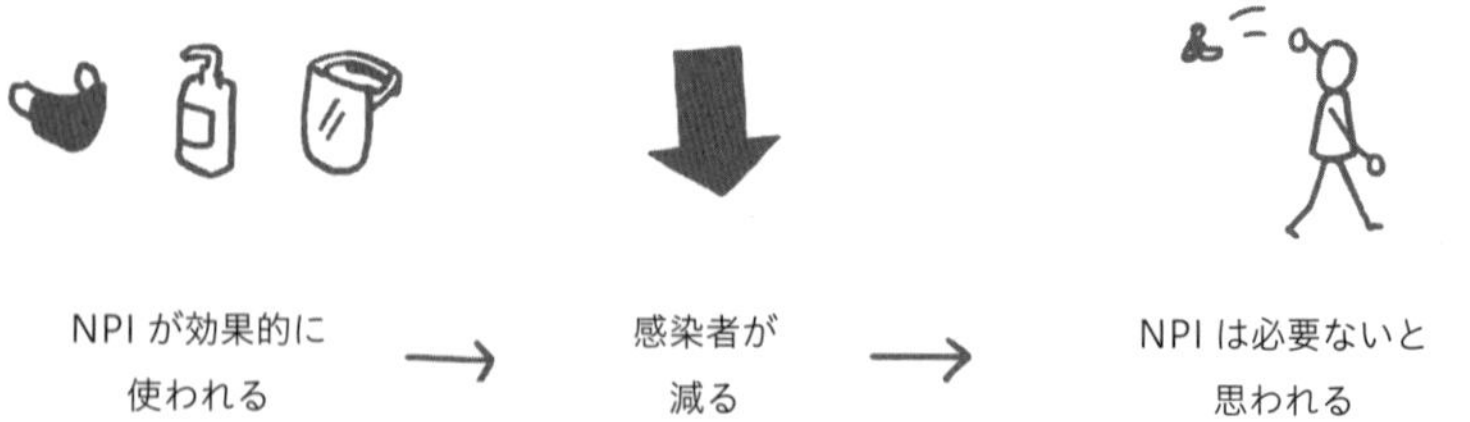

これはトニー・ファウチのことばで、僕もそう思う。ＮＰＩの皮肉は、うまくいけばいくほど、それを実行した人が批判されやすくなることだ。都市や州が早い時期にＮＰＩを採用し、感染者数が低い水準にとどまっていたら、そんな措置は必要なかったと批判者は主張しやすい。

たとえば二〇二〇年三月、感染拡大を抑えるために、セントルイス市とセントルイス郡の職員が屋内退避命令などいくつかの手段を講じた。その結果、セントルイスでは最初のアウトブレイクがアメリカのほかの多くの都市ほど深刻にならず、そのような措置をとったのは過剰反応だったと言う人もいた。しかしある研究によると、同市および郡の政府がまったく同じ介入を二週間遅れて実施していたら、死者の数は七倍になっていたと考えられる。国内最大級の打撃を受けた地域と同じくらいの被害がセントルイスでも出ていたはずだ。

セントルイスが先頭に立ったのは、今回が初めてではない。一世紀前にもほぼ同じことがあった。一九一八年のパンデミックのとき、最初のインフルエンザ患者が見つかった直後に市は学校を閉鎖し、公共の場での集まりを禁止して、ソーシャル・ディスタンス確保の措置を講じた。他方でフィラデルフィアは、そうしたことにすぐに取り組まなかった。最初の患者が見つかったあとも二週間は、市全体でのパレードなど公共の場での大規模な集まりを許していたのだ。

その結果、フィラデルフィアの死亡率は、ピーク時にはセントルイスの八倍をこえた。のちにさまざまな研究によって、全国的に同じパターンが見られたことが判明する。早い時期にさまざまな措置を講じた都市の死亡率は、すぐに取り組まなかった都市の半分だった。

都市ではなく国を比べても同じような結果が出る。ＣＯＶＩＤ第一波のとき、デンマークとノルウェーは早い時期に（それぞれの国で入院患者が三〇人未満だったときに）厳しいロックダウンを実施したが、隣国スウェーデンは命令よりも勧告に頼り、レストラン、バー、ジムの営業をつづけさせて、物理的距離の確保も促すだけで義務づけはしなかった。ある研究によると、デンマークとノルウェーが厳しいロックダウンを課さずにスウェーデンの例にならっていたら、第一波のときにデンマークでは実際の三倍、ノルウェーでは九倍の死者が出ていたと思われる。(3) また別の研究では、アメリカを含む六つの大きな国で実施されたＮＰＩによって、二〇二〇年の最初の数カ月だけで五億人近くのＣＯＶＩＤ感染を防ぐことができたと推測している[4]。

最初の段階では、トニー・ファウチが言うように過剰反応しているかのように思われるくらいのほうがいい。また、どのＮＰＩも早く緩和しすぎないように注意しなければならない。大人数の集まりの制限など、最も有効な公的措置を緩めたら、感染者数は（ほかの条件がすべて同じなら）また増加する傾向にある。こうした措置を早い時期に緩和するのが問題なのは、専門家が「免疫ナイーブ」と呼ぶ人がたくさんいるからだ。問題のウイルスにさらされたことがなく、感染しやすい人のことである。細菌性疾患から回復しはじめても抗生物質の服用をつづけるのが大切なのと同じで、感染から人を守り、仮に体調を崩しても入院せずにすませられる医療ツールが開発されるまで、場合によっては一部のＮＰＩをつづける必要がある。あるいは最低でも韓国のように多くの人を検査し、陽性者や感染が疑われる人を隔離して感染を劇的に減らせるまでつづけなければならない。

それにすべての過剰反応（や過剰反応と思われるもの）が同等なわけではない。たとえば、国境閉鎖によって一部の地域ではＣＯＶＩＤが広がる速度が実際に落ちた。けれども、国境閉鎖はきわめて慎重に振りおろさなければならないハンマーだ。貿易と観光を妨げることで国の経済を大幅に落ちこませるおそれがあり、病気そのものよりも対応策のほうが悪影響を及ぼしかねない。これは国境管理を実施するのが遅すぎたときにとりわけ当てはまり、実際、遅すぎることが多い。

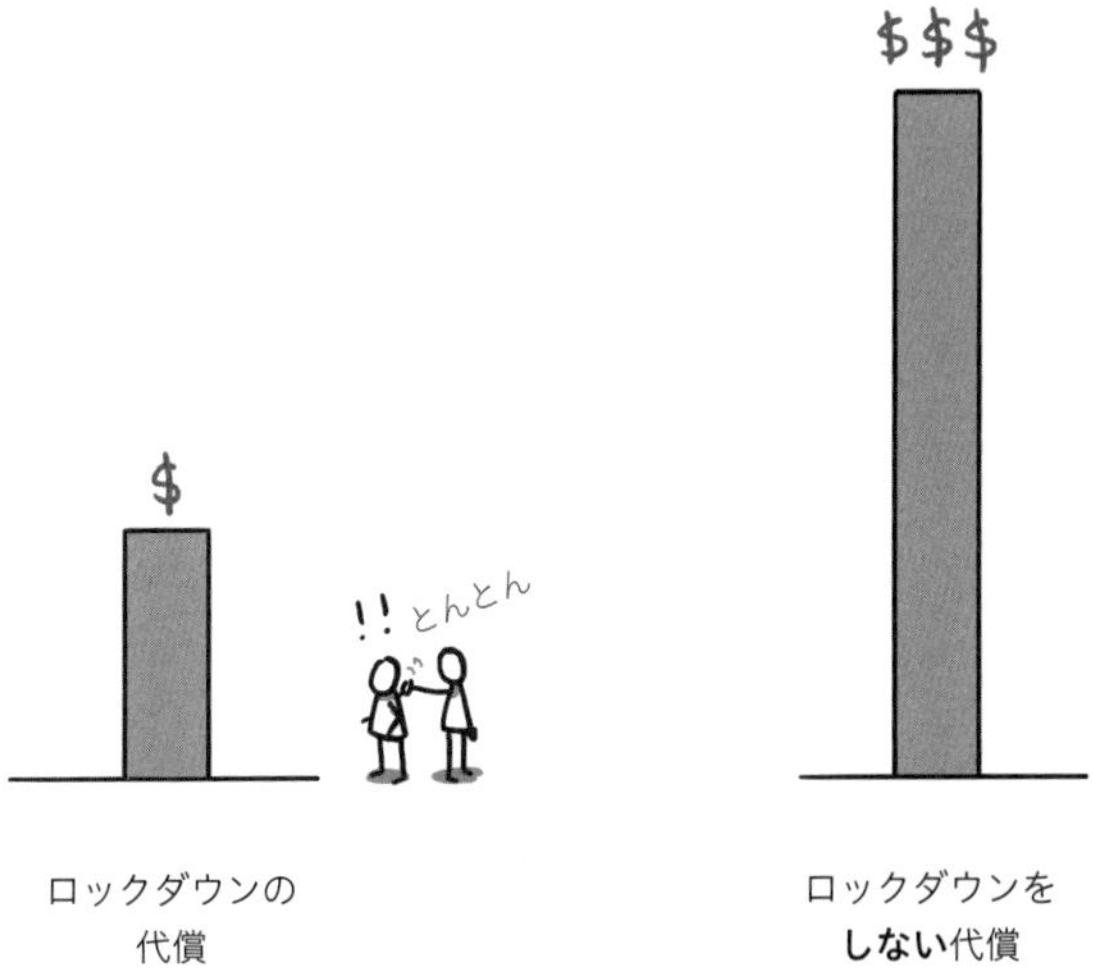

それに国境閉鎖は、アウトブレイクを早期に報告しようとする意欲をくじく。たとえば南アフリカは、オミクロン株を発見したときに渡航禁止の対象になった。オミクロン株が広がっていたほかの国のなかには、そうした扱いを受けていなかったところもあるにもかかわらずだ。

ロックダウンは公衆衛生に明らかにプラスになるが、低所得国では犠牲を払ってまで実施する価値があるか必ずしもわからない。そうした場所で経済の一部を閉鎖すると、深刻な飢餓につながったり、極度の貧困に人びとが追いやられたり、ほかの原因による死者が増えたりしかねない。低所得国の多くの人に当てはまるように、屋外でずっと働く一〇代の若者は、家族のためにじゅうぶんな食べ物を確保できなくなる可能性のほうがＣＯＶＩＤよりも恐ろしく感じるだろう。本章のあとのほうで説明するように、同じような現象は比較的豊かな国でも見られる。低所得の人たちはロックダウンに従えない可能性がほかより高く、COVIDの影響を受けやすい。

いま振り返ってわかるのは、少なくともCOVIDのピーク時には、ロックダウンしない代償のほうが多くの場所で高くついたであろうことだ。店や会社を閉めたことで経済は停滞したが、ウイルスが飛び交うのを許し、さらに何百万もの死者が出ていたら、もっと悪化していた可能性もある。ロックダウンのおかげで命が救われ、経済回復に早く着手できるのだ。

将来は長期間、学校を閉鎖しなくてよくなるかもしれない

COVIDの時代にワクチンと同じぐらい議論されている問題がひとつあるとしたら、それは学校を閉鎖するか否かだろう。

二〇二〇年三月から二〇二一年六月までのあいだに、世界のほぼすべての国がCOVIDを理由にどこかの時点で学校を閉鎖した。[5] ピークは二〇二〇年四月で、世界の学校のほぼ九五パーセントが扉を閉ざした。翌年六月までに、一〇パーセントを除くすべての学校が少なくとも一部は授業を再開している。

学校の閉鎖を支持する主張には説得力がある。学校は子どもたちが絶えず触れあう場であり、普通の風邪やインフルエンザの温床としてすでに知られている。ほかの病原体でも同じではないのか？　教師や職員には自身の命を危険にさらす義務はないが、COVIDのようなパンデミッ

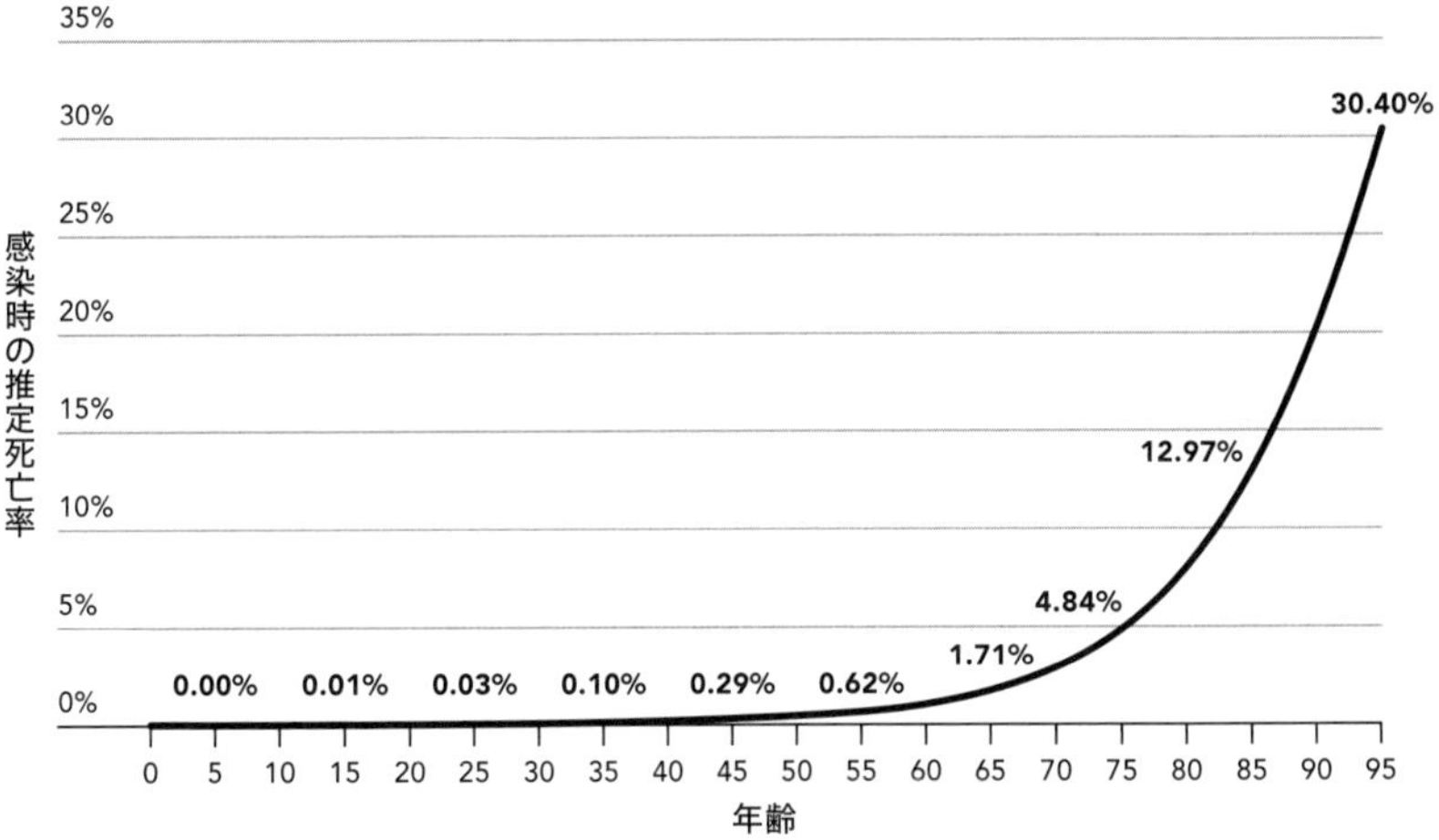

COVID は高齢者にとってはるかに深刻である　このグラフは 2020 年に COVID に感染して死亡した人の推定割合を示している。高齢者のところで曲線が急上昇しているのがわかる（出典：IHME）。[6]

クの最中にワクチンなしで対面授業をしなければならないのなら、年配の教職員にとってはまさに命がけだ。この特定のウイルスの場合、年齢が上がるほど重症化や死亡のリスクが高まる。ワクチンやその他のツールの分配を考える際にはこれを念頭に置いておく必要があり、この点についてはあとで立ち戻りたい。

　他方で学校を閉鎖すると生徒・児童の勉強が遅れ、豊かな子と貧しい子のあいだにはすでに大きな学力格差があるのに、それがさらに広がる。国連の推定では、COVIDによって生徒・児童は教師との時間を大幅に奪われ、一億人が最低限の基本スキルを習得できていなくて、補習をして追いつけるよう手助けするのに何年もかかる。[7] アメリカでは黒人とラテンアメリカ系の小学三年生は、教室の勉強で白人とアジア系アメリカ人の児童の二倍遅れている。(8)それにリモート授業に移行することで、白人児童には算数で一〜三カ月の遅れが生じているが、非白人の児童の場合、遅れは三〜五カ月に及ぶ。

パンデミックによって、リモート教育にかんする最大の思いこみのひとつが正しくないことも明らかになった。教室授業の代わりとして、それを低学年の子どもたちに使えるという考えだ。僕はオンライン学習の大ファンだが、それは生徒・児童と教師が対面でともにする学習を補完するものだとずっと思っていて、その代わりになるものだとは考えていない（アメリカではたいてい〝リモート学習〟と〝オンライン学習〟を同じ意味で使うが、ほかの多くの国では、オンラインのほかにラジオ、テレビ、電子書籍でも授業が提供された）。

リモート授業を開発する訓練を受けた教師はほとんどいないが、オンラインのツールキットやカリキュラムが改良されるにつれて、やがて状況は変わるだろう。ただ、いまでもインターネットにアクセスできない人は多い。南アジアでは自宅にとどまることを強いられた生徒・児童の三分の一以上がリモート学習を実施できなかった。それにアクセスできた生徒・児童の多くにとっても、あまり魅力的な体験にはならなかった。つまりオンライン学習は、そもそも合格できない試験を受けていたようなものだったわけだ。とはいえ、適切に活用されたらその未来は明るいと僕はいまでも思っていて、それについては「おわりに」でさらに述べたい。

学校が閉鎖されると、マイナスの影響が出るのは学業だけではない。子どもがいきなり仕事時間中に家にいるようになると、親は子どもの面倒を見てくれる人を探すのに奔走しなければならない。アメリカでも世界中でも、無数の子どもが学校に頼って無料か割引価格で食事をしている。子どもは学校で仲間との交わり方を学び、運動し、メンタルヘルスの支援を受けられる。

不幸なことに学校閉鎖をめぐる論争は、誤解を招くものだったとのちに判明する初期のデータによって混乱をきたしていた。子どもにはCOVID感染者が少なく、学校ではあまり感染していないことがノルウェーでの研究で示されていたので、子どもは大人よりも感染しにくいという結論を（僕を含む）多くの人が出した。それが学校を閉鎖しない根拠になると僕は考えていた。

しかしそれはまちがっていた。二〇二一年三月末までのアメリカでは、子どもの感染率と発症率は一八～四九歳の大人と同等で、さらにいうなら五五歳以上の大人より高かった[9]。おそらく当初の見方には、多くの学校が閉鎖されていたことが影響していた。子どもは感染しにくかったのではなく、感染する機会が少なかっただけなのだ。それに感染した場合も、症状が現れることがはるかに少なかったり、体調をさほど崩さなかったりして、親が検査を受けさせていなかった。この問題は大規模な検査によって是正できたはずだ。

それを考慮に入れても、結局のところ将来的には学校を長く閉鎖する必要はなくなるだろう。すべての人に届くワクチンを六カ月以内につくるという目標を達成できればなおのことだ。ワクチン接種ができるようになったら、教師は最優先に近い順位でそれを受けられるようにすべきだ（COVIDワクチンが最初に出たとき、多くの国がそうしたように）。COVIDのように高齢者にとってははるかに深刻な病気の場合には、比較的若い教師と、高齢の教師や高齢者と同居する教師をおそらく区別したほうがいいだろう（五〇歳未満の人は年齢に関係するリスクが大幅に減るのを思いだしてほしい）。そのあいだ多くの学校は、マスク、距離の確保、頻繁な換気といったさまざまな予防策を同時に使うことで授業をつづけられるはずだ。ある研究の結果によると、ドイツでは授業を再開しても感染者数が増えなかったのに、アメリカでは増えた。[10] その論文の執筆者たちは、ドイツの感染軽減対策のほうがアメリカのものより有効だったのではという仮説を示している。

長期の学校閉鎖は必要なくなるという考えに、ひとつ補足をさせてもらいたい。これが当てはまるのは、次のアウトブレイクがＣＯＶＩＤのような特徴のものだった場合、とりわけ子どもが重症に陥ることがめったにない場合である。前と同じ戦い方をしてやられないように気をつけなければならない。将来の病原体がＣＯＶＩＤとは明らかに異なるもので、たとえば子どもへの影響がずっと深刻だったら、リスク便益の計算法は変わるかもしれず、学校を閉鎖するのが賢明になるかもしれない。柔軟な姿勢を保ち、いつもと同じくデータに注視する必要がある。

他方で、介護つき老人ホームをロックダウンしたのは明らかに正しかったと僕は思っている。このウイルスは高齢者にはるかに致命的なので、そうすることで多くの命が救われた。部屋に閉じこめられた入居者みんなにとって、またその最愛の人たちにとって、こうしたロックダウンがどれだけつらくさみしいことだったかを承知のうえで、それでもやはりそう思う。閉ざした窓や電話ごしに死にゆく親や祖父母にさよならを言わなければならなかった家族の話を聞くと、胸がはり裂けそうになった。僕の父は二〇二〇年九月にアルツハイマー病で亡くなったが、最後の日々を自宅で家族に囲まれて過ごせたのはとても幸運だった。

こうした隔離によって生じた人間の苦しみは文字どおり計り知れない。じかに別れを告げられない悲しみを数字で表すことなどできはしない。しかしこの方針によってとても多くの命が救われたので、必要な状況になったらまた採用する価値がある。

ある場所でうまくいっても、ほかではうまくいかないかもしれない

世界のどこにいても、マスクには同じように守ってもらえる。残念ながら、ほかの多くのNPIはそれほど万能ではない。その有効性は、いつ使うかだけでなく、どこで使うかにも大きく左右される。

その好例がロックダウンだ。ロックダウンによって感染の広がりが抑えられ、厳しい措置のほうが緩い措置より感染減につながるというはっきりしたエビデンスがある。しかしどこでも同じように効果を発揮するわけではない。ロックダウンに従って、ひとつの場所にとどまっていられる人ばかりではないからだ。

実はそのちがいは数量化できる。ある独創的な研究では、アメリカ全国から集めた匿名の携帯電話データを使って、さまざまな地域で暮らす人びとがどれだけ自宅にとどまっていたかを測定

した[11]（みなさんの携帯電話は、位置を確認するサービスに定期的にアクセスしている）。二〇二〇年一月から三月のあいだには、アメリカで最も豊かな地域で暮らす人は最もよく移動し、自宅の外で最も多くの時間を過ごしていて、最低所得水準の地域で暮らす人は最も移動が少なかった。

しかし、三月にアメリカ各地でロックダウンがはじまると、状況は逆転する。豊かな地域で暮らす人は最も移動しなくなり、ひときわ貧しい地域の人が最もよく移動するようになったのだ。なぜか。貧しい人は自宅でできる仕事をしている可能性が低く、食料品の配達サービスを使える人もずっと少なかったからだ。

同様の変化は人口密度の面でも生じた。ロックダウン前には、人口密度のひときわ高いコミュニティは感染率が最も高かった。ロックダウン後は、そうした地域は感染率が最も低くなり、さほど人口密度の高くない地域では感染率があまり低下しなかった。もちろんこれは理にかなっている。そもそも混みあった場所で暮らしたり働いたりしていなかったら、家にとどまるように言ったところで、感染にさほど影響しないのは当然だろう。

国によるちがいや国内でのちがいについて、研究者はほかにもさまざまな結論を出してきた。接触者追跡は、すぐれたシステムがあって、一人ひとりの接触者について報告とデータ処理がうまくできる場所では大きな効果を発揮するが、感染者数が増えるとずっとむずかしくなる。ソーシャル・ディスタンスの確保とロックダウンは、貧しい国より豊かな国でのほうがうまく機能する。その理由の多くは、アメリカ国内で貧しい場所より豊かな場所のほうがうまくいくのと同じだ。ロックダウンが裏目に出かねない国もある。病気は（たとえば都市の仕事場から故郷に戻るというように）移動する人によって広がるからだ。疾病負荷が軽いところでは、ロックダウンは必要ないかもしれない。また、住民が国の問題にあまり口を挟めず、ロックダウンなどの命令を政府が厳しく守らせることができる国でより効果を発揮する。

このすべてからわかるように、どこでも同じだけうまくいくＮＰＩの理想的な組み合わせがひとつあるわけではない。コンテクストが重要で、安全対策は使用する場所に合わせて調整する必要がある。

少なくともしばらくのあいだ、インフルエンザがほぼ姿を消した

二〇二〇年秋、インフルエンザの流行期が迫るにつれて、僕は不安を覚えはじめた。毎年、インフルエンザのせいでアメリカで数万人、世界で数十万人が亡くなっていて、そのほぼすべてが高齢者だ。*(12) 入院する人はさらに多い。ＣＯＶＩＤによって地球上のほぼすべての医療制度が圧倒

＊毎年、インフルエンザによって体調を崩す人と死亡する人の推定数は大きく異なる。特に死亡者数は、おそらく実際より少なく数えられている。インフルエンザによる死亡がすべてＣＤＣのような感染症センターに報告されるわけではなく、インフルエンザのような症状は死亡証明書に記されないこともあるからだ。

されているか、少なくとも厳しい試練にさらされているとき、インフルエンザが大流行したら悲惨な状況に陥りかねない。

けれどもその年、インフルエンザが大流行することはなかった。それどころか、そもそもインフルエンザの流行期がほとんどなかった。二〇一九～二〇年の流行期と二〇二〇～二一年の流行期を比べると、感染者は九九パーセントも減ったのだ。二〇二一年終わりの時点で、B型（山形系統）として知られる特定の種類のインフルエンザは、二〇二〇年四月以降、世界のどこでも見つかっていない。ほかの呼吸器系ウイルスも劇的に減った。

この本をみなさんが読むときには、もちろん状況は変わっているかもしれない。インフルエンザ株は長いあいだ姿を消し、その後なんの説明もなくいきなりまた姿を現すのが普通だ。しかし、この状態がどれだけつづくにせよ、全般に感染者が激減したのはまちがいなく、その理由もわかっている。人びとがもとからもっていた免疫および受けていた予防接種と組み合わせられることで、ＮＰＩがインフルエンザの感染抑制に劇的な効果を発揮したのだ。

これはすばらしいニュースだ。二〇二〇～二一年にインフルエンザとＣＯＶＩＤの悲惨な二重《ツイン》流行《デミック》が起こらなかったから、というだけではない。将来ひどいインフルエンザのアウトブレイクがあった場合、それがパンデミックにならないようにＮＰＩを使って抑えることも期待できるからだ。非常に感染力が強く、いくら努力してもワクチンをアップデートしないかぎり抑えられないインフルエンザが登場する可能性もあるが、いま知られている普通の株にＮＰＩが有効だというエビデンスがさらに得られたのは心強い。それに、ワクチンと組み合わせることで、NPIがやがてインフルエンザのすべての株を根絶するのに役立つという確かなエビデンスがいまはある。

接触者追跡を使ってスーパースプレッダーを見つける

暮らしている国によっては、COVID検査で陽性反応が出たら電話がかかってきて、接触した可能性のあるすべての人についてたずねられたかもしれない。おそらく最初に体調が悪くなりはじめる前の（体調が悪くなっていたらの話だが）四八時間にとりわけ的を絞って話を聞かれたはずだ。このプロセスは接触者追跡と呼ばれる。

世界中の多くの人には、COVIDのときに初めて耳にした新しいものだと感じられただろうが、実のところ接触者追跡は昔からある方法だ。二〇世紀に天然痘を根絶した際に欠かせない役割を果たしたし、二一世紀においてもエボラ、結核、HIVと闘う戦略のなかで中心的な位置を占めている。

接触者追跡が最もうまくいくのは、検査とデータ処理にすぐれた国で、たとえば韓国やヴェトナムなどだ。ただしどちらの国も、アメリカではうまくいきそうにないことをした。二〇一四年の中東呼吸器症候群、すなわちMERSのアウトブレイク後に改正された法律のもと、韓国政府はクレジットカード、携帯電話、監視カメラのデータを使って感染者の動きを追跡し、接触者を特定した。そしてこの情報をオンラインで公開したが、人びとの動きについて地方自治体が詳細をたくさん公表しすぎたのを受けて、データを一部制限しなければならなくなった。《ネイチャー》誌によると、ある男性は「義理の妹と不倫しているという濡れ衣を着せられた。ふたりの地図が重なり、レストランでともに食事したことが明らかになったからだ[13]」。

ヴェトナムも、フェイスブックやインスタグラムへの投稿と携帯電話の位置データを使い、対面の詳しい聴き取り調査を補完した。二〇二〇年三月、イギリスから到着する乗客の全員検査を同国がまだ実施していなかったときに、乗客乗員二一七人を乗せた旅客機がロンドンからハノイに到着した[14]。四日後、症状を呈した患者がひとり病院を訪れ、ＣＯＶＩＤ検査で陽性反応が出る。ヴェトナム当局はその便に搭乗していた二一七人全員を見つけだし、そのなかからさらに一六人の感染者を発見した。旅客機の全乗客乗員と、一三〇〇人をこえる接触者が隔離される。このなかには問題のフライトに関係する感染者が三二人いた。乗客乗員がみなそのまま散り散りになっていたら、はるかに多くの感染者が出ていただろう。

このふたつの段落を読んで〝接触者追跡の連絡があっても、電話はとらないぞ〟と思ったとしても、それはあなただけではない。ノースカロライナ州のふたつの郡では、名前を挙げられた接触者の多くが追跡者からの電話に連絡を返さなかった[15]。それに、連絡がとれたＣＯＶＩＤ感染者の三分の一から半数は、陽性反応が出る前の数日、だれとも接触しなかったと主張している。しかし接触者追跡は、病気の蔓延を食い止めるにあたってこの先も多くの場合重要な位置を占めるので、公衆衛生当局と市民とのあいだで信頼を築く方法を考え、より多くの人が接触者の情報を共有できるようにしなければならない。

回答をためらうひとつの理由は、接触者が隔離されるはめになるのではないかという不安だが、さいわい接触者全員を広く隔離する必要は必ずしもないかもしれない。イギリスでは、一部の学校はCOVID感染者と接触した生徒を一〇日間、自宅待機させていた。ほかの学校は、毎日の検査で陰性であるかぎり、生徒が授業に出席しつづけるのを許していた。毎日検査するこの方法によって、生徒を自宅待機させることなく、自宅待機させるのと同じぐらいアウトブレイクを防げたことがわかっている。[16]

それに接触者追跡は、ヴェトナムや韓国ほど徹底的にやらなくても効果がある。通常は人口のごく一部しか感染していない時点で追跡をはじめ、国内にいる感染者の大多数を見つければ、接触者追跡によって感染を半分未満に減らすことができる。[17]

アメリカの一部の州やその他の政府は、感染者と接触した可能性のある人を突きとめるのを手助けするスマートフォン・アプリを提供しているが、そうしたアプリがお金や時間をたくさん費やす値打ちがあるほどの効果を発揮するかは疑問だ。ひとつには、その有用性はインストールする人の数によって限定される。アプリが曝露を記録するのは、接触した人がどちらもそのアプリを使っているときだけだからだ。こうしたアプリを使う人はたいていロックダウンの指針にも従う人ではないかと僕は思う。そしてロックダウンに従っていたら接触する相手は非常に少なく、おそらく全員を憶えているだろう。ほんとうに屋内にこもっている人には、「弟に会いましたね」というわかりきったメッセージが届いてもあまり役に立たない。

COVIDのあいだに従来型の接触者追跡が直面している課題のひとつが、リソースの活用法としてあまり効率がよくないことだ。すべての感染者が同じペースでウイルスをうつすわけではないからである。COVIDの最初の株に感染したら、それをほかの人にうつす可能性はあまり高くない（そうした感染者のおよそ七〇パーセントはまったくだれにもうつさないかもしれない）[18]。けれどもほかの人に実際にうつす場合には、おそらく多くの人にうつしている。理由はよくわからないが、初期の変異株によるCOVID感染の八〇パーセントは、わずか一〇パーセントの感染者に由来していた[19]（オミクロン株ではこの数字は異なるかもしれないが、これを書いている時点ではデータが不十分でわからない）。

したがってCOVIDのようなウイルスの場合、通常の方法を使うと、ほかのだれにもうつしていない人を見つけるのに多大な時間を費やすことになる。つまり疫学的に袋小路にぶち当たってばかりになる。ほんとうに必要なのは大通りを見つけること、つまり感染のほとんどを引き起こしている比較的少数の人を見つけることだ。

この限界を理解して、接触者追跡の新しい方法を試している国がいくつかある[20]。先を見て感染させた可能性がある相手を突きとめようとするのではなく、それらの国は過去にさかのぼり、その人が体調を崩しはじめた日から最大一四日前までの接触者を突きとめる。目標はその患者にうつした可能性がある人を見つけ、その人がほかにウイルスをうつしたかもしれない人を確認することだ。

さかのぼり型の接触者追跡は、検査を広く実施して迅速に結果を出すことができ、すぐに人びとに連絡をとれる仕組みがなければ成功させるのはむずかしく、急速に広がる病原体を扱うときには、感染してから感染力をもつまでの時間が短いのでとりわけ困難だ。しかし実際的に使用できる場所では、この方法は実にうまく機能した。これは日本、オーストラリア、その他の国のさまざまな場所で使われ、初期のＣＯＶＩＤ変異株を多くの人に広げている個人を見つけるのにかなりの効果を発揮した。ある研究結果によると、従来の方法の二〜三倍の感染者を防ぐことができたという[21]。

感染力の強いスーパースプレッダーについては、驚くほど何もわかっていない。生物学的な要素はどのような役割を果たしているのだろうか？　ほかの人よりスーパースプレッダーになりやすい人はいるのか？　たしかに行動面の要素もある。少人数の集団では、スーパースプレッダーが及ぼす危険はほかの感染者が及ぼす危険とさほど変わらないようだが、バーやレストランなど混みあった屋内の公共の場では、スーパースプレッダーにひとりかふたり出くわす可能性がより高く、そうした人は多くの人に感染させる可能性がある。スーパースプレッダーは病気の伝染をめぐる謎のひとつで、さらに多くの研究が求められる。

よく換気することは思っているより重要

頻繁に手を洗い、顔に触れるのは避けようという初期のアドバイスを憶えているだろうか。あるいは、だれかがペンを使ってクレジットカードの利用控えにサインするたびに、レジ係がそのペンを拭いていたのを？　話し相手からじゅうぶんに距離をとっていたら安心したのを？

手を洗い、ペンを拭いて、距離をとるのはいいことだ。そうしたことは一般に望ましい健康習慣で、インフルエンザや普通の風邪など、ほかの病原体を遠ざけておくのに役立つ。それにせっけんや消毒薬は、ＣＯＶＩＤウイルスを破壊して無害にする。

しかしＣＯＶＩＤの二年を経て、科学者はこの特定のウイルスがどのように広がるのか、二〇二〇年はじめよりはるかに多くのことを知っている。際立った発見がひとつある。二〇二〇年はじめにたいていの人が考えていたよりもウイルスは空気中に長くとどまり、遠くまで移動することがあるのだ。

次のような逸話風のエビデンスのなかには、みなさんも耳にしたものがあるかもしれない。オーストラリアのシドニーでは、教会の最上段で歌っていた一八歳の男性が、約一五メートル離れたところにすわっていた一二人にウイルスをうつした。[22] 中国の広州市ではひとりがほかの九人に感染させたが、そのなかには同じテーブルの人だけでなく、数フィート（一フィートは約三〇センチメートル）離れたテーブルの人もいた。[23] ニュージーランドのクライストチャーチでは、隔離用のホテルに泊まっていた人が、部屋の前を感染者が通ってから一分近く経ったあと、開けっぱなしにしていたドアを通じてウイルスに感染した。[24]

どれも臆測ではない。これらの感染者を調べた研究者は、ほかに感染を広げた可能性のある経路をすべて厳密に検討したうえで除外した。広州市の出来事を調べた研究者グループはビデオの映像を使い、レストランのウェイターと客が同じ場所に触れたのを何千回も数えた。それでもその数では、全感染者の状況を解明するにはとうてい足りなかった。ニュージーランドの例は、遺伝子解析によって裏づけられている。感染者両方のウイルスのゲノムを調べることで、ふたり目の患者はほぼ確実に部屋の前を通りすぎた人から感染したと科学者は判断した。

いい知らせがある。空気によって運ばれるＣＯＶＩＤの性質は、これよりずっと弱い可能性がある。このウイルスが空気中にとどまれるのは、どうやら数秒、場合によっては数分のようだ。一方、はしかを引き起こすウイルスは、何時間も空気中にとどまっていられる。

ウイルスが空気を介して伝染する理由を理解するには、息について話す必要がある。

話したり、笑ったり、咳をしたり、歌ったり、単純に息を吐いたりするたびに、呼気が出る。出るのは空気だと思いがちだが、もっといろいろなものがそこには含まれている。息は粘液、唾液、そのほか気道からの分泌物が混ざりあった液体の小さな滴で満たされているのだ。

これらの滴は、大きさによってふたつのカテゴリーに分けられる。大きなものは飛沫《ひまつ》と呼ばれ、小さいものはエアロゾルと呼ばれる（噴霧器《エアロゾル》、つまり缶に入った消臭スプレーやヘアスプレーとは別のものだ）。このふたつの境界線は通常五マイクロメートルで、これはおおよそ平均的な細菌の大きさである。それより大きなものはすべて飛沫、小さなものはすべてエアロゾルだ。

飛沫は大きいので、普通はエアロゾルよりもウイルスをたくさん含んでいて、そのために感染させやすい手段である。一方、比較的重たいので、口や鼻から数フィートしか飛ばずに地面に落ちる。

飛沫が着地したものの表面は「媒介物」と呼ばれるものになり、その媒介物がどれだけのあいだウイルスの感染を可能にするかは、病原体の種類や、くしゃみか咳によるものかなど、いくつかの要因によって変わる（くしゃみや咳をした場合は粘液に覆われているので、ウイルスはより保護されている）。研究によると、COVIDウイルスは数時間、場合によっては数日間生き残ることができるが、汚染された表面に触れて体調を崩すことはめったにない。実際、仮に媒介物に触れたとしても、感染する確率は一万分の一未満だ。[25]

COVIDがおもに空気を介して広がることがわかると、ほとんどの専門家は飛沫によって感染すると考えた。だとすれば、数フィート以上離れている人や、わずか数秒後に同じ空間に入る人は安全ということになる。しかしさらなる研究によって、エアロゾルも感染を広げる大きな一因であることがわかった。エアロゾルはかなりのウイルスを含むことができ、飛沫よりずっと軽いので、もっと遠くまで移動できて空気中に長くとどまることができる。それに少なくとも一時は、さらにエアロゾル経由で広がるようにウイルスが進化していた。[26] アルファ株の感染者は、もともとのウイルスに感染した人のおよそ一八倍のウイルスをエアロゾルとして吐きだす。

エアロゾルが軽視されていたのは、ひとつにはそれがとても小さいので、たいていすぐに乾燥してウイルス粒子が不活化するからだ。ある研究ではコンピュータ・シミュレーションを使い、COVIDウイルス、なかでもデルタ株とオミクロン株には、エアロゾルを乾燥しにくくさせる物質を肺から引きよせる電荷があることを明らかにした。(27) 伝染のダイナミクスをいまよりもっとよく研究し、次の機会には伝染がどのように起こっているのかすぐに把握できるようにしておく必要がある。

温度、空気の流れ、湿度など、室内の状態によっては、COVIDウイルスを含んだエアロゾルは数フィート移動することもある。エアロゾルによる感染者が患者数に占める割合はまだわからないが、半分をこえる可能性もある。

つまりどういうことか。空気の流れと換気がおそらくかなり重要になる。エアロゾルを除去する高品質の空気清浄機を設置すべきだが、それが無理ならもっとシンプルで手ごろな選択肢がある。窓をあけることだ。ジョージア州でのある研究によると、ドアか窓をあけ、扇風機を使って空中を浮遊する微粒子をまばらにした学校は、それをしなかった学校よりもCOVID感染者が三〇パーセントほど少なかった。空気清浄機も設置した学校は五〇パーセント少なかった。

手を洗い、ものの表面を拭くのはいいことで、将来のアウトブレイクでは真っ先に取り組むべき安全策かもしれない。けれどもCOVIDの予防についていえば、ものをきれいにすることと空気の流れをよくすること、そのどちらに時間とお金を費やすかを選ばなければならないとしたら、空気の流れをよくするほうを選んでほしい。

ソーシャル・ディスタンスの確保には効果があるが、六フィートは魔法の数字ではない

ほかの人から六フィート（約一・八メートル）離れるよう注意する掲示を、僕は数えきれないほど目にしてきた。気に入っているのは僕がテニスをするクラブにある看板で、六フィートはテニスボール二八個分の幅だと愉快に説明している。テニスのことしか頭になく、六フィートよりもテニスボール二八個分の幅のほうがよくわかるなんて人が、この世にどれだけいるだろう。近づきすぎたら「おい、テニスボール一九個分しか離れてないぞ。あと九個分うしろに下がってくれないか？」とでも言うのだろうか？　仮にそんな人が存在するなら、たしかにいる場所はテニスコートだろう。とはいえ、僕はよくテニスをするけれど、テニスボール二八個分がどれほどか見当もつかない。

いずれにせよ、六フィートのルールは（あるいはテニスボール二八個分のルールは）魔法ではない。ＷＨＯやほかの多くの国は、一メートル、すなわち約三フィートの距離をとることを勧めている。ほかには一・五〜二メートル、つまり六・五フィート前後を勧めているところもある。

実のところ、特定の距離の範囲内ではＣＯＶＩＤ感染リスクが高く、その距離をこえればリスクがゼロになる、という境界線がはっきりあるわけではない。リスクは連続していて、自分が置かれた具体的な状況によって変わる。たとえばさらされている飛沫はどれだけ大きいのか、屋内にいるのか屋外にいるのか、といったことだ。六フィートはもっと近い距離よりはいいが、どれ

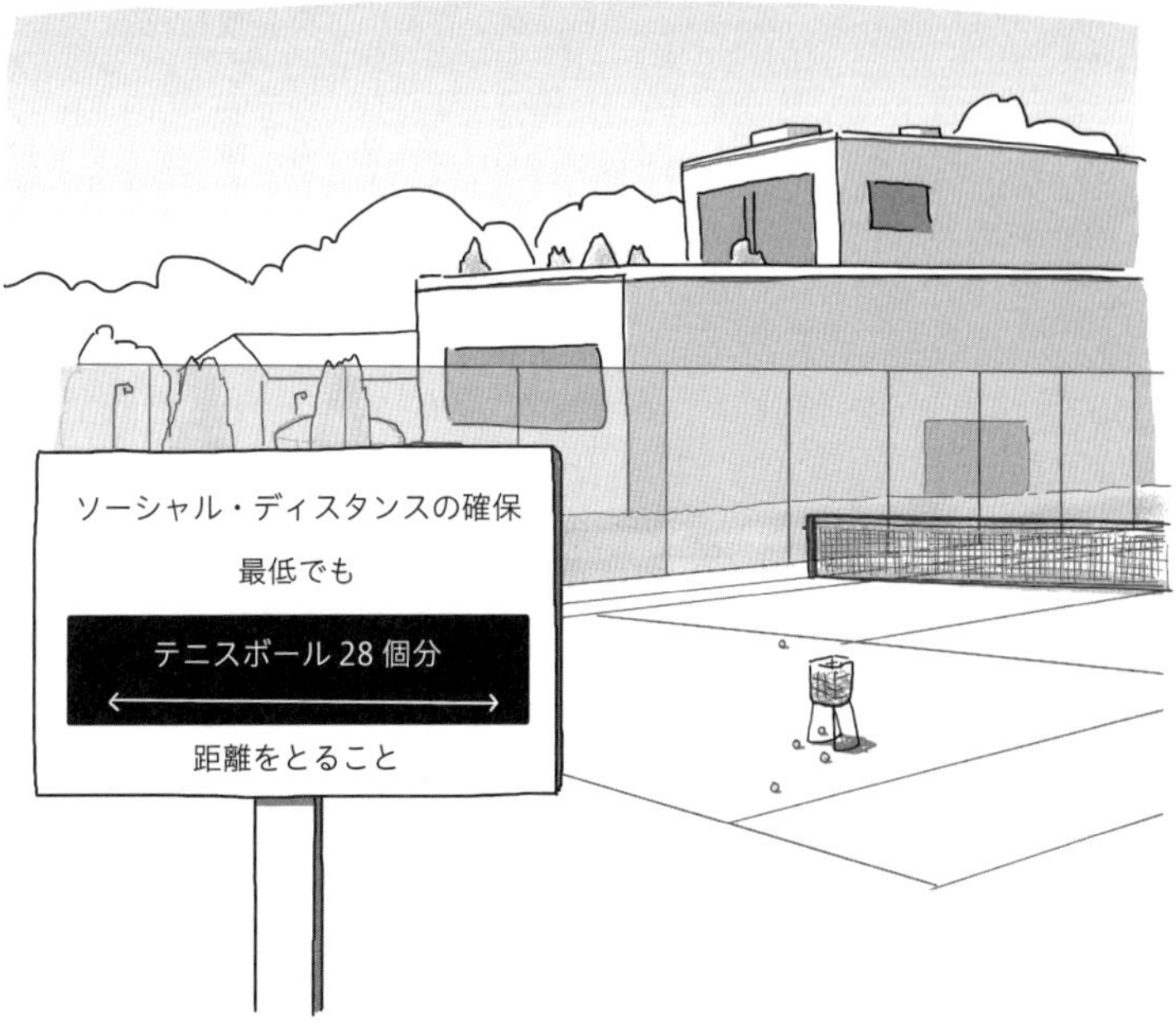
ソーシャル・ディスタンスの確保
最低でも
テニスボール 28 個分
距離をとること

ほどいいかはわからない。次のパンデミックが来る前に、科学者はこの問いについて詳しく研究し、空気の動きと換気の役割を理解する手助けをして、もっとはっきりした答えを出せるようにする必要がある。

当面は、守るのが非常にむずかしい教室などの状況を除いて、六フィートのルールに従うのがいいだろう。はっきりしていて憶えやすい指針が必要だからだ。「距離を確保すること。ただし正確な距離は状況によって異なるので、三フィートかもしれないし、六フィートかもしれないし、それより大きいかもしれない」というような公衆衛生のメッセージは役に立たない。

マスクは驚くほど安くて効果がある

僕の世界観では、ものを発明する力がこのうえなく重要な位置を占めているので、これはやや認めにくいのだが、それでも事実だ。特定の呼吸器系ウイルスの伝染を阻止するにあたって、一枚の安価な素材にゴムひもを二本縫いつけたものより安くて効果的な方法を編みだすことはできないかもしれない。

マスクを広く使用するよう促し、それによって病気を抑えるという考えは、シンプルで昔から存在する。それは一九一〇年、中国東北部の満州として知られる地域で肺ペストのアウトブレイクが発生したときまでさかのぼる。当局は伍連徳《ウー・リエンテ》という先駆的な医師を招聘し、対応の指揮を執らせた。[28]この病気の致死率は一〇〇パーセントである。つまり感染した人はひとり残らず死亡し、二四時間以内に亡くなることもあった。これはネズミにすみつき感染したノミによって広がると考えられていた。

伍連徳は、この病気はネズミではなく空気によって運ばれると考え、医療従事者、患者、さらには一般市民もマスクで顔を覆うよう強く主張する。この主張は部分的には正しかった。ネズミにつくノミからも感染するが、さらに危険なのは、肺にペスト菌をもっている人が空気を通じてそれをほかの人にうつす状況である。このアウトブレイクが落ちつくまでに六万人が死亡したが、伍連徳の方策のおかげで、はるかにひどい状況に陥らずにすんだというのが多くの一致した見解だ。彼は国の英雄として称えられ、おもに彼のリーダーシップのおかげで、マスクは病気から、大気汚染から、あるいは両方から身を守る手段として中国のいたるところで日常的に見かけられるようになった。COVIDに襲われていなくても、マスクはやはりいまの中国社会を構成する要素の一部だっただろう。

一九一〇年のペストがどう伝染するのか、中国の専門家たちが当初誤って理解していたように、COVIDがどう広がるのか、欧米の科学界の多くの人は当初考えを誤っていた（中国CDCの所長は、「アメリカとヨーロッパの大きなまちがいは、人びとがマスクを着けなかったことだ」と二〇二〇年三月に発言している）。

研究を追いかけていた多くの人にとって（少なくともアメリカの人にとって）、マスク着用をめぐる議論は、ミズーリ州スプリングフィールドの美容院で起こった、スタイリストふたりが関係する出来事によって決着した(29)。

二〇二〇年五月、どちらのスタイリストも症状を呈し、検査を受けてCOVIDの陽性反応が出た。記録によると、ふたりは一三九人の客と接していた。しかし髪を切っているあいだはみんなマスクを着けていたので、ひとりとして症状の出ている客はいなかった。

これはスタイリストがウイルスを伝染させていなかったからだろうか。そうではない。ひとりは美容室の外で四人と濃厚接触していた。そこではスタイリストはマスクを着用していなくて、その四人は症状を呈して検査で陽性反応が出た。これで疑問解消だ。すぐれた散髪ばさみと同じで、マスクは伝染を断ち切るのである。

スプリングフィールドの出来事からは、マスクが実際にふたつの目的に役立つことがわかる。感染者が病気を広げるのを防ぐ目的と、未感染者を感染から守る目的だ。ひとつ目は感染源のコントロールと呼ばれ、そのすばらしいところは、ほぼどんな種類のどんなマスクでも感染源コントロールに役立つことであり、少なくとも多くのウイルスに効果がある。[30] 布マスクもサージカルマスクも、どちらも咳をしたときに約五〇パーセントの粒子を閉じこめ、両方を同時に着用していたら、阻止できる粒子は八五パーセントをこえる。

マスクの第二の目的を果たすこと、つまり感染から身を守ることは、マスクがぴったり密着していなければやや困難だ。ある研究によると、緩いサージカルマスクを着けて、マスクを着けていないCOVID感染者から六フィート離れた場所にすわっていたら、マスクによって減らされる曝露はわずか八パーセントだ。二重にマスクを着用したら非常に役立ち、曝露を八三パーセント減らすことができる。

ほんとうに役立つのはユニバーサル・マスキングで、双方が二重にマスクを着けるかサージカルマスクをうまくフィットするように着用する。そうすれば曝露のリスクを九六パーセント減らせる。これは信じられないほど効果のある介入で、わずか数セントで製造できる。

(ところで、この種のことをテストする実験のなかには、すばらしく独創的なものがある。ある研究チームはマネキンの頭部に詰めものをして人間の頭骨の鼻腔を再現し、世界の男性の身長の中央値に近い一七三センチメートルの高さにそれを置いて、噴霧器につなぎ霧を出した。[31] そして、さまざまな状態でマネキンが咳をしたときに飛沫がどれだけ遠くまで飛ぶかを測定した。口を覆わない場合、Tシャツでつくったバンダナで口を覆った場合、たたんだハンカチで覆った場合、最後に縫合したマスクで覆った場合だ。別の研究者グループはマネキンを隣りあわせに二体置き、一方が咳をするところをシミュレートして、咳をする人からそれを受ける人へ粒子がどれだけ届くか計測した[32]。

二重にマスクを着けるとそれほど効果があるのは、マスクがさらにぴったり顔にフィットするからだ。レスピレーターと呼ばれるN95やKN95といった高性能マスク（日本ではレスピレーターは人工呼吸器＝ベンチレーターを意味することが多いが、ここでは高性能マスクのこと）のなかには、自動的にそうなるようにデザインされているものもある*。ある研究結果によると、適切に着用したレスピレーターはよくフィットしたサージカルマスクの七五倍効果があり、緩く装着したレスピレーターですらよくフィットしたサージカルマスクの二・五倍効果があるという[33]（疑問に思っている人のために説明しておくと、95という数字は、検査において、重労働をしている最中の人間と同等の力で吹きだした非常に小さな粒子をマスクの素材が九五パーセント阻止したということである。Nマスクではゴムひもは後頭部でとめ、KNマスクでは耳のうしろでとめる）。

パンデミックの初期、病院や診療所でレスピレーターが不足していたときには、命がけで患者

*世界のほかの場所では、それに相当するレスピレーターはFFP2、KF94、P2と呼ばれることもある。

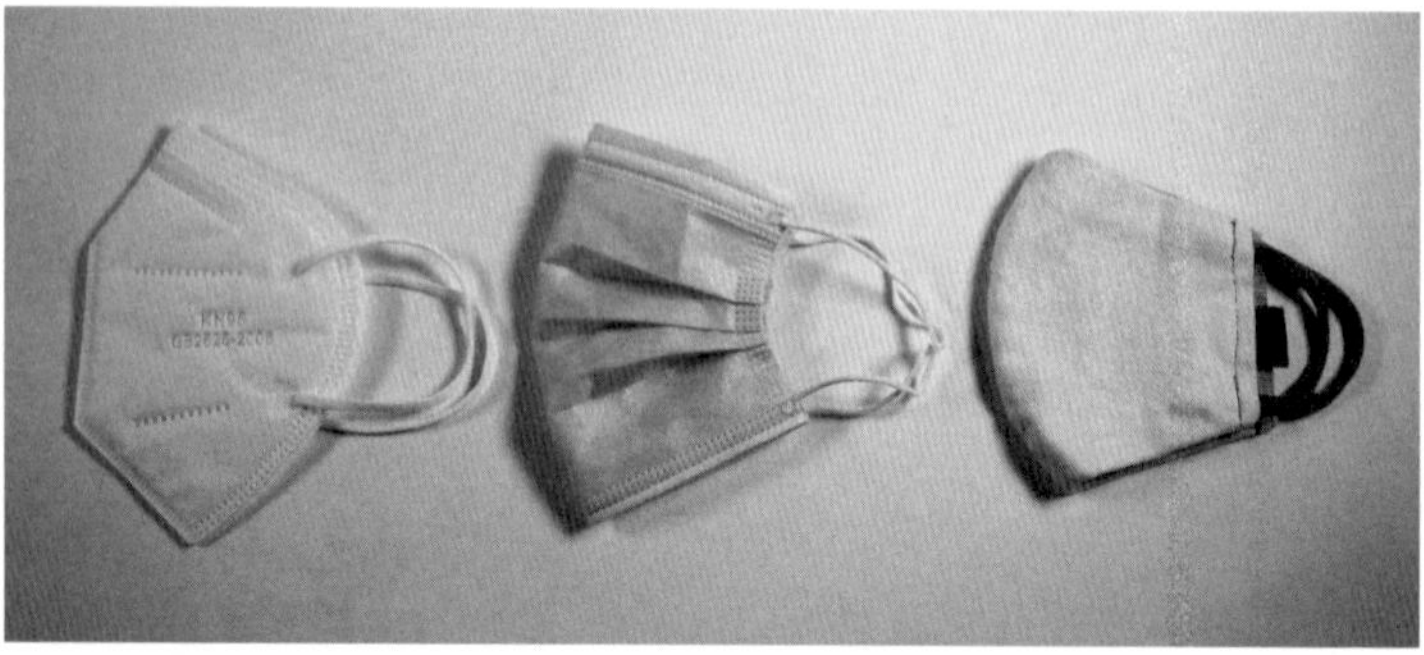

KN95（左）のようなレスピレーターは、特に感染力の強いウイルスからあなたと周囲の人を最もよく守ってくれる。サージカルマスク（中央）と布マスク（右）も、とりわけみんなが着用しているときには高い効果がある。[34]

の治療にあたる医療従事者のために限られた供給分を確保しておくのが重要だった。しかしこれを書いている時点では、最初の感染者が見つかってから二年経ち、もはや供給は不足していない。したがってアメリカで暮らすすべての人がすぐにレスピレーターを手に入れられてもおかしくない（ドイツなど一部の国では、公共の場ではレスピレーターの着用が義務づけられている）。ＣＯＶＩＤが進化してさらに感染力が強まるなかで、これはさらに大きな問題になった。どの鎖も最も弱いつなぎ目の強さしかないのであり、マスクでアウトブレイクを食い止めるには、じゅうぶんな数の人が着用しなければならない。

残念ながらアメリカでは、マスク着用への抵抗がマスク自体とほとんど同じぐらい昔からある。伍連徳による画期的な発見のわずか数年後、一九一八年のインフルエンザ・パンデミックのときには、アメリカでいくつかの都市がマスクの着用義務を課した。サンフランシスコでは、公共の場でマスクを着けていない人は罰金を科されるか投獄されることがあり、街全体で抗議運動が発生した。[35] 一九一八年一〇月、ある「マスク忌避者」が、マスクの着用を強く求めた衛生指導員を一ドル硬貨が入った袋で殴る。衛生指導員はピストルを抜き、その男を撃った。*

その後の一〇〇年で、アメリカ人がマスクをもっと受け入れるようにならなかったのは残念だ。二〇二〇年にも、少なくとも一九一八年と同じぐらい抗議は声高で、ときに暴力的だった。

実際、中国CDCの所長が言っていたように、マスクの価値を理解し損なっていたことがパンデミック中の最大級の過ちだった。もしすべての人が早い時期にマスクを着けていたら、また需要を満たせる量のマスクを世界が供給できていたら、COVIDの広がりは劇的に鈍化していただろう。公衆衛生の専門家が、ある夕食の席で僕に言った。「みんながマスクを着けるのなら、『パンデミックなき未来へ　僕たちにできること』はとても短い本になるでしょうね」

マスクの恩恵はいまや世界中で証明されている。パンデミックの初期から、日本はマスク着用に本格的に取り組んだ。それとさかのぼり型の接触者追跡との組み合わせによって、同国の超過死亡数は二〇二一年末の時点で一〇〇万人あたり七〇人という並はずれた低さを保っている（思

＊どちらの男も死ななかった。《ニューヨーク・タイムズ》紙によると「忌避者」は「平和を乱し、指導員に抵抗して攻撃した罪で告発された。指導員は凶器による攻撃の罪で告発された」。

いだしてほしい。アメリカでは同時期に一〇〇万人あたりおよそ三二〇〇人だった)。またバングラデシュでは、研究者が六〇〇の村の三五万人近くの成人を対象とした調査を実施し、マスクについての広報メッセージの効果を調べた。[36] およそ半数の対象者からなるひとつのグループには、無料のマスク(一部は布、一部はサージカル)、それを使う重要性を説明する情報、対面での注意喚起、宗教と政治の指導者によるあと押しが提供された。ふたつ目のグループにはどれも与えられなかった。二カ月後、ひとつ目のグループでは四二パーセントの人が適切にマスクを使用していたが、ふたつ目のグループではその割合は一三パーセントにすぎなかった。ひとつ目のグループの人はCOVID感染率も低く、五カ月後にもまだマスクを使用している人が多かった。

こうしたことはすべてもう少し複雑かもしれないが、憶えておくべき重要なことは、マスクには効果があるということだ。布マスクもサージカルマスクもきわめて有効で、みんなが着用しているときにはとりわけ効果がある。リスクの高い場面や感染力の強いウイルスでは、レスピレーターを使うとさらにいい。いずれにせよマスクもレスピレーターもものすごく安く、現在利用できるどのワクチンや薬よりも効果がある。

COVIDの結果、マスク着用の社会的基準が変化するのかは興味深い。二〇二〇年三月、僕は体調がすぐれないなか対面の会議に出席した。CDCはまだマスクの使用を勧めていなかったので、僕もマスクを着けていなかった。さいわい僕がかかっていたのはCOVIDではなくインフルエンザだとあとでわかったが、感染を広げる可能性を減らす措置をとらずに呼吸器系の症状を抱えて出席したことに罪悪感を覚えた。いま知っていることを知っていたら、その会議にはオンラインで参加したかマスクを着けて出席しただろう。

しかしこの習慣は今後もっと広まるだろうか。わからない。僕の想像では、ほとんどのアメリカ人はやがてまたマスクなしで会議や大きなスポーツ・イベントに参加するようになるだろう。だからこそ、呼吸器系の症状があったらマスクを着けるべきだと情報を発信する必要があるし、問題の徴候が見られたらすぐに全力で動きだせるよう一般向けの警告システムが必要になる。それがアウトブレイクとパンデミックの分かれ目になるかもしれない。

第5章　新しい治療薬をすぐに見つける

はじめのころは、病気そのものよりもＣＯＶＩＤについての噂や誤報のほうが早く広がっているように思えた。二〇二〇年二月、ＣＯＶＩＤをパンデミックと宣言する一カ月前に、ＷＨＯはこの病気を治したり防いだりするというさまざまな物質についての誤った主張とすでに闘っていた。テドロス事務局長は「われわれが闘っているのはエピデミックだけではない。インフォデミックとも闘っている」[1]と述べ、ＷＨＯはウェブサイトに根拠のない噂を否定するセクションを設けて、絶えず更新し虚偽の主張の誤りを暴く必要があった。

二〇二〇年前半だけでも、ＣＯＶＩＤは次のようなもので治せるという誤った噂を医師たちが否定しなければならなかった[2]。

・黒こしょう

・抗生物質（ＣＯＶＩＤはウイルスによって引き起こされ、抗生物質はウイルスには効かない）
・ビタミンやミネラルのサプリメント
・ヒドロキシクロロキン
・ウォッカ
・ヨモギ属の薬草

これらの物質はどれもＣＯＶＩＤにはなんの効果もないが、効果があると信じたくなるのも理解できる。このうちのいくつかは、きちんとした医学的介入だ。ヒドロキシクロロキンはマラリア、全身性エリテマトーデス、その他の病気の治療に使われるし、イベルメクチンは人間や動物のさまざまな寄生虫症の標準的な治療薬である。当然ながら、ある薬でひとつの病気が治るからといって、それがＣＯＶＩＤに効くわけではないが、効くのではないかと望みをかけるのはおかしなことではない。

それに、現代医学よりも民間療法に近く、効くと噂されている治療薬にひかれるのも理解できる。新しく怖い病気が世界中に広がりつつあるなか、また毎日、それどころか毎時間、携帯電話から最新の恐ろしいニュースが伝わってくるなか、目にとまるものなら何にでもすがりたくなるのは自然なことだ。治療に必要とされる科学的に証明された薬がなく、その代わりになるといわれているものが自宅のバスルームの戸棚やキッチンの流しの下にすでにあるのなら、なおのことだろう。

もちろん、安易な治療薬への誤った期待にすがるのは、いまにはじまったことではない。おそらく人類は自分たちの死すべき運命を自覚し、それを避ける術《すべ》を求めるようになるやいなや、そんなことをはじめたのだろう。しかし誤った医療情報は、現在ではこれまでになく危険だ。かつてないほど急速に遠くまで広がり、それを信じる多くの人に悲劇的な結果をもたらすからだ。

この問題への完全な解決策を僕は知らない。けれども実際の治療薬が、つまりだれもが正当な治療薬として挙げるものが科学によって早く見つかっていて、それが世界中で広く利用できるようになっていれば、まちがった考えはこれほど広がらなかっただろう。

ＣＯＶＩＤの初期には、そんなふうになるだろうと思っていた。いずれワクチンが開発されると確信していたが、それよりずっと早く治療薬ができるだろうと考えていたのだ。そう思っていたのは僕だけではない。公衆衛生界隈の知り合いのほとんどが同じように感じていた。

残念ながらそうはならなかった。安全で有効なＣＯＶＩＤワクチンは一年未満で利用できるようになり、この歴史的な偉業については次章で詳しく取りあげるが、多くの人が入院せずに過ごせるようにする治療薬は、出だしから驚くほど開発のペースが遅かった。

努力不足のせいではない。医師たちは初日からヒドロキシクロロキンを適応外で処方しはじめた。つまり、認可された目的以外で処方しはじめたわけだ。初期の報告ではＣＯＶＩＤに有効であることが示唆されていて、ＦＤＡは緊急使用許可という暫定的な認可を出した。

ヒドロキシクロロキンについての初期のエビデンスは、アフリカミドリザルの腎臓からとった細胞への作用を実験室で調べて得たものだった。それらの細胞は、抗ウイルス薬の候補をふるいにかける際に使われることが多い。そのなかではウイルスが非常に速く自己複製するからだ。実際この方法で、抗ウイルス薬〈レムデシビル〉などの有望な治療薬が見つかった。

初期の研究では、ヒドロキシクロロキンはＣＯＶＩＤウイルスがサルの細胞に入る経路をひとつ塞ぐことができ、人間でも同じように働く可能性があると示唆されていた。この有望な結果を再現しようと何百もの臨床研究がおこなわれたが、六月はじめにはイギリスでの正式なランダム化試験によって、この薬はＣＯＶＩＤで入院している患者にはなんの恩恵もないことがわかった。[3]一〇日後にＦＤＡは緊急使用許可を取り消し、その二日後にＷＨＯは実施中の試験のリストからヒドロキシクロロキンを外す。

問題は、ヒト細胞の経路はサルの細胞で薬によって塞がれた経路とは異なることだった。例の有望な結果は、動物から人間には応用できなかったのだ。ＣＯＶＩＤの治療に関していえば、この薬は手詰まりだった。一方、おおいにもてはやされたことでヒドロキシクロロキンは品切れになり、全身性エリテマトーデスやその他の慢性疾患の治療にそれを必要とする多くの人のもとに届かなくなった。[4]

その夏の時点では、デキサメタゾンが重症ＣＯＶＩＤの第一の治療薬になっていた。[5]入院患者の死亡率を三分の一近く減らすことがわかったからだ。デキサメタゾンは一九五〇年代から使われているステロイドで、直感にやや反するかたちでＣＯＶＩＤに効果を発揮する。免疫系の防御を一部抑えることによってだ。

なぜ免疫系を抑えるのが望ましいのか。感染の初期段階を過ぎたら、ＣＯＶＩＤの最大の危険はウイルスそのものからではなく、ウイルスに対する免疫系の反応からもたらされるからだ。たいていの人の場合、免疫系は感染後五～六日は体内のウイルスを減らすことができる。しかしその後、非常に活性化してサイトカイン・ストームと呼ばれる激しい炎症を引き起こすことがある。これはシグナルの洪水で、血管に働きかけて膨大な量の液体をさまざまな重要臓器に漏出させる（ＣＯＶＩＤではこの漏出がとりわけ肺に問題を引き起こす）。こうして血管内の水分が失われることで、危険なまでの低血圧につながることもあり、それがさらなる臓器不全と死を招きかねない。これは侵入への過剰反応であり、それによって体調が悪化するのだ。

デキサメタゾンは大きな成功を収めた。有効で、輸送しやすく、ほかのどの選択肢よりも安くて、多くの発展途上国でも広く手に入ったからだ（実際、ＣＯＶＩＤの前からＷＨＯは妊娠中の女性に必須の薬と見なしていた）。よく効くことが示されてから一カ月も経たないうちに、アフリカ諸国にルミラ・ダイアグノスティクスの検査装置を配ったグループ、アフリカ医療用品プラットフォームが、アフリカ連合全体で一〇〇万人近くを治療できるだけの錠剤を確保し、ユニセフは四五〇万人の患者を治療できる量を先払いで購入した。(6) イギリスの研究者の推定によると、二〇二一年三月までにデキサメタゾンによって世界中で一〇〇万人もの命が救われたという[7]。

とはいえ、この薬にはマイナス面もある。とりわけ、使用する時期が早すぎると、全力でウイルスの複製を食い止めていなければならないまさにそのときに免疫反応を弱めてしまう。その場合、合併症や日和見感染症にかかりやすくなる。インドでのＣＯＶＩＤ第二波のときには、致命的で恐ろしい病気、ムコール菌症の患者が急増した。これは「黒い真菌《ブラック・ファンガス》」とも呼ばれ、この菌を肺にもっている人もいるが、免疫系によって押しとどめられていて、免疫系の働きが抑えられるとそれが解き放たれて病気を引き起こす。たいていの国にはこの真菌をもつ人がほとんどいないので、問題はおおむねインドに限定されている。

役立つ可能性のある既存の薬をほかにも見つけようと、研究者はすでに手もとにある数十の治療薬候補を試した。たとえば回復した患者の血液から抗体を採取し、まだ具合の悪い人に直接それを投与するさまざまな方法があって、この方法は回復期患者血漿《けっしょう》療法と呼ばれる。残念ながらこの方法は、ＣＯＶＩＤで広く用いることができるほど有効でも実際的でもなかった。サルの細胞で有望だった抗ウイルス薬、レムデシビルは、もともとＣ型肝炎とＲＳＶ感染症を撃退するために開発されたもので、初期の研究では入院患者には役に立たず、多くの人に使用する意味がないことが示されていた（それに投与するのもたいへんで、一日に五回も点滴しなければならない）。しかしその後の研究では、入院するほど体調を崩していない患者には大きな効果があるかもしれないことがわかり、正しい人に正しいタイミングで届けられればこの薬が役立つこともあると証明された(8)。とはいえレムデシビルは、病気の初期に三日にわたって静脈に投与しなければならず、吸入するか錠剤として服用するなど体内に届けるための別の方法を見つけることが重要になる。

回復期患者血漿療法はＣＯＶＩＤにはうまく使えなかったが、抗体を人に投与する別の方法ならばもっとうまくいくのではと僕は思っていた。モノクローナル抗体、略してｍＡｂとも呼ばれるもので、それなりの効果があったので、二〇二〇年一一月にＣＯＶＩＤ患者への緊急使用許可が出た。最初のワクチンが利用できるようになるわずか一カ月前だ。

たいていの抗ウイルス薬は、ウイルスが健康な細胞を乗っ取るのを防いだり、乗っ取ったあとにそこで自己複製するのを防いだりするが、ｍＡｂはそれとは異なり、免疫系がウイルスを取り除くためにつくる抗体のいくつかとまったく同じである（抗体は可変領域のあるタンパク質で、ウイルスの表面の独特のかたちにくっつくことができる）。ｍＡｂをつくるには、科学者はヒトの血液から強力な抗体を取りだすか、ウイルスにくっつく抗体をソフトウェア・モデリングを使って考えだす。その後、それを数十億回クローンする。このように単一の抗体からクローニングすることから、モノクローナルと呼ばれる。

ＣＯＶＩＤに感染し、ｍＡｂを正しいタイミングで投与されたら（また感染した変異株にそのｍＡｂが適していたら）、入院に至るリスクが少なくとも七〇パーセント減る(9)。ＣＯＶＩＤの初期に、僕はｍＡｂに大きな期待を寄せていた。とても期待していたので、ゲイツ財団が費用を払って貧困国の高リスク患者のために最大三〇〇万回分を確保したほどだ。けれどもすぐに、mAbはCOVIDのゲーム・チェンジャーにはならないとわかった。とりわけアフリカで蔓延していたベータ株はかたちが大きく変わっていて、僕らが支援した抗体はもはやそれにくっつくことができず、役に立たなくなったのだ。新しい変異株に有効な別のmAbをまたつくることもできたが、製造には三～四カ月かかるので、COVIDほど速く進化するウイルスについていくのはむずかしいと思われた。

将来的にはもっといいmAbの製造方法ができて、この所要時間《リードタイム》を短くし、早く安く世に出せるようになるかもしれない。それに、ウイルスのなかでも変化する可能性が少ない部分にくっつくことができるmAbを考える必要もある。これを書いている時点では、SARS患者から取りだして手を加えたソトロビマブというmAbが、すでに知られているCOVIDの変異株すべてに広く有効であることが示されている。いくつもの科のウイルスに広く効く抗体を科学者がつくれるようになる、そう期待できる理由ができたわけだ。

比較的豊かな国がmAb治療薬を展開しようとするなかで、ほかのマイナス面も明らかになった。COVID抗体はつくるのに高い費用がかかり、血液中にそれを注入できる施設で投与しなければならず、病気の初期に見つかった患者にしか役立たない。施設不足は、発展途上国ではとりわけ大きな問題だ。こうした問題のために、僕らはCOVID用のmAbに投資するのはやめて、抗ウイルス薬、とりわけ静脈注射ではなく経口で患者に投与できるものに集中するようにした。ただし、ほかの病気用のｍＡｂについては引きつづきいろいろな研究を支援している。

ＣＯＶＩＤの正体が判明すると、すぐに多くの研究者が理想の治療薬を探しはじめた。安く、投与しやすく、さまざまな変異株に効いて、症状がひどくなる前に人びとを助けられる抗ウイルス薬だ。二〇二一年終わりの時点で、こうした努力のいくつかが報われている。理想的といえるほど早くはなかったが、それでも大きな効果をあげるのに間に合うタイミングだ。

メルク社とそのパートナーが開発した新しい抗ウイルス薬〈モルヌピラビル〉は経口で服用でき、高リスクの人の入院や死亡のリスクを大幅に減らすことが示された。それどころか、この薬は非常によく効いたので、臨床試験が早く切りあげられた（これは臨床試験では一般的なやり方だ。決定的なエビデンスがあり、試験をつづけるのが倫理的でない場合には、早く切りあげられる。薬が成功しているエビデンスがあり、それを投与されていない参加者が劣った治療を受けているのが明らかな場合や、薬が失敗だというエビデンスがあり、それを投与されている参加者が劣った治療を受けている場合である）。

すぐにふたつ目の経口抗ウイルス薬〈パキロビッド〉（ファイザー製）も高い効果があることがわかり試験が中止された。症状が現れた直後の高リスク患者にパキロビッドとその効果を持続させる薬を組み合わせて投与すると、重症化や死亡のリスクが九〇パーセント近くも減ったのだ。[10]

二〇二一年終わりにこれらが発表されたときには、世界の人口の大部分が最低でも一回はワクチン接種を受けていた。しかしＣＯＶＩＤでもほかのどのアウトブレイクでも、治療薬はやはり大切だ。ワクチンが主役で、治療薬はどちらかというと飛ばしたい前座だと考えるのはまちがっている。

　時間の流れを考えてみよう。次のエピデミックで、仮に新しい病原体用のワクチンを一〇〇日間で開発できても、人口のほとんどがワクチン接種を受けるまでにはやはり時間がかなりかかる。二回以上の接種を受けなければ完全かつ継続的に予防できない場合は、なおのことだ。特に感染力が強く致命的な病原体であれば、治療薬がなければ数万人が、あるいはさらに多くの人が亡くなりかねない。

　病原体によっては、その長期的な影響に対する治療薬も必要かもしれない。たとえばＣＯＶＩＤに感染してから何カ月も経ったあとでも、ひどい症状を引きつづき抱えている人がいる。呼吸困難、倦怠感、頭痛、不安、抑うつ、「ブレインフォグ」として知られるようになった認知面の問題（脳に霧がかかったような感覚があるため思考や集中に困難をきたす症状）などだ。こうした影響が長期的に残る病気は、ＣＯＶＩＤが初めてではない。ほかのウイルス感染症や心的外傷《トラウマ》、集中治療室への収容などにも同様の症状がともなうことがあると論じる科学者もいる。とはいえ研究者は、軽症のＣＯＶＩＤでもその後何週間も炎症を引き起こすことがあり、その影響は肺にとどまらず神経系と血管にも及ぶことがあると記している。「ロングＣＯＶＩＤ」として知られるようになったこの後遺症のことをもっとよく知り、いまそれを抱えている人を助ける必要があるし、次の大きなアウトブレイクが同じように長く尾を引くものなら、そうした症状も治療する手段が必要になる。

ワクチンができても、やはりいい治療薬は必要だ。ＣＯＶＩＤのときにわかったように、ワクチン接種を受けられる人がみんな受けるわけではない。それにワクチンがブレイクスルー感染を完全に防げないかぎり、ワクチン接種を受けた人のなかにもやはり感染する人はいる。ワクチンでは予防できない変異株が登場したら、ワクチンを微調整できるまでのあいだ使える治療薬が手もとにほしい。それに非医薬品介入と治療薬をあわせて使うことで、病院の負担も減らすことができ、院内が患者であふれ返って本来なら助かったはずの患者が亡くなるのを防げる。

よい治療薬があれば、重症化と死亡のリスクが減り（劇的に減ることもある）、国は学校や職場に課す制約を緩和できて、教育と経済の混乱を減らせる。

さらに検査と治療をつないで次のステップへとすすめたら、人びとの暮らしがどう変わるか想像してもらいたい。ＣＯＶＩＤ（あるいはほかのどのパンデミックのウイルスでも）への感染が疑われる初期症状がある人は、世界中のどこでも薬局や診療所に足を運び、検査を受けて、陽性だったら抗ウイルス薬をひと袋手にして家に帰れる。供給が不足した場合は、深刻なリスク因子がある人が優先される。

ようするにこういうことだ。アウトブレイクにおいて治療薬は根本的に重要である。科学者がＣＯＶＩＤワクチンをこれほど早くつくってくれたのは幸運だった。パンデミックの最初の二年間、効果的な治療薬の開発がなかなかすすまなかったことを考えると、ワクチンがこれほど早くできていなければＣＯＶＩＤによる死者数ははるかに増えていただろう。

どうすればCOVIDの二の舞を避けられるのか、それを理解するには治療薬の世界をひととおり見ておく必要がある。それはどんな薬なのか、どうやって実験室から市場に出るのか、今回のパンデミックの初期にうまくいかなかったのはなぜか、将来的によりよく対処できるよう舞台を整えるために、イノベーションに何ができるのか。

薬は複雑で謎めいた物質だと思いがちだが、最も基本的なものは驚くほどシンプルで、炭素、水素、酸素、そのほか高校の化学で説明できる元素の集合体だ。水がH_2Oで塩が$NaCl$であるのと同じように、アスピリンの化学式は$C_9H_8O_4$である。アセトアミノフェンは$C_8H_9NO_2$だ。これらの分子は質量が非常に小さいので、小分子と呼ばれる薬物群に入る。

小分子薬物には、アウトブレイクの際にとりわけ魅力的な強みがいくつかある。化学構造がかなり単純なので製造しやすく、その大きさと化学的性質のおかげで消化器系で破壊されないため、錠剤として服用できる（だからこそアスピリンの注射を受ける必要はないのだ）。それにたいていのものは室温で保管でき、保存できる期間も長い。

もっと大きな分子は、ほぼすべての側面でより複雑だ。たとえばモノクローナル抗体の分子の大きさは、アスピリンの分子の一〇万倍である。大きな分子は飲みこむと消化器系で破壊されるので、注射か静脈内点滴で投与する必要がある。つまり適切に投与するには医療従事者と設備が必要であり、治療を受けにきた感染者を隔離して施設にいるほかの人にウイルスがうつらないようにしなければならない。大きな分子は製造もはるかに複雑で、生細胞を使ってつくられるので、より高価になり、大量に製造するには時間がかかる。

つまりアウトブレイクのときには、ほかのすべてが同等なら大きな分子より小分子の治療薬があったほうがいい。けれども特定の病原体に効く（あるいはひどい副作用を生じさせることなく効く）小分子薬物を見つけられない可能性もあるので、パンデミック対策の計画では小分子と大きな分子の治療薬を並行して追求する準備を整えておくべきだ。今後一〇年間で研究開発をすめ、パンデミックになるかもしれないものが見つかったときに必要となる段階を短縮して、製造コストを減らせばいい。

身体が回復するまで患者の命をつなぎとめるのに役立つ、薬以外の救命ツールも届ける必要がある。いちばんの例が酸素だ。ＷＨＯによると、二〇二一年はじめにはおよそ一五パーセントのＣＯＶＩＤ患者が重症化し、酸素補給が必要になった[11]。

酸素はどの医療制度でも重要な構成要素で、たとえば肺炎や早産のときに使われる。ＣＯＶＩＤの最中には豊かな国でも酸素が不足したが、低・中所得の国はさらに困難な状況に陥った。ある調査によると、発展途上国ではなんらかの酸素装置がある医療施設は一五パーセントにすぎず、そのうち実際に使える装置は半分だけだった。医療用の酸素を使用できないために、毎年何十万もの死者が出ている[12]。これはパンデミックの前の話だ。

世界銀行の保健専門家バーナード・オライヨは、この問題の改善に取り組んでいる。二〇〇〇年代なかばに医学部を卒業したあと、故郷ケニアの地方の病院で働いたが、その病院では患者の多くが肺炎にかかった子どもで、治療に酸素を必要としていた。しかし酸素はつねに不足している。一本の酸素ボンベを数人の患者で分かちあわなければならないことも多かったという。全員に行きわたる量がないときには、オライヨと同僚たちはそれをだれに与え、だれに与えないかを決めなければならない。ひとりの子が生きのびてもうひとりが亡くなることも多い、心がはり裂けそうな選択だ。

酸素ほどの必需品と思われるものが、ケニアではなぜこれほど手に入りにくいのか、オライヨはその理由を調べはじめた。ひとつの問題として、酸素の供給業者がケニア全体で一社しかなく、競争がないためにその会社が法外な値段をつけていることがわかった（当時、ケニアでの酸素の値段はアメリカの約一三倍だった）。またケニアの医療施設の多くは最寄りの酸素工場から何百キロメートルも離れていて、そのためにさらにふたつの問題が生じていた。輸送費が価格に上乗せされ、悪路のせいで配達時間も長くなるのだ。配達が遅れることも多く、ときにはまったく届かないこともあった。

二〇一四年、オライヨはヘワテレ（スワヒリ語で「たっぷりの空気」）という組織をつくり、それまでとは異なる方法を試すことにした。地元と世界の投資者から資金を集め、ヘワテレは国内の最も多忙で酸素の需要が高く、電気供給が安定した病院のいくつかに酸素工場をつくる。この取り組みでは牛乳配達のようなモデルを考えだした。酸素ボンベを遠くの病院や診療所に定期的に届け、空になったボンベを回収してまた充填するのだ。この新しい方法を使うことで、ヘワテレはケニアでの酸素の市場価格を五〇パーセント下げ、三万五〇〇〇人ほどの患者に酸素を届けた。これを書いている時点でヘワテレは、ケニア国内で事業を拡大し、アフリカのほかの場所へも進出することを目指している。[13]

酸素が必要であるのに加えて、重症患者は挿管し、つまり気管にチューブを入れ、人工呼吸器を使った呼吸の手助けを受ける必要があるかもしれない。極端な場合には肺がとてもひどく損傷し、もはや血液に酸素を供給できなくなっていて、機械にそれを代行してもらわなければいけない可能性もある。多くの低所得国ではCOVIDの前からすでに医療用酸素自体が入手困難だったのと同じで、それを導入するのに必要な医療の専門知識とツールも不足していた。この問題はパンデミックによって何倍にも悪化する。

本書で繰り返し登場するテーマは、パンデミック予防とより広い意味での国際保健の向上、そのどちらかを選ぶ必要はないということだ。このふたつは互いに補強しあう。その典型例がこれだ。ヘワテレが取り組んでいるように、僕らがいい仕事をして、酸素やその他のツールを世界の保健制度に整えておけたら、もっと多くの医療従事者が必要なものを使い、肺炎や早産のような日常の問題に対処できるようになる。そしてパンデミックになりかねないアウトブレイクなどの危機のときには、このツールと専門知識を使って命を救い、保健制度全体が押しつぶされないように病気を食い止めることができる。それぞれがもう一方をさらに強化するわけだ。

人類にとって病気の治療は、まったく新しいことではない。植物の根、薬草、その他の天然素材を治療薬として使う習慣は古代までさかのぼる。九〇〇〇年ほど前には現在のパキスタンで、石器時代の歯医者が火打ち石のかけらで患者の歯に穴をあけている。[14] 古代エジプトの医師で科学者イムホテプは、およそ五〇〇〇年前に二〇〇の病気の治療法を挙げているし、ギリシアの医師ヒポクラテスは、二〇〇〇年以上前にクロヤナギの樹皮から抽出した一種のアスピリンを処方していた。[15]

しかし自然界で見つけたものから抽出するのではなく、実験室で薬を合成できるようになったのは、ここ二〇〇年ほどのことにすぎない。最初期の薬は一八三〇年代に合成された。それぞれ独自に研究をしていた数人の科学者と医師がみな、クロロホルムをつくることに成功したのだ。これは強力な麻酔薬および鎮静薬で、たとえばヴィクトリア女王が出産の痛みに耐えられるよう手助けするためにも使われた。

薬が発明されるのは、進取的な科学者がそれを目指した結果のこともあるが、まったくの偶然の場合もある。たとえば一八八六年、ストラスブール大学で化学を専攻するふたりの若い学生が、解決を目指してすらいなかった問題の解決策をたまたま発見した。[16] ふたりの指導教授は、タールをつくるときに副産物としてできるナフタレンという物質を使って人間の回虫症を治療できないか調べていた。ふたりがナフタレンを投与すると、驚くべき結果が出る。虫は駆除されなかったが、患者の熱が下がったのだ。何が起こったのかさらに詳しく調べたところ、実はナフタレンはまったく使っていなくて、当時はよく知られていなかったアセトアニリドという薬を使っていたことがわかった。薬剤師からまちがって手渡されていたのだ。

すぐにアセトアニリドは解熱剤として、また鎮痛薬として市場に出たが、医師は残念な副作用があることを発見した。肌が青くなる患者がいたのである。さらなる研究ののち、肌が青くならずに恩恵をすべて得られる物質をアセトアニリドからつくれることがわかった。その物質はパラセタモールと呼ばれ、アメリカではアセトアミノフェンとして知られていて、みなさんの家の薬箱にもあるかもしれないタイレノール、ロビタシン、エキセドリン、その他一〇をこえる製品の有効成分になっている。

現代でも薬の発見は、いまだにすぐれた科学と幸運の両方にかかっている。残念ながら、アウトブレイクがパンデミックに向かいつつありそうなときには、運をあてにしている時間はない。可能なかぎり早く、COVIDのときよりずっと早く治療薬を開発して試験する必要がある。

そうした状況に陥ったと想定してみよう。新しいウイルスが地球全体に広がりかねない様相を呈していて、治療薬が必要だ。科学者はどうやって抗ウイルス薬の開発に取りかかるのか。

最初のステップはウイルスの遺伝コードをマッピングし、その情報を武器にして、ウイルスのライフサイクルで最も重要なタンパク質を突きとめることだ。最も重要なこれらのタンパク質は標的《ターゲット》と呼ばれる。治療薬を探すのは、つまるところターゲットに本来の働きをさせないようにするものを見つけ、そうすることでウイルスを打ち負かそうとすることだ。

一九八〇年代までは、有望な化合物を見つけようとする研究者は、探しているターゲットについての最低限の理解だけでなんとかしなければならなかった。手もとの情報にもとづいて可能なかぎり最善の推測をし、実験によってそれが正しいか確認する。たいてい正しくないので、次の分子に取りかかる。しかしこの四〇年で「構造に導かれた発見（structure-guided discovery）」と呼ばれる分野が進歩し、正しい薬を見つけるのに使えるツールがはるかに向上した。

構造に導かれた発見では、候補の化合物を一つひとつ実験室で試験するのではなく、科学者がコンピュータをプログラミングし、そのウイルスが機能し成長するのを助ける部分の３Ｄモデルをつくって、ターゲットを攻撃する分子を設計する。化合物を探す作業を研究室での実験から構造に導かれた発見へと移行させるのは、チェスをボード上でやる代わりにコンピュータ上でやるようなものだ。ゲームはやはり実行されるが、物理的な空間ではおこなわれない。それにチェスと同じで構造に導かれた発見も、コンピュータの処理能力が高まり、人工知能が進歩するのにともなって高度化されてきた。

ファイザーが二〇二一年終わりに発表した抗ウイルス薬〈パキロビッド〉ではこんなふうに機能した。科学者はまずＣＯＶＩＤがどうやって人間の細胞の一部を乗っ取り、自分のコピー（タンパク質の構成要素であるアミノ酸配列）をつくっているのかを突きとめた。この知識を使って、おとり捜査をする秘密捜査員のような分子を設計する。それはＣＯＶＩＤがコピーしようとしているアミノ酸配列にそっくりだが、配列の重要な部分が欠けていて、ウイルスの複製に混乱を生じさせる。混乱を生じさせることのできる段階はいくつかある。抗ウイルス薬のなかで群を抜いて最大のカテゴリーである抗ＨＩＶウイルス薬の場合、複製の各段階で攻撃をしかける分子が存在し、それを三つ組み合わせることで、ウイルスが変異してもその三つすべてが同時に機能停止させられる可能性はきわめて低くなる。

現在、科学者は仮想実験をコンピュータ上で非常にすばやく実行できるが、やはり実物が必要になることもある。実験室で化合物をウイルスのタンパク質とつきあわせ、何が起こるか確認する必要があるからだ。しかし技術によってこの方法も変化している。

ハイスループット・スクリーニングと呼ばれるプロセスでは、ロボットを使って何百もの実験を同時に実行でき、化合物とタンパク質を混ぜてさまざまな方法でその反応を測定できる。ハイスループット・スクリーニングによって、いまや企業は何百万もの化合物をわずか数週間で試験できるのだ。普通なら人間のチームが何年もかけて完了させる作業である。大手製薬会社の多くは数百万の化合物を集め蓄積している。一つひとつのコレクションが図書館だとしたら、ハイスループット・スクリーニングは棚の本を順序立てて高速ですべて検索し、探していることばを見つける方法だといえる。

仮にうまく合致するものがなかったとしても、つまりよい治療薬になりそうな既存の化合物がなくても、その情報自体が役に立つ。既存の化合物を早く除外できればできるほど、科学者は新しい分子をつくる作業に早く着手できる。

どのような方法を使ってであれ、有望な化合物が見つかると、科学者チームがそれを分析して さらなる検討の価値があるかどうかを判断する。価値があるとわかったら、医薬品化学者からなる別のチームが、その化合物の最適化を試みる。そのプロセスは風船を押しつぶすのと少し似ている。その化合物の効力が大きくなるように、ある方向に手を加えるわけだ。しかし、よく効くようになることで、より有毒にもなるとわかることもある。

この予備調査の段階で有望な候補を見つけたら、前臨床段階に一、二年を費やし、有効量を投与したときにその候補が安全なのか、期待される反応が実際に動物で引き起こされるかどうかを調べる。それにふさわしい動物を見つけるのは意外にむずかしい。人間と同じように薬に反応するわけでは必ずしもないからだ。研究者のあいだにはこんな格言がある。「ラットは嘘をつき、サルは誇張し、フェレットははぐらかす」

前臨床段階がすべてうまくいけば、プロセスのなかで最も危険で最も費用のかかる段階に移る。人間での臨床試験だ。

一七四七年五月、ジェイムズ・リンドという名の医師が、イギリス海軍の船ソールズベリー号に船医として乗船していた(17)。そして、壊血病を患う船員の数に恐れをなす。壊血病は筋力低下、倦怠感、皮膚からの出血を引き起こし、やがて死をもたらす病気だ。当時はだれも壊血病の原因を知らなかったが、リンドは治療薬を求め、さまざまな選択肢を試して、その結果を比較する。
リンドは、同じような症状を抱える一二人の患者を船上で選んだ。食べていたものはみんな同じだ。朝は砂糖で甘みを加えたオートミールのかゆ、夜はマトンのスープか大麦とレーズンである。しかしリンドは、彼らに異なる治療薬を与えた。ふたりには毎日、りんご酒を一クォート（約一・一リットル）飲ませた。ほかのふたりには酢を与える。ほかの患者のペアには、それぞれ海水（かわいそうな人たちだ）、オレンジとレモン、病院の医師が調合した薬、硫酸エリキシルとして知られる硫酸とアルコールを混ぜたものを与えた。

うまくいったのは柑橘類による治療薬だ。それを与えられたふたりのうちひとりは六日で仕事に戻り、もうひとりも早く回復して、残りの患者の世話をはじめられるほどになった。その後も五〇年近く、イギリス海軍は船員の食事に柑橘類を必須にはしなかったが、リンドは壊血病の治療薬について最初のきちんとしたエビデンスを見つけたわけだ。それに、現代においては比較臨床試験として知られている試験も初めて実施したことになる。*

リンドの実験につづいて、臨床試験におけるほかのイノベーションも起こる。一七九九年には偽薬《プラセボ》の使用、一九四三年には最初の二重盲検試験（だれがどの治療薬を投与されているか患者も医師も知らない試験）がはじまり、第二次世界大戦中のナチスによる恐ろしい実験が発覚したのち、一九四七年には試験参加者の倫理的な扱いについて最初の国際的な指針ができる。

アメリカでは二〇世紀に一連の法律と判決によって徐々に現在の試験と品質保証の制度がつく

られていった。いまここで検討している新しい病原体に対する仮説上の治療薬は、このプロセスを経る必要がある。これは通常どう機能するのか、段階を追って見ていこう。

第一相試験。政府の規制当局（アメリカではＦＤＡ）から人間で臨床試験をおこなう許可を得て、数十人の健康な成人参加者を対象とする小規模の試験からはじめる。薬が副作用を生むかどうか確認し、望む効果は生むけれど患者が体調を崩すほどではない投薬量を見きわめることを目指す（抗がん剤のなかには、健康な人に投与するには有毒すぎるため、すでにがんを抱えている参加者だけで試験するものもある）。

第二相試験。すべてがうまくいき、薬が安全だとわかったら、より規模の大きな試験へすすむことを許される。ここでは目標母集団、つまり病気にかかっている人やほかの条件に合致する人からなる数百人の参加者に投与し、薬が期待どおりの働きをする証拠を探す。理想をいうと、第二相試験の終わりの時点で、薬が効くことと正しい投薬量がわかっているのが望ましい。次の段階は費用が非常にかさむので、成功の可能性が高くなければ先にすすまないほうがいい。

第三相試験。ここまですべてうまくいったら、さらに数百人、ときには数千人の病気にかかっている人が参加する大規模な試験をおこなう。参加者の半分は新薬候補を投与され、残りの半分

＊壊血病はビタミンＣの不足によって引き起こされるといまではわかっている。リンドが試験をはじめた五月二〇日は、「世界臨床試験の日」に指定されている。

はその病気への標準的な治療薬か、治療薬がまだなければプラセボを与えられる。この試験は、次章で説明するワクチンの第三相試験と比べるとずっと規模が小さい。治療しようとする病気にすでに全員がかかって体調を崩しているので、薬が効いているか否かがはるかに早くわかるからだ（すでに市場に治療薬がある場合は、もっと多くの参加者を集めなければならない。新薬が競合品と少なくとも同じぐらい有効であることを示す必要があるからだ）。

第三相試験のもうひとつのハードルが、じゅうぶんな数の参加者を見つけ、使用する可能性のあるすべての人に新薬候補が安全で有効であると確認することだ。当然ながらこの段階では、病気にかかっていない人に薬の候補を投与する意味はないので、病気にかかっている人を見つける必要があるが、第3章で取りあげた理由から、そうした人を見つけるのは簡単ではなく、病気にかかっているだけでなく新薬の試験にもすすんで協力してくれる人となるとなおのことだ。それに年齢から人種、健康全般まで、あらゆることがその人の身体での薬の効き方に影響しかねないので、数多くのさまざまな人が薬にどう反応するかを調べるのが重要である。臨床試験のために多様な患者を集める作業のほうが、試験そのものより時間がかかることもある。

規制当局の承認。第三相試験を終え、薬が安全で有効だと判断したら、規制機関に戻って承認を申請する。申請書は通常、数十万ページに及び、アメリカではＦＤＡによる審査に一年、あるいは申請書に懸念事項があればそれ以上かかることもある。その薬をつくる工場も規制機関によって視察を受け、薬びんに貼りたいラベルとパッケージに入れる印刷物も審査される。承認を受けたあとも、特定の集団の人を対象にさらなる試験をおこなうよう求められることがある。いずれにせよ規制当局は生産ラインの検査をつづけ、製造されている薬が安全で純粋でよく効くものであるよう確実を期す。またその薬の使用者が増えていくなかで副作用に目を配りつづけ（きわめてまれな問題は、多くの人が使用して初めてわかることがある）、病原体がその薬への耐性を高めている徴候がないか警戒する。

これがパンデミックでない平常時の仕組みだ。COVIDのような緊急時には、これがはるかにすばやくおこなわれる必要がある。アメリカ政府およびその他の資金提供者は、新薬候補の第一相試験が終わる前に第三相試験の一部に資金を提供していた。第三相試験は非常に多くの人が参加し、プロセスのなかで最も費用がかさむ段階である。科学者も薬の安全性のかなめの側面は維持しつつ、緊急時に肝心とはいえない側面を調べるのは先送りにした。自動車が途中で爆発することなく目的地にたどり着けることは証明するが、燃費や雪道でのタイヤの性能についてはややはっきりしない、という状態に似ている。

COVID初期の治験では、試験の標準的な実施計画書《プロトコール》がほとんどなく、各国のなかですら収集するデータについての取り決めがほぼ存在しなかった。そのために多くの時間と労力が無駄にされ、同じ製品についてうまく設計されていない臨床試験が複数おこなわれながらも、決定的なエビデンスが得られなかった。多くの場合、ある場所でプロトコールがつくられて試験用に承認されても、その場所での感染者数がすでに非常に少なくなっていて、もはや試験を効果的におこなえなかった。前もって試験へのアプローチを標準化し、試験がうまく設計され、複数の場所でおこなわれて、できるだけ早く決定的なエビデンスを示せるようにしておく必要がある。うまくいった数少ない試験のひとつが、デキサメタゾンなど多数の薬を調べたイギリスのＲＥＣＯＶＥＲＹ試験だ。この試験は六週間未満で準備が整い、一八五の場所で四万人が参加して実施された。(18) ＲＥＣＯＶＥＲＹ試験は、〈ＣＯＶＩＤ－19セラピューティクス・アクセラレーター〉*という新プロジェクトが支援した数多くの取り組みのひとつである。このプロジェクトは、ＣＯＶＩＤの治療薬を見つけるプロセスをスピードアップさせ、何百万回分もの投与量を低・中所得の国の人びとが利用できるようにすることを目的としていた。ＲＥＣＯＶＥＲＹは治験を調整する手助けをし、アクセラレーターも新しい診断ツールの開発を助けて、そうした試験への参加資格があるかもしれない人を見つけやすくした。二〇二一年末の時点で、支援者たちはこの取り組みに三億五〇〇〇万ドルをこえる資金を提供している。

新しいアイデアのなかには、規制当局が許容する限界を押し広げるかもしれないものもある。ひとつは検査で陽性反応が出た人に即座にテキストメッセージを届け、その人のような参加者が必要とされる臨床試験に加わる機会を与えるアイデアだ。「参加する」ボタンをクリックするだけで手続きがはじまる。参加者に選ばれたら、研究中の治療薬かすでに使われている治療薬を使用できるようになり、臨床試験のスピードアップに貢献できる。僕が実現を望んでいる別のイノベーションもある。規制当局への提出書類を標準的な形式でクラウドにアップロードし、世界中のすべての規制当局がそれを閲覧できるようにして、重複を避けるというものだ。またとりわけアメリカでは、患者のカルテに標準的な形式を採用すれば、治験の参加者候補を見つけやすくなるなど、多くの恩恵があるだろう。

新しい治療薬の試験プロセスを単純化し短縮する方法は、ほかにもいろいろとある。論争の的になっているヒト・チャレンジ試験というものもそのひとつだ。この試験はすでにマラリア治療薬で使われている。参加者はマラリア原虫に感染させられることに同意し、研究者が新しい薬、抗体、ワクチンの潜在的な効果を試験できるようにするのだ。これが倫理的に問題ないのは、健康な成人を対象におこない、体調が悪くなりはじめたらすぐに有効な抗マラリア薬で治療するからだ。ヒト・チャレンジ試験によって、マラリアの治療薬とワクチンの研究は劇的に加速した。人が自然に病気にかかるのを待つことなく、新製品が効くかどうかを調べはじめることができるからだ。

若くて健康な成人へのリスクがきわめて低く、有効な治療薬があって症状が出はじめたら参加者にそれを与えることができる場合、ＣＯＶＩＤのようなウイルス感染症であっても同様の選択肢ができる。科学面の課題を克服し、倫理面の問題を乗りこえられれば、ヒト・チャレンジ試験を慎重におこなうことで、病気の初期段階にいる高リスク患者を見つけて実施しなければならな

＊当初はウェルカム・トラスト、マスターカード、ゲイツ財団によって立ちあげられた。

い複雑な研究の多くが必要なくなり、研究者は新しい治療薬候補の有望性を迅速かつ早期に把握できる。

さて、新しい病原体の仮説上の例に戻ろう。治療薬を開発し、試験をしてそれが安全かつ有効であることを証明し、製造と販売の許可を得た。次は製造をはじめる段階だ。小分子の薬をつくるのは抗体をつくるより簡単で、抗体をつくるのは一般にワクチンをつくるより簡単だ。その理由は次章で説明するが、それでも少し時間を割いて、製造の規模を拡大する際の課題をおさらいしておいたほうがいいだろう。

まず化学者のチームが化学物質と酵素を使って一連の反応を引き起こし、医薬品有効成分と呼ばれる薬の重要部分を安定してつくる方法を見つける。最善の方法では一〇もの異なる段階をふむことがある。化学者のチームが特定の成分から出発し、それらのあいだで反応を引き起こして副産物を手に入れ、その一部を使ってまた別の反応を引き起こす、といったことをつづけて、やがて探している医薬品有効成分を見つけるのだ。そしてそれを患者が身体に入れられるかたちに変える。錠剤にしたり、鼻腔用スプレーにしたり、注射にしたりといった具合だ。

小分子の薬の場合、品質管理はワクチンより簡単だ。製品は生物ではなく単なる一連の分子なので、分析ツールを使って必要な原子がすべて正しい場所にあるか確認できる。

これは、国際保健における公平に関心をもつあらゆる人への天からの贈り物である。過去数十年間でこの分野にもたらされた最も重要なイノベーションのひとつにつながったからだ。高品質、低コストで命を救う薬をつくるのに力を注ぐ、ジェネリック医薬品メーカーである。

かつては新薬を発明する会社は、比較的高所得の国にあった。新製品の開発には多大な費用がかかるため、それらの企業は豊かな国が支払える高い値段で薬を売ることで、できるだけ早く費用を回収しようとする。コストを下げるために製造工程に手を加えるのは（たとえば必要な段階を減らすのは）意味がない。それをするには規制プロセスの一部をまた経なければならないし、仮に実行したとしても、製造コスト全体のごくわずかしか削減できないからだ。そのため発展途上国には高すぎる値段のままになることがあり、それが理由で、豊かな国で広く使われている薬が貧しい国に届くまでに何十年もかかることがある。

そこで登場するのが低コストのジェネリック医薬品メーカーだ。ひとつにはそれらのメーカーの役割は、豊かな国で広く利用されているのと同じ薬やその他の命を救う発明品を貧困国の人びとも利用できるようにすることにある。*

ジェネリック医薬品は二〇年ほど前に国際保健の世界に登場した。当時、命を救うＨＩＶの薬はブラジルや南アフリカといった国には高すぎ、ＨＩＶを抱えた何百万もの人には手が届かなかった。そこでジェネリック医薬品メーカーが薬を複製しはじる。薬を発明した企業の知的所有権

＊みなさんが服用する処方薬の一部が、はるかに安いバージョンで手に入ることがあるのも、ジェネリック医薬品メーカーのおかげだ。

は侵害されたが、それらの国の政府は、もともとの薬の特許権を守る措置をほとんどとらなかった。当初、特許権者はそれに抗議したが、段階的な価格設定をするほうがうまくいくと気づき、最終的に譲歩する。特許権者は薬の情報を低コストのジェネリック医薬品メーカーに提供し、特許権使用料を払わずに発展途上国で販売することを許したのだ。この段階的な価格設定の方法では、富裕国で最も高い値段をつけ、中所得国ではそれより安い値段をつけて、低所得国では製造コストをわずかに上まわるだけの可能なかぎり安い値段をつける。

ひとつの問題は、薬が一度ジェネリックになると、製造コストを減らすインセンティブがほぼなくなることだ。改善を施しても、すぐにほかの企業にまねされるからである。この問題を解消するには、支援者が専門家を雇い、最適化の仕事と新しいプロセスを実行に移すための初期費用に資金を提供すればいい。たとえば二〇一七年にはゲイツ財団と多数のパートナーが支援して、効果を高めたＨＩＶ混合薬のジェネリック版をつくった。この仕事が可能になったのは、薬を発明した製薬会社から無償の使用許諾を得たおかげだ。

ジェネリック医薬品メーカーがコストを大幅に下げられたため、現在、低・中所得の国でＨＩＶの治療を受けている人は、八〇パーセント近くがこの改良された混合薬を使っている。新しい薬は以前の治療薬よりもずっと低用量で効き、錠剤も小さいので、はるかに服用しやすい。それに副作用も少なく、薬剤耐性ができる可能性も低い。

もちろんジェネリック医薬品ビジネスにはマイナス面もある。価格を下げ、利ざやが小さくなるにつれて、本来なら維持すべき品質を保たないメーカーもいくつか出てきた。しかしそれらは例外であり、低コスト、高品質、大量生産のジェネリック医薬品メーカーのプラスの影響はいくら強調してもしすぎることはない。モルヌピラビルが有効な抗ウイルス薬であることが研究で証明される何カ月も前から、メルク社はすでにインドの複数のジェネリック医薬品メーカーと使用許諾契約の交渉をしていた。そのジェネリック版を製造し、インドおよび一〇〇をこえるほかの低・中所得の国で販売することを許可する契約である。製造コストを下げる方法を研究者が開発し、ほかのさまざまな組織がジェネリック医薬品メーカーの手助けをして薬をつくる準備を整えて、WHOへの承認申請をした。二〇二二年一月、モルヌピラビルのすぐれた試験結果が発表されたわずか二カ月後に、ジェネリック医薬品メーカーは一一〇〇万回分を低・中所得の国に供給する。これは第一弾で、今後はるかにたくさん製造されることになる。

ジェネリック医薬品メーカーは、低・中所得の国の人が使う薬の大部分を製造している。*[19] WHOのマラリア計画は、おもにジェネリック医薬品メーカーと協力して仕事をしているが、その推定によると最終的には薬をほかでは得られなかったであろう二億人がマラリア治療薬を入手するのを助けることになる。[20] アメリカでも、処方箋に従って調剤されるすべての薬の九〇パーセント

＊ジェネリック医薬品メーカーの例をいくつか挙げよう。ドクター・レディーズ・ラボラトリーズ、オーロビンド、シプラ、サン（いずれも本拠地はインド）、テバ（イスラエル）、いまはヴィアトリスとサンドの一部であるマイラン（アメリカおよびヨーロッパ）などだ。

がジェネリック医薬品だ[21]。

抗体をつくるのも、薬をつくるのと同じぐらいすんなりいけばいいのにと思う。僕らがここでやっつけようとしている仮説上の病気への抗体をつくるには、その病気にかかって生きのびた患者を見つけて採血し、この特定の感染症と闘うために身体がつくった抗体を見つける必要がある。血液にはその患者がこれまでに遭遇した実質上すべての病気への抗体が含まれているので、探している抗体を分離するには、少量の血液にウイルスを導入し、どの抗体がそれにくっつくかを観察して調べなければならない。ウイルスにくっつくものが探している抗体だ（これに代わるやり方として、同じプロセスをヒト化マウスの血液を使っておこなう方法がある。ヒト化マウスは、ヒトの細胞や組織を移植されたマウスだ）。

しかるべき抗体を分離したら、それを数十億回コピーする必要がある。これはおそらくCHO細胞プラットフォームでそれを増やすことでおこなう。そのプラットフォームは、もちろんおわかりのとおりチャイニーズハムスターの卵巣（Chinese Hamster Ovary）の細胞からできている。

その細胞が便利なのは、とりわけ頑丈で、いつまでも保っておくことができ、急速に増やせるからだ。現在、世界中で使われているもののほとんどは、コロラド大学医学部のセオドア・パックという遺伝学者が一九五七年につくった細胞株のクローンである。パックはメスのハムスターを一匹手に入れていた。中国国内の第二次国共内戦で共産党が国民党を駆逐しつつあるなか、一九四八年に同国からひそかにもち出されたものの子孫である。

残念ながらＣＨＯプラットフォームでは、パンデミック時のニーズの大部分を満たせる速度で抗体をつくることはできない。世界では毎年、五〇億～六〇億回分のワクチンがつくられるが、抗体はわずか三〇〇〇万回分しかつくられない。ＣＨＯ抗体はつくるのに高い費用もかかる。現在、製造にかかる費用は患者ひとり分あたり七〇～一二〇ドルで、多くの低・中所得の国には高すぎる。しかし科学者はこうした問題の解消法を模索している。

たとえば、抗体をもっと効率的につくる宿主細胞を探している科学者もいる。ほかにも、よりピンポイントで効く抗体を見つけ、患者ひとりあたりに必要とされる量を減らす方法を研究している人もいる。まだ商業化されていないが、コストを一回分三〇～四〇ドルほどまで下げるアイデアもすでに試されている。しかし理想をいえば、コストを一〇分の一にしてひとり分あたり一〇ドル未満に抑え、同じ時間で一〇倍の回数分をつくるのが望ましい。この目標を達成するには数々の改善が必要だが、そうした有望なツールができれば、世界中でさらに多くの人を助けられるようになる。

企業は変異株の問題への解決策も考えている。ひとつの方法は、異なる変異株のあいだでも変化しないウイルスの部分をターゲットにする抗体をつくることだ。つまり、もともとのウイルスと同じぐらい変異株にも効く抗体である。もうひとつの方法は、ウイルスの異なる部分を攻撃するさまざまな抗体を混ぜ、ウイルスが抗体への耐性をつけないようにするものだ。

僕らが治療薬をつくろうとしている仮説上の病気に戻ろう。治療薬が承認されて、大量に製造できるようになったとする。では、必要とする人みんなにそれが実際に届くようにするには、どうすればいいのか。

仮にコストが低くても、一部の国はすべての人に行き届くだけの量を確保するのに援助が必要だろう。数十年にわたって低・中所得の国は、薬を購入して届けるためにさまざまな組織から支援を受けてきた。大きな成果をあげているユニセフのことは、おそらく聞いたことがあるはずだ。それほどよく知られていない組織が〈グローバル・ファンド〉で、HIV、結核、マラリアと闘う薬やその他のツールを購入できるよう、いろいろな国を手助けしている。グローバル・ファンドは現在、そうした取り組みにおいて世界最大の資金提供者であり、一〇〇をこえる国に手を差しのべていて、二〇二〇年には範囲を広げてCOVID関連の物資も対象に加えた。

当然ながら、こえなければならないハードルはコストだけではない。安価な治療薬ができても、必要とする患者のもとへそれを届けるのがむずかしいこともある。それに、患者は正しいときに正しい治療を受けなければならない（思いだしてほしい。たとえばmAbや抗ウイルス薬は症状が出た直後に投与する必要があり、一方でデキサメタゾンのようなステロイドの使用がふさわしいのは病気のもっとあとの段階、つまり患者が重症化したときだけだ）。

さらには、薬のパッケージのようなごく基本的と思われることが妨げになり、人びとがそれを使うのをしぶることがある。ＨＩＶの薬のなかには、感染をそもそも予防するのを助けるものもあり、この方法は曝露前予防と呼ばれるが、ＨＩＶ陽性だと思われるのを恐れてエイズの薬を使いたがらない人も多い。この問題は解決できるが、それには手間がかかる。見た目が異なる錠剤をいきなりつくりはじめることはできないからだ。錠剤のかたち、大きさ、さらには色まで、すべての要素を試験する必要がある。

低所得国の人びとに届けるには、さらなる障壁がある。大きな利益を期待できる市場に新薬を出すとき、企業はそれに先立ち何年もの時間をかけて、どうすればしかるべき患者をターゲットにできるか考え、医療従事者が新薬を使えるように訓練を施す。* それどころか、薬そのものを開発して製造するのにかかるのと同じぐらいのお金をこの仕事に費やすこともある。しかし、薬を必要とする人のほとんどが貧困国で暮らしている場合には、企業はこの下準備に時間やお金をほとんどかけない傾向にある。大きなアウトブレイクやパンデミックのときには、状況はさらにひどい。早い段階で供給者や患者と連絡をとる時間がほとんど、あるいはまったくないからだ。したがって人びとが新しい薬をすぐに受け入れなかったり、使い方のことで混乱したりするのも驚きではない。

＊一部の企業がオピオイドでしたように、ときにはやりすぎることもある。

次の大きなアウトブレイクのときには、ＣＯＶＩＤのときよりもよい治療薬の選択肢があるだろうと僕は確信している。それを実現するにあたって鍵になるのが薬剤化合物の大規模ライブラリーだ。それをスキャンすることで、新しい病原体に効く既存の治療薬がないかすぐに確認できる。そうしたライブラリーはすでにいくつか存在するが、もっとたくさん必要だ。そのためにはかなりの投資をして、学界、産業界、最新のソフトウェア・ツールを結集させる必要がある。

ライブラリーはさまざまな種類の薬をカバーする必要があるが、最優先すべき種類がいくつかある。僕の考えでは、最も有望なのは汎ファミリーおよび広域スペクトル治療薬と呼ばれるものだ。さまざまなウイルス感染症を幅広く治療できる抗体や薬で、パンデミックを引き起こす可能性の高いものにとりわけ効果がある。また、自然免疫として知られるものを活性化させるよりよい方法も見つけられるといい。自然免疫は免疫系の一部で、外からの侵入者を見つけたらわずか数分後あるいは数時間後に動きだす身体の防御の最前線である（この対極にあるのが適応免疫反応で、これまでに遭遇した病原体を記憶し、それをかわす方法を知っている部分だ）。自然免疫反応を高めることで、薬は感染が本格化する前に身体がそれを食い止めるのを手助けできる。

こうした有望な方法を実現するには、さらなる資金を投入し、さまざまな危険性の高い病原体がいかに人間の細胞と作用しあうかを理解する必要がある。科学者はそうした相互作用を模倣する方法を研究し、アウトブレイクのときにどの薬が効くかすぐに把握できるようにしようとしている。数年前、僕は「肺チップ」のデモを見た。これは手でもてる大きさの実験用装置で、肺と同じように動き、さまざまな薬、病原体、ヒト細胞がどう影響しあうのかを研究者が調べられる。

人工知能と機械学習の進歩によって、いまはすでに知られている病原体の弱点をコンピュータを使って見つけることができるので、新しい病原体が現れたときにも同じことができるだろう。これらの技術によって、そうした弱点を攻撃する新しい化合物を探す作業もスピードアップしている。じゅうぶんな資金援助があれば、場合によってはエピデミックに先がけて、さまざまなグループが最も有望な新しい化合物の第一相試験を終えることができるだろうし、ターゲットがどんなものかわかれば、少なくともすぐに製品化できる糸口をいくつか確保しておけるだろう。

まとめよう。治療薬はＣＯＶＩＤから僕らを救ってはくれないが、命を助け、将来のアウトブレイクによって医療システムが機能不全に陥るのを防ぐのにおおいに役立つと期待できる。しかしその可能性を最大限に発揮させるには、必要な研究と制度に資金を投じ、治療薬をはるかに迅速に見つけて、必要とする人がどこにいようとそれを届けられるようにしなければならない。うまくこれをできるようになれば、次に世界がアウトブレイクに直面したときには混乱を最小限に抑え、何百万もの命を救うことができるだろう。

第6章　ワクチンづくりに備える

数十億人が少なくとも一度はＣＯＶＩＤワクチンの接種を受けたいま、状況が人類に不利なのは忘れられがちだ。状況は実に不利である。

科学者が複数のＣＯＶＩＤワクチンの開発を成功させたのは、それ自体、病気の歴史のなかで異例のことだ。およそ一年でそれを成し遂げたのは奇跡的である（左ページ図）。

製薬会社はデータを熱心に追いかけていて、薬やワクチンの候補を人間に使用するための困難な承認プロセスをすべてクリアできる可能性を評価する手段をもっている。この評価は「技術上および規制上の成功確率」（ＰＴＲＳ）と呼ばれ、同じような製品がすでに成功しているかなど、いくつかの要因によって決まる。すでに承認されているワクチンとほぼ同じ仕組みで機能するワクチンを試験するのであれば、成功の可能性は高くなる。

過去の実績を見ると、ワクチン候補の成功可能性は平均六パーセントである。*(1) つまり一〇〇の

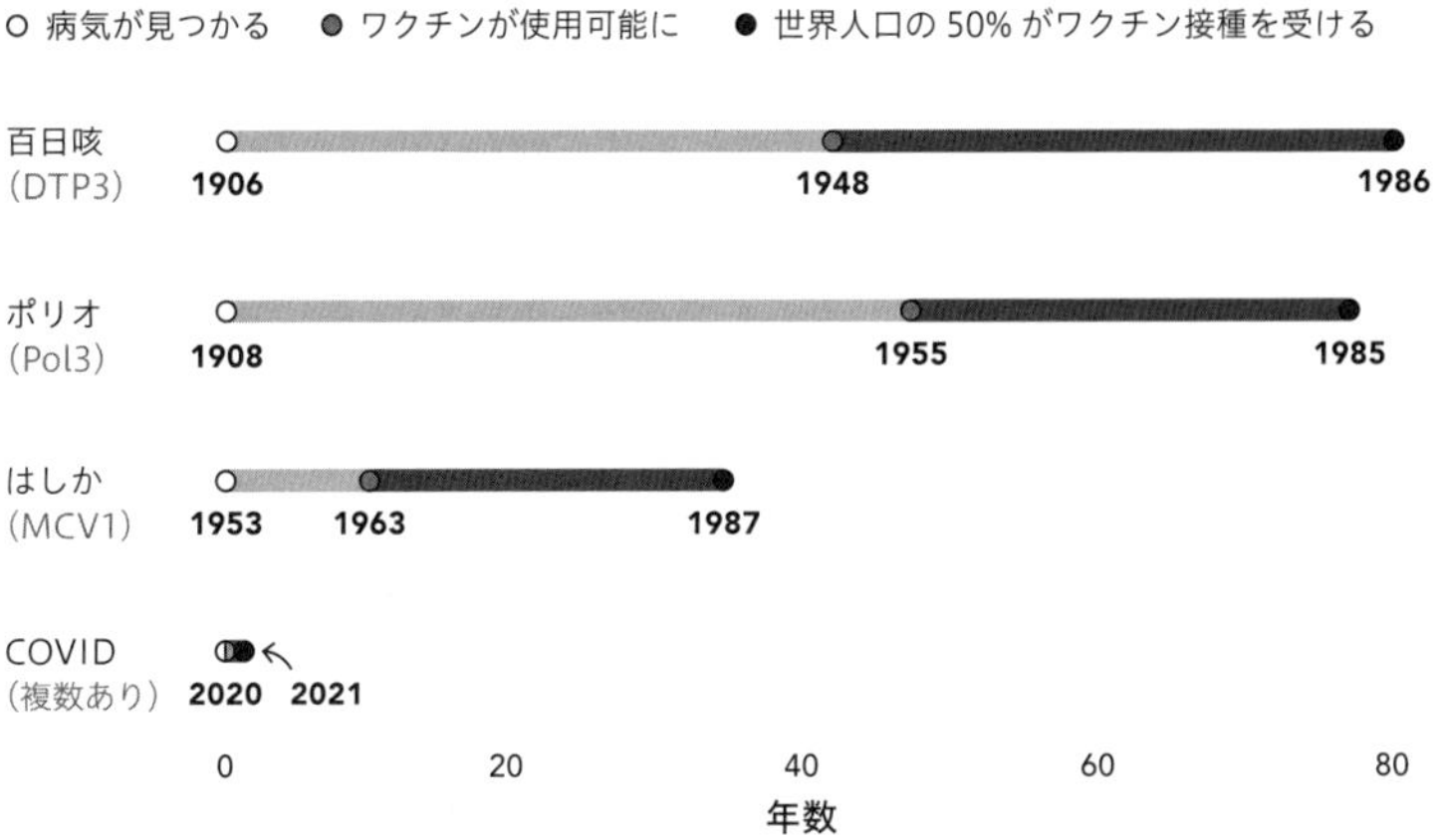

COVID ワクチンは信じられないほど早く開発された　科学者がこのウイルスへの安全で有効なワクチンをつくるのには、わずか１年しかかからなかった。それに比べて、百日咳が発見されてから世界人口の 50 パーセントに予防接種を受けさせるまでには 80 年かかった（出典：Our World in Data）。[2]

候補から出発したとすると、規制当局の承認を完全に得られるのは、そのうち六つだけということだ。ほかはさまざまな理由で失敗に終わる。じゅうぶんな免疫ができなかったり、必要とする決定的な結果が臨床試験で得られなかったり、思わぬ副反応があったりといった具合だ。

もちろんこの六パーセントという数字は平均にすぎない。実証ずみの方法を使ってつくる薬やワクチンの成功可能性は、数パーセント高くなる。新しい方法を試す場合には数パーセント低くなる。まずは、基本的なアプローチがうまく機能することを証明しなければならない。その後、そのアプローチを使ってつくる具体的なワクチンが効くことも証明しなければならないかもしれない。数十万人が参加することもある巨大規模の試験をおこなわなければならず、のちに副反応が出ないか数百万人に目を配っておかなければならない。あらゆるところにハードルがある。

さいわいCOVIDは比較的ワクチンのターゲットにしやすい。ひとつには、表面のスパイクがほかの一部のウイルスのタンパク質ほどカムフラージュされていないからだ。そのため、COVIDワクチンの成功率は異様に高くなっている。

とはいえCOVIDワクチンの奇跡のなかで、きわめて過小に評価されていることがある。ワクチンがつくられて承認されたことではない。これまでにつくられたどのワクチンよりも早くつくられて承認されたことだ。

それどころか、僕を含め多くの人が予想を公の場で口にしても構わないと思える期間よりも早く開発されて承認された。二〇二〇年四月、その年の終わりにはワクチンができているだろうと思ってはいたが、僕はブログに二四カ月はかかるかもしれないと書いた。実現しない可能性がそれなりにあるのなら、すぐに成功するという見通しを示すのは無責任だと思ったからだ。六月には、いくつかの有望なワクチン候補の初期データを見たのちに、FDAの元局長が《ニューヨーク・タイムズ》紙にこう語っている。「現実的に見て、たいていの人が言っている一二カ月から一八カ月というのは目安としてかなりいい数字でしょうが、やはり楽観的です[3]」

実現したのは最も望ましいシナリオだ。ファイザーとビオンテックがつくったワクチンは、一二月末に緊急使用の承認を受けた[4]。最初のCOVID感染者が見つかったわずか一年後である。

これがどれだけ早かったのか、それを理解するには、通常のワクチン開発のプロセスを考えてみるといい。実験室で最初に発見し、それが効くことを証明して、承認を受けるには、普通は六年から二〇年かかる。[5] 人間で臨床試験をできるように製品の準備を整えるだけで九年かかることもあり、たくさん時間をかけても成功する保証はない。ＨＩＶワクチンの最初の試験は一九八七年にはじまったが、承認されたものはまだひとつもないのだ。

ＣＯＶＩＤ以前には、ワクチン開発の最速記録は四年だった。このすばらしい偉業を成し遂げたのは、モーリス・ヒルマンという科学者が開発したおたふくかぜのワクチンである。[6] ヒルマンは史上最も多産な部類に入るワクチン製造者だ。現在、アメリカで子どもに推奨されている一四のワクチンのうち、八つをヒルマンとメルク社の彼のチームが開発している。はしか、Ａ型肝炎とＢ型肝炎、水ぼうそうを予防するものなどだ。

一九六三年、ヒルマンの五歳の娘、ジェリル・リンが喉の痛みを訴えた。おたふくかぜにかかったのではないかと考えたヒルマンは、綿棒を使って娘の喉からサンプルをとり、実験室に足を運んでウイルスを分離した。当時おたふくかぜには、認可されたワクチンがまだ存在しなかった。

＊ワクチン候補は、みなさんがまさに想像するであろうものだ。安全で有効なワクチンになる可能性はあるが、まだ開発段階にあるものである。議会や国会で審議されていて、法律になるかもしれないしならないかもしれない法案のようなものだ。

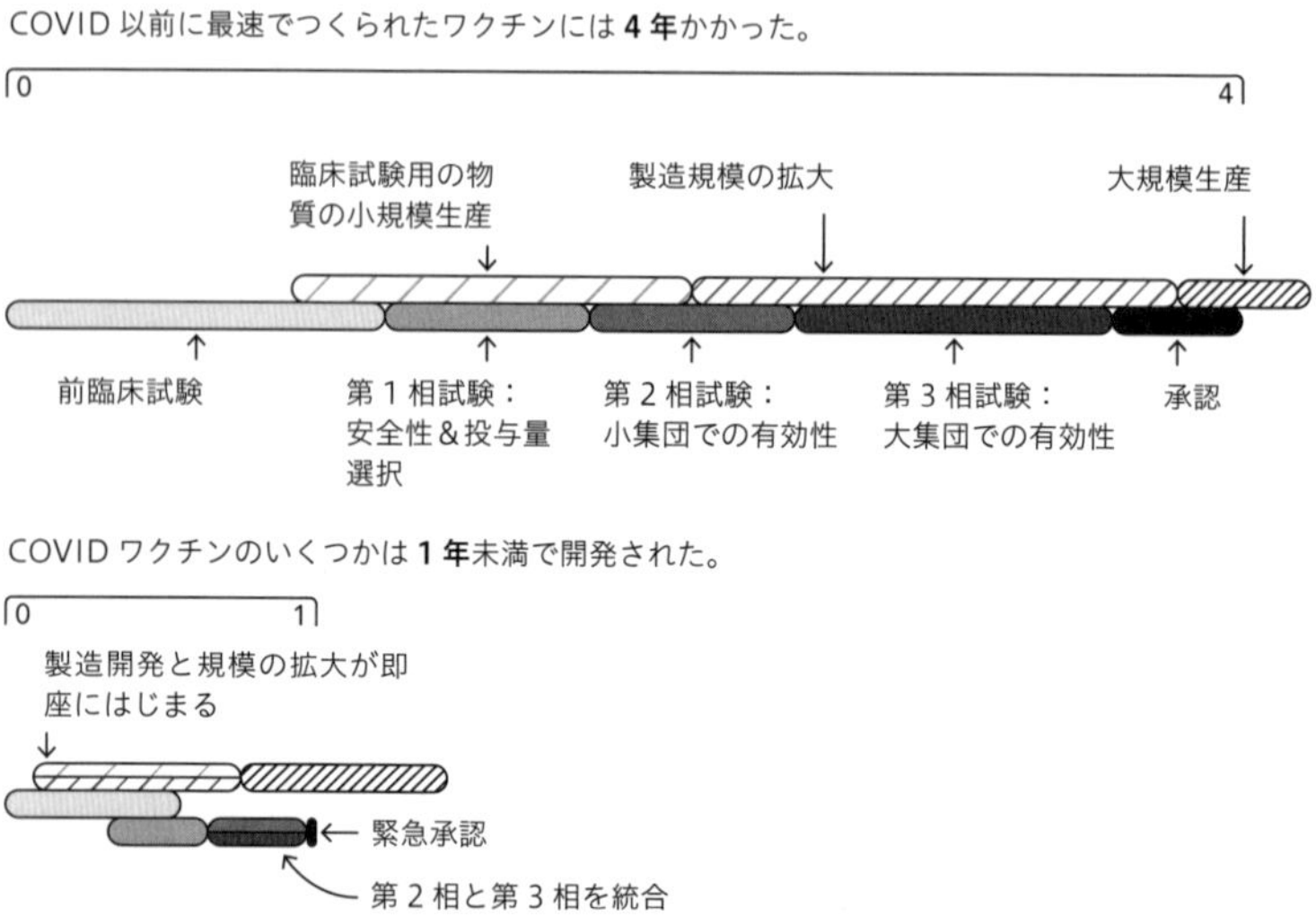

ワクチン製造過程　すべてのワクチンは厳密なプロセスを経て安全性と有効性が確保される。COVID ワクチンのいくつかは、安全性を犠牲にすることなく開発段階を統合することによって 1 年未満でつくられた（出典：NEJM）。[7]

やがてヒルマンはそのウイルスを使い、一九六七年に初の認可ずみおたふくかぜワクチンをつくる。このおたふくかぜのウイルス株はいまでもワクチンをつくるのに使われていて、ヒルマンの娘にちなんで名づけられている。MMRワクチン、すなわち、はしか、おたふくかぜ、風疹のワクチンを受けたことがある人は、ジェリル・リン株をもっている。

　ヒルマンの時代には、ワクチンを四年でつくるのはすばらしい成果だった。ただし彼が比較的迅速に動けたのは、ひとつには同意を得たり質を確保したりする現在と同程度の厳しい倫理基準がなかったからだ。いずれにせよ、アウトブレイクがパンデミックになろうかとしているときには、四年もかかったら大惨事になる。

ここからパンデミック予防に示唆されることははっきりしている。ワクチン成功の可能性を高める必要があり、安全性や有効性を犠牲にすることなく、実験室から出して人間に投与するまでの時間を縮める必要があるということだ。またそれを大量に、きわめて迅速に製造して、病原体が見つかった六カ月後には世界のすべての人が利用できるようにする必要もある。

これは野心的な目標で、「はじめに」で触れたように、突拍子もないと思う人もいるだろう。けれども僕はこれは可能だと確信している。この章の残りの部分では、それがじゅうぶん実現可能であることを示したい。

ワクチンを実験室から出して人に接種するまでには、開発し、承認を受け、大量に製造して、届けるという四つの段階がある。そのなかでプロセスを速められるチャンスがどこにあるのかを見ていきたい。それに、ワクチンをつくって試験するのがなぜそれほどむずかしいのか、なぜそれほど時間がかかるのかも検討する。市場に出せる準備が整うまでの五年ないし一〇年には、実際何が起こっているのか。また、今回は科学者がはるかに迅速に動けた理由も探りたい。先見の明のある計画、ふたりの英雄的な研究者による根気強い研究、少なからぬ幸運をめぐる、とてもおもしろい物語がある。

残念ながら、ＣＯＶＩＤでわかったように、ワクチンをつくって承認を受けるのはひとつの課題にすぎない。完全に異なるもうひとつの課題は、ワクチンを手に入れられる人と手に入れられ

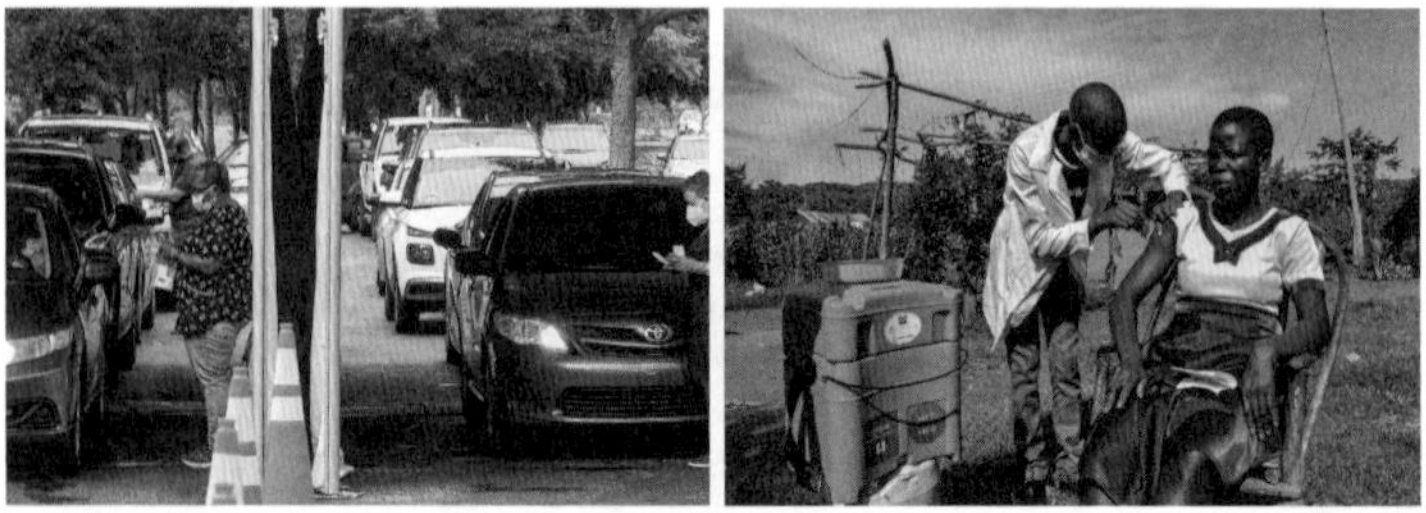

アメリカでは、人びとはあらかじめ決められた場所で車に乗ったまま順番待ちをしてワクチン接種を受けた（左）。一方、低・中所得の国の農村部では、限られたワクチンが徒歩で届けられるのを待たなければならなかった（右）。[8]

ない人を生む仕組みをつくらないようにすることだ。つまりじゅうぶんな量が行きわたるようにし、低所得国で暮らす重症化リスクの高い人を含め、必要とするすべての人にすぐに届けるという課題である。

二〇二〇年と二〇二一年のCOVIDワクチンの分配は、ハンス・ロスリングをふたたび引用していうと、悪いと同時によくなってもいた。ワクチンは、これまでのどのワクチン接種の取り組みよりも多くの人に早く届いた。それに貧困国の多くの人にもかつてなく早く届いたが、それでもまだ早さが足りなかった。したがって、もっと公平にワクチンを分配する方法を考えたい。

最後に、ワクチンを補完する新しい種類の薬について論じて、この章を締めくくる。吸入することで、ウイルスがそもそも身体に入るのを防ぐ薬だ。自分自身とほかの人を守るのは、花粉症の治療と同じぐらい簡単になる。

僕がワクチンの世界に入門したのは、一九九〇年代終わりに国際保健について学ぶなかでのことだった。豊かな国の子どもがけっして死ぬことのない病気で、貧しい国の子どもが亡くなっている。そのおもな理由は、一方の集団が特定のワクチンを手に入れていて、もう一方が手に入れていないことにある。それを知り、予防接種の経済について資料を読んで勉強した。これは市場の失敗の典型例だった。何十億もの人が現代医学のすばらしい発明品を必要としているのに、その人たちがもつお金はあまりにも少なく、市場にとって意味のあるかたちで自分たちのニーズを表明する手段がなかったのだ。したがって、ワクチンなしですませていた。

ゲイツ財団の最初の主要事業のひとつが、寄附金をプールして貧困国がワクチンを購入する際に役立てる組織、〈Ｇａｖｉワクチン・アライアンス〉*をつくって組織化する手助けをしたことだ。Ｇａｖｉは市場がないところに市場をつくった。二〇〇〇年以降、八億八〇〇〇万人の子どもが予防接種を受けられるよう手助けし、一五〇〇〇万人ほどの死を未然に防いできたのだ(9)。Ｇａｖｉは僕がひときわ誇りに思う財団の貢献といってよく、その仕組みとパンデミック予防で果たすべき役割については第8章でさらに詳しく述べたい。

ワクチンについて知れば知るほど、経済に加えて科学のこともわかるようになった。貧困国は

＊かつては〈ワクチンと予防接種のための世界同盟（Global Alliance for Vaccines and Immunization）〉、ＧＡＶＩとして知られていたが、数年前にＧａｖｉワクチン・アライアンスに名前を変えた。

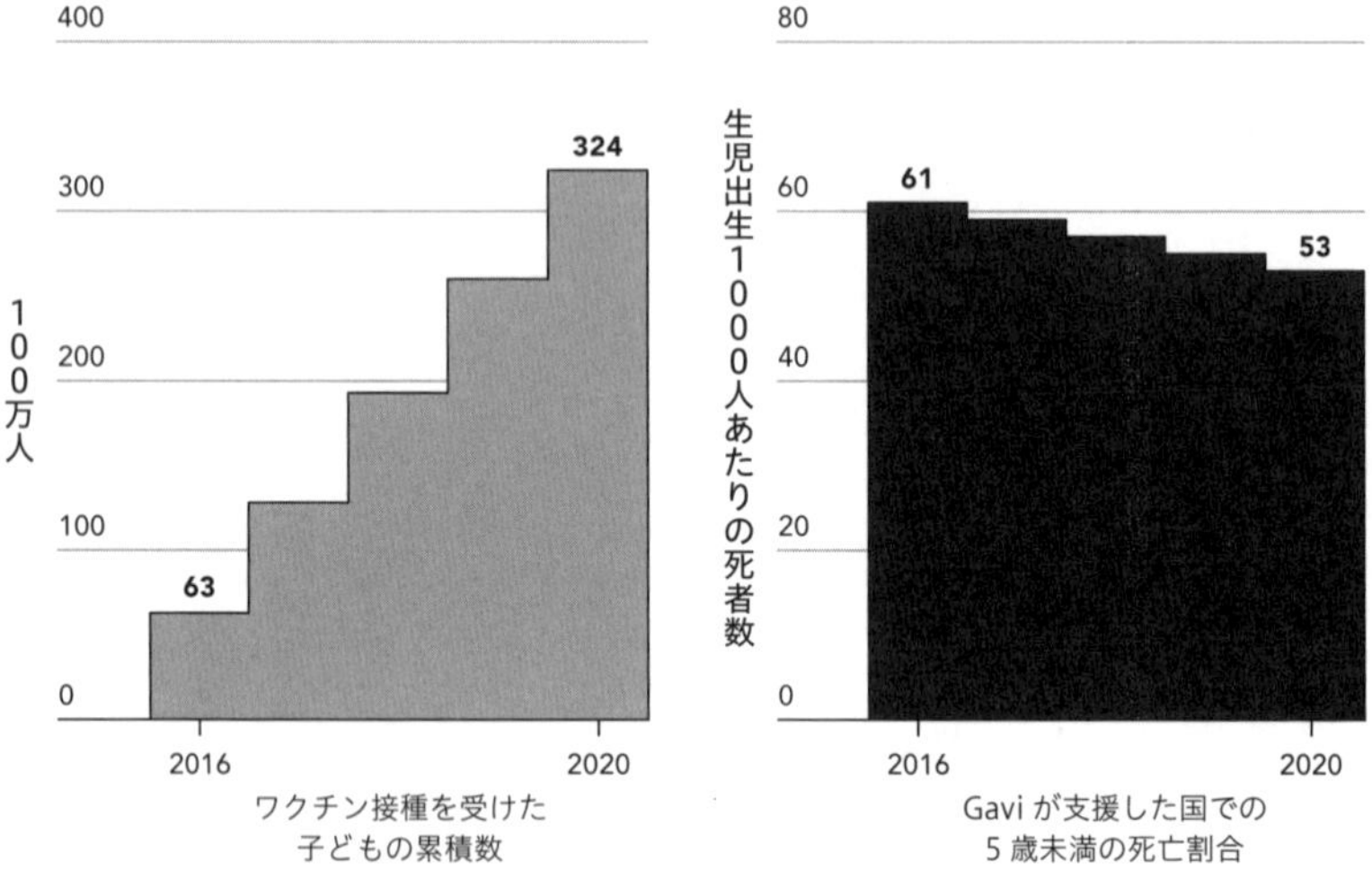

Gavi は命を救う　この5年間だけでGavi は3億2,400万人の子どもに予防接種をおこなう手助けをしてきた。この図からは、いかにワクチン接種率が上がり、乳幼児死亡率が下がっているかがわかる（出典：Gavi, UN IGME）。[10]

すでにあるワクチンを購入する余裕がないだけではない。市場で力がないため、もっぱら自分たちが影響を受ける病気に効く新しいワクチンを要求することもできなかったのだ。したがって財団はワクチン（と薬）をつくる専門家を雇いはじめた。僕は化学、生物学、免疫学についてさらに多くのことを学ばなければならなかった。数えきれないほどの時間をかけて世界中の科学者や研究者と話し、ワクチン工場をたくさん見学した。

　ようするに僕は、多くの時間を割いてワクチン産業の資金面と運営面について学んできた。自信をもっていえるのは、ワクチン業界はかなり複雑だということだ。

ひとつにはこれは、僕らが社会としてワクチンのリスクをほとんど許容しないと決めているからだ。この慎重なアプローチは理にかなっている。そもそもワクチンは健康な人に投与するのであって、ひどい副反応が出るワクチンを投与したら目的が損なわれる（深刻な副反応が出る可能性が高ければ、みんなワクチン接種を受けないだろう）。その結果、この業界は高度に規制されていて、ワクチンは長く厳しい試験と監視のプロセスを経る。それが薬の承認プロセスとどうちがうのか、すぐあとで説明するが、その厳しさを示す例をひとつ挙げておこう。ワクチン工場をつくるときには、空気の温度や空気の流れの量から壁の角の曲がり具合まで、建物のほぼすべての側面に関係する基準を満たさなければならない。

この業界が厳しいもうひとつの理由は、製品の性質にある。ワクチンは巨大な分子からできていて、その質量はアスピリンを構成する分子のおよそ一〇〇万倍だ。多くは生きた細胞のなかでつくられ、たとえば一部のインフルエンザ・ワクチンは通常、鶏卵を使ってつくられるが、生物はその本質からして予測不可能で、毎回ぴったり同じ結果が得られるとは必ずしもかぎらない。しかし安全で有効なワクチンをつくるには、毎回ほぼぴったり同じ結果を得ることがきわめて重要だ。非常に特殊な装置が必要で、訓練を受けた技師がそれを操作する必要があり、新しいバッチをつくるたびに、最終生産物に微妙ながらも重大な変化を及ぼしかねない不確定要素が半ダース以上ある。

ワクチンをつくる方法を見つけ、人間にとって安全なワクチンを開発したら、それをつくるたびに毎回その方法を再現しなければならない。前回と同じ結果を得ているのを規制当局が確認できる唯一の方法がこれだからだ。小分子を確認する場合は、だれかがそれを調べ、「どうやってつくったかはべつに気にしませんよ。正しい原子が正しい場所にあるのがわかりますから」と言えるわけだが、それとは対照的に、ワクチンを確認するには規制当局が製造工程を観察し、その後、何も変更が加えられていないことを継続的に確かめる必要がある。実際、一貫性を確保するために企業は数十の複雑な実験を開発しなければならず、そのせいで接種一回分の最終コストがかなり高くなる。残念ながら有望なCOVIDワクチンのいくつかには、こうした問題のために大幅な遅れが生じた。これは手を抜いてもかまわない分野ではないからだ。それに比べ、ソフトウェアのようなものを再生産するのはたやすい。コードを修正しおえたあとは好きなだけコピーでき、何か新しい問題が突然生じる心配もない。ソフトウェアをコピーするときに、たまに新しい問題が起こるようなら、ソフトウェア産業はこれほどの成功を収められなかっただろう。

それにワクチン開発には多額の費用がかかる。ひとつのワクチンを開発して承認を受けるのにかかる総費用は、二億～五億ドルと推定される。その過程で失敗したもののコストもすべて計算に入れると、さらに数字は大きくなる。（ワクチンではなく）薬について論じ、広く引用されているが異論も多いある研究では、総額二六億ドルとされている。[11] すでに触れたように、薬をつくるのは普通はワクチンよりずっと単純だ。

アウトブレイクの最中には、ワクチン企業は市民から寄せられる大きな期待とも闘わなければならない。みんな安全で有効な新しいワクチンを求め、それが迅速につくられて安く手に入ることを望む。

僕は製品の価格設定について製薬企業がこれまでに下した決定をすべて擁護しているわけではないし、この業界に同情してほしいと頼んでいるわけでもない。けれども、薬とワクチンを開発し、試験し、製造する製薬企業の専門知識を活用したいのなら（活用せずにパンデミックを防いだり食い止めたりする術はない）、そうした企業が直面する課題、開発する製品を決めるプロセス、そうした決定をある方向や別の方向へ押しやるインセンティブを理解しておく必要がある。

気づかれたかもしれないが、僕は「ビジネス」、「産業」や「業界」、「市場」といったことばを繰り返し使うことで、ワクチンをめぐる仕事の多くは民間企業が担っていることをほのめかしてきた。これはわざとだ。たとえば基礎研究に資金を提供したりワクチンを広く展開したりするには、非営利組織、学術機関、政府が果たす役割も欠かせないが、ワクチン開発の最終段階と大量生産を担うのはつねに民間セクターである。

これは、将来のアウトブレイクが地球全体に広がるのを防ぐ僕らの取り組みにも重要な意味をもつ。思いだしてほしい。僕らの目標は二度とパンデミックが起こらないようにすることだ。したがって、抑えられる前に病気が地球全体に広がった場合にはもちろん地球上のすべての人に行き届くワクチンを製造できなければならないが、より望ましいのは、そもそも病気がパンデミックになるのを防ぐことだ。そのためには、地域規模のアウトブレイクに対処するワクチンが必要になり、その場合、接種を受ける可能性のある人は数百万人や数十億人ではなく、数十万人になる。そうなると製薬企業のインセンティブは劇的に変わる。あなたが製薬会社を経営していて、利益を出すことを求められていたら、必要な労力と資金をすべて費やして、購入する見こみのある人が少ししかいないワクチンをわざわざ開発するだろうか。価格を非常に低く設定しなければならず、お金を儲けられる可能性がほとんどない場合にはなおのことだ。

単純に市場の力に頼っていてもうまくいかない。あらかじめワクチン工場の準備を整え、新しいワクチンを資金面で支える計画が必要だ。この計画には、アメリカ政府がCOVIDのときにしたように、ワクチンの試験と承認の準備に使う資金が含められるべきである。二〇〇億ドルを提供し、さまざまなワクチン候補が開発と承認の段階を経ていく手助けをすべきだ。

その計画には、ワクチンやその他のツールの研究開発に必要な多額の資金も含める必要があり、その一部はCEPIに割り振られる。CEPIは「はじめに」で触れた組織で、ワクチンやワクチン技術の開発に取り組めるよう学術機関や民間企業に資金を提供する。二〇二一年の夏までにCEPIはCOVIDへの対応のために一八億ドルを集めたが、支援者たちは将来のパンデミックに向けた資金調達活動にはさほど関心を示していない。[12] これは理解できる反応で、ある病気のために世界中で何百万もの人が亡くなっているときに、将来のどこかの時点で発生するかもしれない病気のことを考えさせるのはむずかしい。しかしこの資金は、将来、何百万もの命を救い、何兆ドルもの経済損失を防ぐために使う必要がある数十億ドルの一部だ。

ＣＥＰＩが貢献できる分野のひとつが、同じ科のウイルスすべてに効くワクチン、汎用ワクチンとも呼ばれるものの開発である。現在のＣＯＶＩＤワクチンは、ある特定のコロナウイルスの表面にあるスパイクタンパク質の一部を攻撃するよう免疫系に教える。しかし研究者はいま、ＣＯＶＩＤとその親類を含むすべてのコロナウイルスに見られる形状をターゲットにし、さらには将来進化するコロナウイルスに現れそうな形状までをもターゲットにするワクチンの研究に取り組んでいる。汎用コロナウイルス・ワクチンがあれば、身体はまだ存在しないウイルスに対する戦闘準備を整えられるわけだ。こうしたワクチンの標的にすべきウイルスは、コロナウイルスとインフルエンザウイルスである。この二〇年間でとりわけひどいアウトブレイクを引き起こしてきたのがそれらだからだ。

最後に、世界のワクチン計画はワクチンの分配方法を確立し、単純に最高入札者の手にそれがわたるのではなく、公衆衛生に最大の恩恵がもたらされるようにすべきだ。ＣＯＶＩＤの最中にこの問題を解決しようとしたのがＣＯＶＡＸだったが、自分たちではほぼどうにもしようがない理由から、その目標を達成するには至らなかった。[13] ワクチン開発につきもののリスクを分かちあうというのがＣＯＶＡＸの考えであり、豊かな国が低所得国の負担分を補助することになっていた。しかし豊かな国が事実上この枠組みから撤退し、ワクチン企業と独自の契約交渉をしたため、ＣＯＶＡＸは列のうしろにまわされて、それらの企業と交渉する力も弱くなったのだ。さらに、ＣＯＶＡＸがあてにしていたワクチンのうちふたつが承認に予想以上の時間を要したうえ、ＣＯ

ＶＡＸはしばらくのあいだインドで製造された低価格ワクチンを他国へ輸出することを許されなかった。こうしたあらゆる困難があったにもかかわらず、ＣＯＶＡＸは世界の最貧国への最大のワクチン供給者となっている。しかし次回はもっとうまく対処する必要があり、この話題には第９章で立ち戻りたい。

もちろん新しいワクチンの科学研究を資金面で支えるのは、方程式の一部にすぎない。こうしたワクチンは実際に開発されなければならず、それどころかＣＯＶＩＤワクチンよりも早く開発される必要があって、それを実現するにあたってまちがいなく最も有望な技術はｍＲＮＡワクチンだ。たいていの人はいきなり登場したもののように感じたが、実は研究者や製品開発者による数十年の丹精をこめた仕事の成果物であり、そのなかには、自分たちの革命的なアイデアのために必死に闘わなければならなかったふたりもいた。

一六歳のときから、カタリン・カリコは科学者になりたいと思っていた。特に魅了されていたのがメッセンジャーＲＮＡ、すなわちｍＲＮＡ分子で、これは（数ある働きのひとつとして）体内でのタンパク質づくりを指示する。一九八〇年代に生まれ故郷ハンガリーの大学の博士課程で研究をつづけるうちに、メッセンジャーＲＮＡと呼ばれる小さならせん構造を細胞に注入し、身体に自分自身の薬をつくらせることができると確信した。

メッセンジャーＲＮＡはある種の仲介者として機能する。タンパク質づくりの指示をＤＮＡから細胞内の工場に運び、そこでタンパク質が組み立てられる。レストランのウェイターに少し似ていて、注文をメモしてそれをキッチンにもっていき、そこでシェフが食事をつくるわけだ。

ワクチンづくりにｍＲＮＡを使うと、たいていのワクチンが機能する仕組みから大きく離れることになる。ウイルスに感染した場合、そのウイルスが体内の一部の細胞に侵入し、細胞の仕組みを使って自分自身のコピーをつくり、その後、新しくできたウイルスを血液中に解き放つ。これらの新しいウイルスは侵入できる細胞をさらに探しに出て、このプロセスが繰り返される。

一方、免疫系は、体内でこれまで見たことのないかたちをしたものを探すよう準備を整えている。そして知らないものに出くわすとこう言う。「おい、見たことのないかたちのものがふらふらしてるぞ。たぶんよくないことだ。やっつけよう」

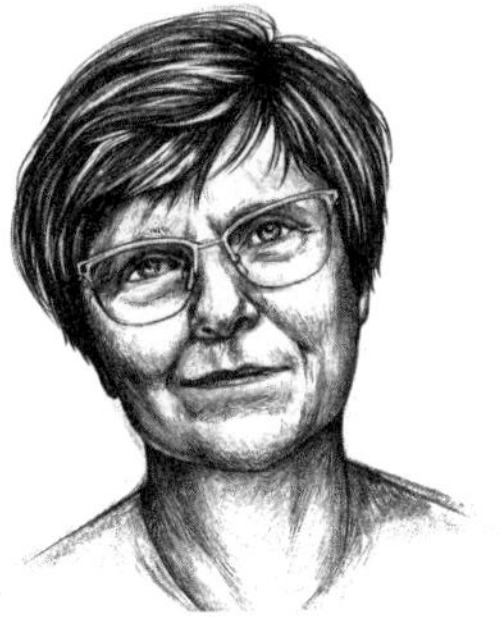

ハンガリー人の生化学者カタリン・カリコは、現在 mRNA ワクチンをつくるのに使われている技術の開発を助けた。[14]

身体は巧妙にできていて、血流のなかで自由に漂っているウイルスと侵入した細胞にいるウイルス、そのどちらも追いかけることができる。血液中のウイルスを撃退するために、免疫系はその特定のかたちにくっつく抗体をつくる（抗体をつくる細胞はB細胞と呼ばれ、感染した細胞を攻撃するものはキラーT細胞と呼ばれる）。抗体とT細胞をつくったら、身体はメモリーB細胞とメモリーT細胞もつくる。

これは名前からわかるように、その新しいかたちをもつウイルスがまた姿を現したときのために、その見た目を記憶し、免疫系の働きを助ける*。

この仕組みによって、やがてウイルスの最初の攻撃が食い止められ、身体は次に同じウイルスを見つけたときにもっといい仕事ができるようになる。しかしＣＯＶＩＤやインフルエンザなど、病気を引き起こすウイルスに対しては、免疫系に前もって準備を整えさせ、ウイルスが最初に姿を現したときに攻撃できるようにしておいたほうがいい。この働きをするのがワクチンだ。

従来型のワクチンの多くは、食い止めようとするウイルスを弱めたもの、あるいは殺したものを注射することで働く。免疫系はウイルスの表面の新しいかたちを見て本格的に動きだし、免疫を高める。弱められたウイルスには、じゅうぶんに弱められているかどうかという問いがつねにつきまとう。弱められていなかったら、変異して病気を引き起こせる形態に戻るかもしれない。しかし弱められすぎていたら、身体で強力な免疫反応を引き起こすことができない。同じく殺されたウイルスのなかにも、免疫反応をあまり引き起こさないものがある。従来型のワクチンが安全ですぐれた免疫反応を生むようにするには、長い年月をかけて実験室での研究と臨床研究をおこなわなければならない。

ｍＲＮＡワクチンの背後にある考えはかなり巧みだ。ｍＲＮＡはＤＮＡからタンパク質の注文を受けとり、それを細胞のキッチンにいるシェフに届ける。では、その注文をきわめてターゲットを絞ったかたちに変えられたらどうだろう？　実物のウイルスの形状と一致するかたちをつくるよう細胞に教えることで、ワクチンはウイルスそのものを導入せずに免疫系を活性化させられるはずだ。

ｍＲＮＡワクチンをつくることができれば、従来型のワクチンからきわめて大きな進歩を遂げることになる。ターゲットにしたいウイルスを構成するタンパク質をすべて明らかにしたら、抗体がくっつく相手にしたいタンパク質がわかる。その後、ウイルスの遺伝コードを調べてそのタンパク質をつくる指示を見つけ、ｍＲＮＡワクチンにそのコードを入れる。あとでほかのタンパク質を攻撃したくなったら、ｍＲＮＡを変えるだけでいい。この設計プロセスにかかる時間は最長でも数週間だ。つけ合わせのサラダの代わりにフライドポテトにしてほしいとウェイターに頼めば、残りの仕事は免疫系がやってくれる。

ただしひとつだけ問題があった。これは理論にすぎなかったのだ。実際にｍＲＮＡワクチンをつくった人はまだいなかった。さらにいうなら業界のほとんどの人は、それを試みようとすることすらクレイジーだと思っていた。とりわけｍＲＮＡはその性質からして不安定で、すぐに分解しがちだからだ。仕事をやり遂げるまでｍＲＮＡの設計を保っておけるかはまったくわからなかった。それに細胞は、外からやってくるｍＲＮＡに乗っ取られるのを避けるよう進化しているので、この防御態勢をすり抜ける手段が必要だった。

＊ここでは仕組みをやや単純化している。

一九九三年、ペンシルヴェニア大学で研究をしているときに、カリコとその上司は手ごたえのある大きな成果をあげた。細胞の防御態勢をすり抜けられるように巧みに手を加えた改造版のｍＲＮＡを使って、ヒト細胞に少量の新しいタンパク質をつくらせたのだ。

これはブレイクスルーだった。劇的に製造を拡大できれば、ｍＲＮＡを使ったがん治療薬をつくれるはずだからだ。カリコの研究はワクチンに焦点を合わせたものではなかったが、ほかの研究者たちはｍＲＮＡを使ってワクチンをつくるのも可能だと考えていた。インフルエンザやコロナウイルス、それにおそらくさまざまな種類のがんのワクチンもだ。

残念ながら、上司が学問の世界を去ってバイオテクノロジー企業に移ったことで、カリコの研究は失速する。研究に必要な実験室も金銭面の支援も失った。次々と助成金に応募したが、どれも採択されない。一九九五年は特に気の滅入る年だった。がんと診断されてそれに怯え、職場では常勤教員への道から外されて、夫はビザの問題のためにハンガリーで足止めを食らっていた。

それでもカリコはくじけなかった。一九九七年には、有望な経歴をもってペンシルヴェニア大学に加わった新しい同僚、ドリュー・ワイスマンとともに研究をはじめる。ワイスマンは国立衛生研究所（ＮＩＨ）でトニー・ファウチの指導のもとフェローシップを経験し、ｍＲＮＡについてのカリコの研究を使ったワクチン開発に関心を示していた。

カリコとワイスマンはともに、実験室でつくり変えたｍＲＮＡを使うアイデアを模索しつづける。しかし、さらに多くのｍＲＮＡが細胞の防御態勢をすり抜けられるようにする必要があった。

その問題は、ほかの研究者たちの助けによって解消する。

一九九九年、ピーター・カリスというがん研究者とその同僚たちが、ｍＲＮＡなどの繊細な分子を包んで保護するのに脂質《リピド》、つまり脂肪の小片が使えることを示す[15]。その六年後、カリスとともに研究に取り組んでいた生化学者のイアン・マクラクランが初めてそれを実行に移した[16]。マクラクランが開発したこの脂質ナノ粒子が、最初のｍＲＮＡワクチンに道をひらく。

二〇一〇年の時点でも、ｍＲＮＡを使ったワクチンをつくることに関心を示す人は連邦政府にも民間企業にもほとんどいなかった。大手製薬会社は試して失敗していたし、ｍＲＮＡが体内でじゅうぶんな反応を引き起こすことはないと考える科学者もいた。しかし、秘密のベールに包まれた米軍の研究機関ＤＡＲＰＡのとある職員が、この技術にはじゅうぶん見こみがあると考え、感染症のためのｍＲＮＡワクチンに資金を提供しはじめた*。

この研究は先駆的ではあったが、すぐに新しいワクチンにはつながらなかった。それを成し遂げるのは、ブレイクスルーを応用して、承認され販売できる製品にすることに力を尽くす企業の仕事になる。アメリカを本拠にするモデルナと、ドイツを本拠にするキュアバックおよびビオンテックは、まさにそれをするために創業された会社だ。二〇一四年、カリコはがんのｍＲＮＡワクチンに取り組んでいたビオンテックに加わった。

＊ＤＡＲＰＡとは、国防高等研究計画局（Defense Advanced Research Projects Agency）のことである。

狂犬病ワクチンの試験結果は有望だったが、初期の取り組みはうまくいかなかった。それでもカリコとビオンテックの同僚たちは忍耐強く仕事をつづけ、モデルナの科学者たちもそれは同じだった。そしてCOVIDが襲ってくると、すぐにこの新しいウイルスのワクチンづくりに取りかかる。

これは成功する可能性の高い賭けだった。ウイルスのゲノムを解読することでmRNAワクチンを数週間でつくれるという考えは、まさに正しかったことが証明される。

二〇二〇年三月、科学者がCOVIDウイルスのゲノムを解読したわずか六週間後に、モデルナがmRNAをベースにしたワクチン候補をひとつ選び、臨床試験に向けてそれをつくりはじめたことを発表する。一二月三一日には、ビオンテックがファイザーと協力してつくったmRNAワクチンがWHOによって緊急使用の承認を受けた。それを生みだすのに多大な力を注いだカリコは、正式に承認される数日前に一回目のワクチン接種を受けたときに涙を流したという。

mRNAワクチンがCOVIDに与えた影響は、いくら強調してもしすぎることはない。多くの場所でCOVIDワクチンのほぼすべてがそれによってまかなわれている。二〇二一年終わりの時点で、EUでワクチン接種を受けた人のうち八三パーセント超がファイザーかモデルナがつくったワクチンを接種されていて、いずれもmRNAを使ったものだ。アメリカでは九六パーセントだ。日本ではmRNAワクチンしか使われていない[17]（実際には二〇二一年五月にアストラゼネカのウイルスベクター・ワクチンが特例承認され使用されている）。

mRNAの物語から僕が得た教訓はこうだ。もし科学の面で理にかなっていたら、クレイジー

メッセンジャーRNA（mRNA）ワクチン

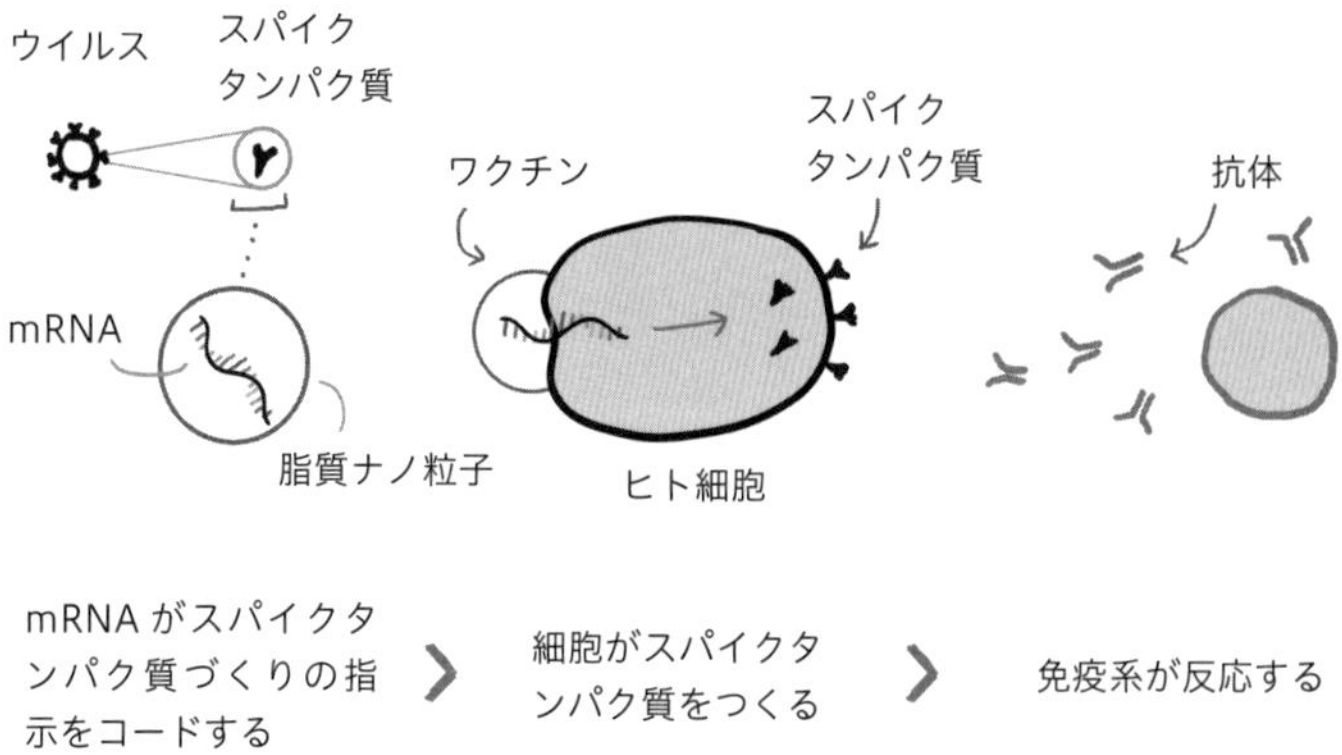

と思われるアイデアにすすんで賭けよう。それがまさに必要とするブレイクスルーかもしれないからだ。mRNAについての理解を深め、ワクチン開発に使えるようにするには、長年の研究が必要だった。COVIDが五年前にやってこなかったのは運がよかったといえる。

mRNA研究者にとって次の課題は、引きつづき技術を向上させ、その幅を広げることだ。たとえばHIVのワクチン開発を目指し、新しい治療法を生みだすといった具合である。ひとつで複数の病原体から身を守るmRNAワクチンもつくれるかもしれない。それに、mRNAワクチンをつくる際に使う原材料の供給源をさらに見つけられれば、価格も下げられる。

将来のアウトブレイクでは、最初の感染者確認から最初のワクチン候補までの所要時間を年や月の単位ではなく日や週の単位で測ることとなる。そしてmRNAはほぼ確実にそれを可能にする技術となる。

ｍＲＮＡワクチンが近所に引っ越してきたばかりのクールな子なら、ウイルスベクター・ワクチンは同じぐらいクールだけれど、数年前に引っ越してきたのでさほど注目されていない子だ。ｍＲＮＡと同じくウイルスベクターを使う方法も長年研究されていて、ようやく最近になって人間に使えるワクチンがつくられた。これは免疫系に異物と認識させたいスパイクタンパク質やその他の標的タンパク質を送り届けることで機能する。これを送り届けるメカニズムは、人間に無害になるように手を加えられたほかのウイルス、たとえば普通の風邪を引き起こすウイルスの一バージョンだ。このウイルス、つまり免疫系が抗体をつくるように仕向ける表面タンパク質の運び屋が、ベクターと呼ばれるものである。

あなたがジョンソン・エンド・ジョンソンや、オックスフォード大学とアストラゼネカのワクチンを接種されたのなら、あるいはセラム・インスティテュート・オブ・インディアの〈コビシールド〉の接種を受けたのなら、ウイルスベクターのワクチンを投与されたことになる。表面タンパク質をつくるのはｍＲＮＡをつくるよりむずかしいが、これらのワクチンもやはりとても迅速に開発された。ウイルスベクターを使った最初のふたつのＣＯＶＩＤワクチンはわずか一四カ月で市場に出て、この方法におけるそれまでの記録を塗りかえた。ＣＯＶＩＤ以前に認可されていた唯一のウイルスベクター・ワクチンはエボラ用のもので、承認までに五年かかっている。

ウイルスベクターやｍＲＮＡのワクチンよりも前から存在する、別の種類のワクチンもある。

さまざまな種類の COVID ワクチン[18]

開発者	ワクチン	ワクチンの種類	WHOによる緊急承認の日付	2021 年末までに出荷された推計量（回分）
ファイザー、ビオンテック	COMIRNATY	mRNA	2020 年 12 月 31 日	**26 億**
オックスフォード大学、アストラゼネカ	VAXZEVRIA	ウイルスベクター	2021 年 2 月 15 日	**9 億 4,000 万**
セラム・インスティテュート・オブ・インディア（オックスフォード／アストラゼネカの二次供給者）	Covishield	ウイルスベクター	2021 年 2 月 15 日	**15 億**
ジョンソン・エンド・ジョンソン、ヤンセンファーマ	J&J	ウイルスベクター	2021 年 3 月 12 日	**2 億 6,000 万**
モデルナ、米国国立アレルギー・感染症研究所（NIAID）	SPIKEVAX	mRNA	2021 年 4 月 30 日	**8 億**
シノファーム、北京生物製品研究所	Covilo	不活化ウイルス	2021 年 5 月 7 日	**22 億**
シノバック・バイオテック	CoronaVac	不活化ウイルス	2021 年 6 月 1 日	**25 億**
バーラト・バイオテック	COVAXIN	不活化ウイルス	2021 年 11 月 3 日	**2 億**
セラム・インスティテュート・オブ・インディア（ノババックスの二次供給者）	COVOVAX	タンパク質サブユニット	2021 年 12 月 17 日	**2,000 万**
ノババックス	Nuvaxovid	タンパク質サブユニット	2021 年 12 月 20 日	**0**
サノフィ	Sanofi	mRNA	開発中止	**0**
クイーンズランド大学、連邦血清研究所（CSL）	UQ/CSL (V451)	タンパク質サブユニット	開発中止	**0**
メルク、パスツール研究所、テミス・バイオサイエンス、ピッツバーグ大学	Merck (V591)	ウイルスベクター	開発中止	**0**

タンパク質サブユニット・ワクチンと呼ばれるもので、インフルエンザ、B型肝炎、ヒトパピローマウイルス感染症（HPVとしてよりよく知られている）を予防するためにこのワクチンの接種を受けた人もいるかもしれない。ウイルス全体を使って免疫系を動かすのではなく、これらのワクチンは少数の重要な部分だけを導入する。「サブユニット」という名前がついているのはそのためだ。ウイルス全体を使うわけではないので、弱められたワクチンや殺されたワクチンよりもつくるのは簡単だが、それらと同じくタンパク質サブユニットも免疫反応をいつも引き出せるほど強力ではない。したがって、「アジュバント」と呼ばれるものが必要になることがある。これは免疫系で非常警報を発令する物質で、こんなふうに叫ぶ。「おい、ここにいる見慣れないかたちのものを見にこい！　攻撃するように心得ておいたほうがいい」

ＣＯＶＩＤでは、ノババックス社がかなり複雑なプロセスを経てアジュバント添加タンパク質サブユニット・ワクチンをつくった。ＣＯＶＩＤのスパイクタンパク質をつくる遺伝子の部分に手を加えて、それを別の種類のウイルスに組みこみ、そのウイルスを使って、蛾から（！）とった細胞に感染させる。感染した蛾の細胞には、コロナウイルスの表面についているようなスパイクができる。それらのスパイクを集めてキラヤという木の内部樹皮から得たアジュバント（信じられないかもしれないが、これは世界で最も有効なアジュバントのひとつだ）と混ぜ、ワクチンにまとめる。あなたが〈ヌバックスオビド〉や〈コボバックス〉に出くわしたら、タンパク質サブユニット・ワクチンの接種を受けたということだ。

こうした技術を僕は楽観視しているが、それでも但し書きをつけておく必要がある。僕らはよくやったが、幸運でもあった。コロナウイルスはすでにふたつのアウトブレイク（ＳＡＲＳとＭＥＲＳ）を過去に引き起こしていたので、科学者はこのウイルスの構造についてかなりのことを学んでいた。特に重要だったのが、ワクチンのターゲットにできるものとして、その独特のスパイクタンパク質を明らかにしていたことだ。これは王冠のようなウイルスの先端部分で、みなさんも写真をたくさん見たことがあるだろう。ｍＲＮＡに手を加えてＣＯＶＩＤワクチンをつくるときには、ターゲットがどのようなものか、すでにイメージがあったのだ。

ここでの教訓はこうだ。すでに知られているさまざまなウイルスやその他の病原体についてさらに広い範囲で基礎研究をつづけ、次のアウトブレイクの前に可能なかぎり多くのことを理解しておく必要がある。それに、前章で触れた広域スペクトル治療薬の研究も強化すべきである。

しかしアウトブレイクの最中にどれだけ早く新しいワクチンをつくっても、承認プロセスを通過させるのに何年もかかっていたら意味がない。したがって、このプロセスがどのような仕組みで動くのか、どうすれば安全と有効性を犠牲にすることなくそれを加速できるのかを詳しく検討してみよう。

人類がワクチンを発明したのは、それが確実に効く方法を発明するはるか前のことだ。現代ワクチンの祖と考えられているイギリス人医師、エドワード・ジェンナーが一八世紀終わりに牛痘を少年に接種し、天然痘への免疫もつくことを示した。* 牛痘は天然痘の親類だが、健康への悪影響は少ない。「ワクチン」ということばは牛痘ウイルスの名前「ワクシニア」に由来していて、このことばは「ワッカ」、ラテン語の雌牛からきている。[19]

一九世紀終わりには、天然痘、狂犬病、ペスト、コレラ、腸チフスの予防接種も受けられるようになっていた。しかしワクチンが効くかどうかは確実にはわからず、安全かどうかすら定かでなかった。

この規制されていない市場が、悲劇的な結果を招く。一九〇一年、ニュージャージー州カムデンで、汚染された天然痘ワクチンによって破傷風のアウトブレイクが発生した。同じ年には、細菌感染症のジフテリアを予防するはずの血清が汚染されていて、セントルイスで一三人の子どもが亡くなる。[20]

こうした出来事への怒りの声に動かされ、アメリカ議会は一九〇二年にアメリカ公衆衛生局の衛生研究所に資金を投じて、ワクチンと薬の品質を規制しはじめた。規制の仕事は最終的にＦＤＡに移管されたが、連邦政府レベルの研究の責務は衛生研究所に残り、同研究所は現在、国立衛生研究所（ＮＩＨ）として知られている。[21]

前章で薬が承認されるプロセスをひととおり見た。ワクチンの場合もほぼ同じ仕組みなので、ここではそれを簡単にまとめたうえで、それぞれの承認を受ける際のおもなちがいを記したい。

探索段階。[22] 二～四年かけて実験室でおこなう基礎研究。候補を見つけることを目的とする。

前臨床試験。 一〜二年かけて候補の安全性を評価し、それが動物で実際に免疫反応を引き起こすかどうかを調べる。

第一相試験。 政府の規制当局から人間で臨床試験をおこなう許可を得たら、成人参加者を対象とする小規模な試験からはじめる。これは薬の試験ととてもよく似ているが、いくつかちがいがある。通常、ワクチンの試験では、人によって免疫反応が異なるという問題に対処するため、コホート（同じ属性をもっていたり同じ条件のもとに置かれていたりする集団）ごとに二〇〜四〇人が参加する。この時点でワクチンがマイナスの影響を引き起こすかどうかを確認するが、スピードアップのため企業は第一相試験と第二相試験を組み合わせてひとつの試験実施計画《プロトコール》にしようとすることもある（ジョンソン・エンド・ジョンソンが同社のＣＯＶＩＤワクチンで実際におこなった）。小分子の薬の第一相試験ははるかに小規模となることもある。

第二相試験。 ワクチンを届けたい集団を典型的に代表する数百人にワクチン候補を投与し、それが安全かどうか評価して、正しいかたちで免疫系を強化しているかを確認し、適切な投与量を見定める。

第三相試験。 数千人あるいは数万人が参加するさらに大規模な試験をおこない、参加者の半分

＊当時の科学者の多くと同じで、ジェンナーも幅広くさまざまなことに関心をもっていた。鳥類学者でもあり、ハリネズミの冬眠の研究もしている。

にはプラセボか現時点で利用できる最も有効なワクチンを投与する。第三相試験にはふたつの目的があり、いずれも食い止めたい病気が蔓延しているさまざまなコミュニティから集めた多数の参加者を必要とする。ひとつの目標は、プラセボと比べてワクチンが大きく病気を減らすと証明することだ。試験をはじめたら、感染者のほとんどがワクチンではなくプラセボを投与された人であることを確認するために、じゅうぶんな数の患者が出るまで待たなければならない。第三相試験のもうひとつの目標は、比較的まれなひどい副反応を見つけることだ。たとえば、ワクチン接種を受けた人の一〇〇〇人にひとりの割合で現れる可能性のあるものなどである。この場合、副反応の症例を一〇件見つけるチャンスを確保するには、二万人の参加者が必要になる。ワクチンを投与される一万人と、プラセボを投与される一万人だ。

必要とするすべての人にワクチンが効くようにするには、さまざまなジェンダー、コミュニティ、人種、民族、年齢層の参加者からなる多様性のある集団も求められる。世界中で参加者候補の多様性を広げようとしている人がたくさんいて、シアトルのフレッド・ハッチで働く疫学者、ステファウン・ウォレスもそのひとりだ。

ロサンゼルスの黒人コミュニティで育ったウォレスは、社会による人びとの扱いのあらゆる部分が人種によってかたちづくられていることを身をもって経験した。医療制度もその一部だ。二〇代でアトランタに移ったあと、ウォレスはＨＩＶを抱えて生きる若い黒人男性を支援する組織を立ちあげる。この経験によって医療格差への関心に火がつき、それに取り組むキャリアへと導かれていった。

フレッド・ハッチでのウォレスの仕事が特に焦点を合わせているのが、臨床試験の実施方法の改善である。ウォレスと同僚たちは、多様な集団の人びとと接触するよう努めている。たとえばさまざまなコミュニティのリーダーたちと連携したり、それらのコミュニティに合わせた連絡手段を整えたり、スケジューリングをより柔軟にしたり、専門的でないわかりやすいことばで同意書をつくったり、といった具合だ。

HIVワクチン候補の試験の仕事をすすめていたときにパンデミックがやってきて、ウォレスはすぐに主要なCOVIDワクチン候補のほとんど（および治療薬の一部）の試験に仕事を切り替えた。さらには、もっと多くの自分のような人にワクチンが安全だと納得してもらおうと、臨床試験のひとつにみずから参加した。その結果、ウォレスが関わったそれ以前のどの試験よりも多くの非白人がそれらの試験に参加した。

COVIDの最中には、薬の試験と同じくワクチンの試験もスピードアップさせる必要があったが、安全と有効性の基準は変わらなかった。WHOに緊急承認されたワクチンはすべて、世界中で何千もの人で試験して安全性が確認されている。それどころかCOVIDワクチンは非常に多くの人に投与され、安全性の記録がきわめて詳しく追跡されたため、いま科学者のもとには市場に出ているさまざまなワクチンの安全性データが幅広くある。通常、妊娠中の女性は、おなかの赤ん坊に悪影響が出るおそれがあるためにワクチンの臨床試験で優先されることはないが、そうした集団のデータまであるのだ。

COVIDワクチンが非常に早く承認されたもうひとつの理由は、承認の担当者たちが常識では考えられないほど懸命に働き、何年もかかるプロセスを数カ月に短縮したからだ。ワシントンDC、ジュネーヴ、ロンドン、その他の都市の政府職員は二四時間態勢で働き、ワクチン試験のデータを検査して、数十万ページもの書類に目を通した。次にだれかが政府の役人の悪口を言うのを聞いたら、これを心にとめておこう。もしあなたが早い時期にワクチン接種を受けることができ、しかもワクチンのために深刻な害を受ける心配をする必要がなかったのだとしたら、家族のもとを離れてFDAで長時間働いた数多くの陰のヒーローに感謝してしかるべきだろう。

次回は、試験と承認をさらに加速させる必要がある。試験の準備を事前に整えておく第5章で触れた取り組みは、薬と同じくワクチンにも役立つだろう。たとえばプロトコールに合意し、それを実施する施設を整えておくといった具合だ。それに加えてCOVIDのときに、研究者と規制当局はmRNAとウイルスベクターのワクチンの安全性の高さについて多くのことを学んだので、将来的にはこの理解を活かしてワクチン候補をさらに迅速に評価できるようになるだろう。

第5章の仮説上のアウトブレイクの例をつづけよう。早い時期にそれを封じこめることができず、世界に広がりつつあって、数十億人にワクチン接種をする必要があるとする。審査と承認のプロセスを経て、いくつかのワクチンが人間での使用を認められている。次は、また別の一連の問題を解消する必要がある。どうやってじゅうぶんな量のワクチンをつくり、最も役立つかたちでそれを分配するのか、という問題だ。

どれだけのワクチンをさらにつくる必要があるのか、そのイメージをつかむにはこう考えるといい。通常、世界では毎年五〇億～六〇億回分のワクチンがつくられている。これはすべての小児期予防接種、インフルエンザ予防接種、ポリオワクチンなどを含めた数だ。もし巨大なアウトブレイクがあったら、新しいワクチンを八〇億回分近く（地球上のほぼすべての人に一回分ずつ）つくる必要があり、ひょっとしたら一六〇億回分つくらなければならないかもしれない（二回接種のワクチンの場合）。そして命を救うほかのワクチンをあと戻りさせることなくこれを実現する必要がある。目標はそれを六カ月でおこなうことだ。

さらに、ワクチン製造業者は製造工程の一つひとつの段階でさまざまな困難に直面する。

・最初の段階、すなわちワクチンを機能させる有効成分をつくる段階では、細胞か細菌を育て、食い止めたい病原体をそれに感染させて、そこでつくられる物質をワクチンのために採取する必要があるかもしれない。これをするには、バイオリアクターという容器が必要だ。これは再利用できるスチールのタンクか、使い捨てのビニール袋である。しかしいずれも供給は限られている。今回のパンデミックの初期には、早くブレイクスルーを実現したいと望むさまざまな企業がバイオリアクターを一斉に買い占めた。店でトイレットペーパーを見つけられなかった人は、そうした企業の気持ちがわかるだろう。

・次にワクチンをほかのものと混ぜ、効果を高めたり安定させたりする。ｍＲＮＡワクチンならｍＲＮＡを保護する脂質が必要だ。ほかの種類ならアジュバントがいるかもしれない。残念ながらキラヤの木は入手しにくく、その樹皮をアジュバントとして使いたければ、自分のところにまわってくるのを待つあいだ製造が止まる可能性がある。将来的には合成したアジュバントをもっとつくれるようにし、すぐに製造を拡大できるようにする必要がある。

・最後にワクチンを薬びんに入れなければならない。無菌のきわめて精密な装置と、ガラスや栓の種類に至るまで厳しい仕様を満たす薬びんが必要だ（ＣＯＶＩＤの最中には、ある時点でこのガラスをつくるのに使われる高品質の砂が品切れになるおそれがあった）。使用できる言語など、ワクチン販売先の国が定めたルールに従って薬びんにラベルを貼る必要もあるが、そのルールは国によってまちまちだ。

国際保健の世界では、長年にわたって議論されてきた問題がある。知的所有権を企業に放棄させるのがワクチンや薬の生産拡大に効果を発揮するのはどんなときか。第5章で触れたＨＩＶ治療薬のときのように、なかには低価格の薬を世に出すのに権利の放棄が役立ったこともある。この歴史は二〇二一年にふたたび大きな注目を集め、それを主張する人たちが世界貿易機関（ＷＴＯ）にＣＯＶＩＤワクチンの知的所有権を保護しないよう求めた。

世界は確実にもっとたくさんのワクチンをつくる必要があった。それを実現する方法はあり、本章のあとのほうで取りあげる。残念ながら知的所有権の放棄を求める声があがったのは遅すぎたので、供給の格差を埋めるのには役立たなかった。品質と安全性に対する国と世界の要件をすべて満たすワクチンをつくれる施設と人は、世界に限られた数しかない。それにほとんどのワクチンは非常に特殊な工程でつくられるので、たとえばウイルスベクターの生産からｍＲＮＡワクチンの生産へ、というように施設を単純に切り替えることはできない。従業員の訓練と新しい装置が必要で、さらにそのうえで新しい製品をつくるために施設の承認も受けなければならない。

仮に承認ずみワクチンの製法を公開するよう企業が求められたとして、Ｂ社がＡ社の承認ずみワクチンを複製して必要な基準をすべて満たしたいと望んでいるとする。しかしそれを実現するには、Ａ社の製法を手に入れるだけでは足りない。製造工程の詳細、臨床試験のデータ、規制当局に伝えたことの細部といった情報もＡ社から入手する必要がある。こうした情報の一部はＡ社のほかの製品にも関係する。たとえば同じ工程を使ってがんワクチンをつくりたいといった具合だ。したがってＡ社は公開をしぶるだろう。

とにかくＢ社が作業を先にすすめたとしても、Ａ社の製造工程からほんのわずかでも外れれば、あらためて臨床試験をおこなわなければならず、Ａ社の製法をそもそも入手した意味がなくなる。それに結局、外見は似ているけれども安全性と有効性のレベルが異なるかもしれないふたつの製品をふたつの企業が発売することになり、だれもが明確な情報を必要としているときにワクチンをめぐって混乱を生むだろう。B社にはA社から訴えられないという利益はあるが、ほかにはたいして得ることがない。

さらにいうなら、通常、ワクチンをつくるのは薬をつくるより複雑だ。思いだしてほしい。多くの薬は、はっきりと定義された測定可能な化学プロセスを経てつくられるが、多くのワクチンでは、そういうわけにはいかない。製造の際には多くの場合、細菌から鶏卵まで、さまざまな生物が使われる。

生物は毎回まったく同じように動くとはかぎらないので、同じ手順に二回従ったとしても二回とも同じ製品ができるかはわからず、ジェネリック版がすべての重要な面でオリジナルと一致しているかどうかを知るのははるかにむずかしい。ワクチンの製造工程には通常、数千もの段階があるのだ。実績あるワクチン製造会社でも他社の工程を再現するのはむずかしく、最もうまくいくのは、もともとの製造業者から技術支援を受けたときである。

だからこそジェネリック薬品はあっても、ジェネリック・ワクチンは存在しないのだ。この先、とりわけmRNAワクチン技術が成熟するにつれて状況は変わるかもしれないが、いまのところそれは現実味のある可能性ではない。二〇二一年に知的所有権の保護をやめていたとしても、必要とされたときにCOVIDワクチンの供給を意味あるかたちで増やせたとは思えない。

じゅうぶんな量のワクチンを全世界にどれだけ早く供給できるか、それを決定づけた重要な決断は二〇二〇年に下された。その年の前半に、CEPI、Gavi、各国政府、ゲイツ財団などいくつかの組織がワクチン協力体制《エコシステム》のなかにいる企業の多くと協働し、ワクチンの製造量を極限まで増やす取り決めをつくった。使われた方法は、単に知的財産を利用可能な状態にして製造業者に独自の工場設計と試験をするよう求めるのではなく、協力し、すべての情報を共有して、規制当局とともに動くというものだった。共有する情報には、工場設計やワクチンの品質を検証する方法も含まれる。二〇二〇年以前にはこのような取り決めはほとんど存在しなかったが、大量のワクチンを迅速につくることが差し迫った課題であることを考えると、品質や規制当局の承認をおろそかにすることなくさらなる工場を稼働させるには、これが最善の方法だった。

こうした取り決めは二次供給《セカンド・ソーシング》と呼ばれる。二次供給の取り決めでは、有力候補をもつある企業が別の企業との協力に同意し、相手の施設でワクチンをつくる。(23)そして製法だけでなく、その使い方についての知識、人員、データ、生体サンプルも共有する。こんなふうに想像してほしい。デイヴィッド・チャンの料理本を買ったら、本人が材料をもって家にやってきて、彼のレシピで順を追ってラーメンのつくり方を教えてくれるようなものだ。

これは複雑な取り決めであり、技術の移転にかかわるコストと時間を明らかにし、必要な許諾について協議して、双方が受け入れられる条件を決める必要がある。それに、どちらの会社にもそれに反対する動機がたくさんある。フォードがホンダを自社工場に招いて、そこでアコードをつくらせることを想像してもらうといい。

しかしうまくいくと、こうした取り決めは驚くべき効果を発揮する。セラム・インスティテュート・オブ・インディア（ＳＩＩ）が非常に低コストで、また記録的な早さで一〇億回分のＣＯＶＩＤワクチンをつくれたのは、二次供給の取り決めのおかげだった。政府によって命じられた知的財産の放棄のためではなかったのだ。

ＣＯＶＩＤ以前は、低・中所得の国に向けたワクチンのほとんどは、二次供給の取り決めによってではなく、慈善基金から資金提供を受けて自分たちで開発の一部をおこなう低コストの製造業者によってつくられていた。しかし今回のパンデミックの最中には、企業はこれまでにない数の二次供給の協定を結んだ。二年未満の期間で、アストラゼネカ一社だけで一五カ国にある二五の工場が関係するさまざまな二次供給の協定を結んでいる（思いだしてほしい。アストラゼネカはＣＯＶＩＤワクチンを無利益で提供することにも同意している）。ノババックスもＳＩＩと協定をひとつ結び、これはいま多くの国で使われているワクチンにつながった。またジョンソン・エンド・ジョンソンは、インド企業のバイオロジカル・Ｅ・リミテッドおよび南アフリカ企業のアスペン・ファーマケアと協定を結んでいる。すべて合わせると、二次供給の協定によって数十億回分のＣＯＶＩＤワクチンが追加で生産されたことになる。それに将来的には、いま協定を結んでいる企業が関係を維持できれば、次のアウトブレイクのときにゼロからはじめる必要がなくなり、さらに迅速に話がすすむだろう。

それに、これもまたｍＲＮＡワクチンが解決に役立つ問題だと僕は期待している。従来のワクチンのつくり方は、その多くがかなり難解で、二次供給の協定ではさまざまな細部に気を配らなければならない。一方、ｍＲＮＡの基本的なアプローチはほぼ同じである。古いｍＲＮＡを新しいものに替え、それにふさわしいかたちで脂質をつくるだけであり、企業間での技術移転はもっとしやすくなるはずだ。また開発中の新しいモジュール技術もいくつかあって、それがうまくいったら、もっと安く簡単に工場をつくり稼働させられるようになる。そうなれば工場の柔軟性が高まり、必要に応じて手を加えてさまざまな種類のワクチンをつくれる。

最後に、ＷＨＯやＣＥＰＩのような地球規模の組織がとれる措置がふたつある。ＷＨＯは薬びんに貼られるラベルを標準化し、同じワクチンに複数の企業が異なるラベルをつくらなくてすむようにすべきだ。ＣＥＰＩやその他の組織はワクチンと薬びんの製造に必要な原材料を前もって確保し、のちにひときわ有望な候補をもつ製造業者に分配すべきである。ＣＥＰＩはＣＯＶＩＤのときにガラスの薬びんでこれを実行し、どこかの企業がじゅうぶんな量を独自に入手できなかったときのために予備を確保した。

ＣＯＶＩＤワクチンは重症化と死亡のリスクを大幅に減らすが、どれだけ早く接種を受けられるかは、富裕国にいるか、中所得国にいるか、貧困国にいるかにおおむねかかっていた。二〇二一年、世界の人口の半分以上がＣＯＶＩＤワクチンの接種を少なくとも一回は受けた。低所得国で接種を受けたのは、わずか八パーセントだ[24]。さらに悪いことに、ＣＯＶＩＤで体調を崩したり死亡したりする可能性が低い富裕国の健康な若者のほうが、リスクがずっと高い貧困国の高齢者

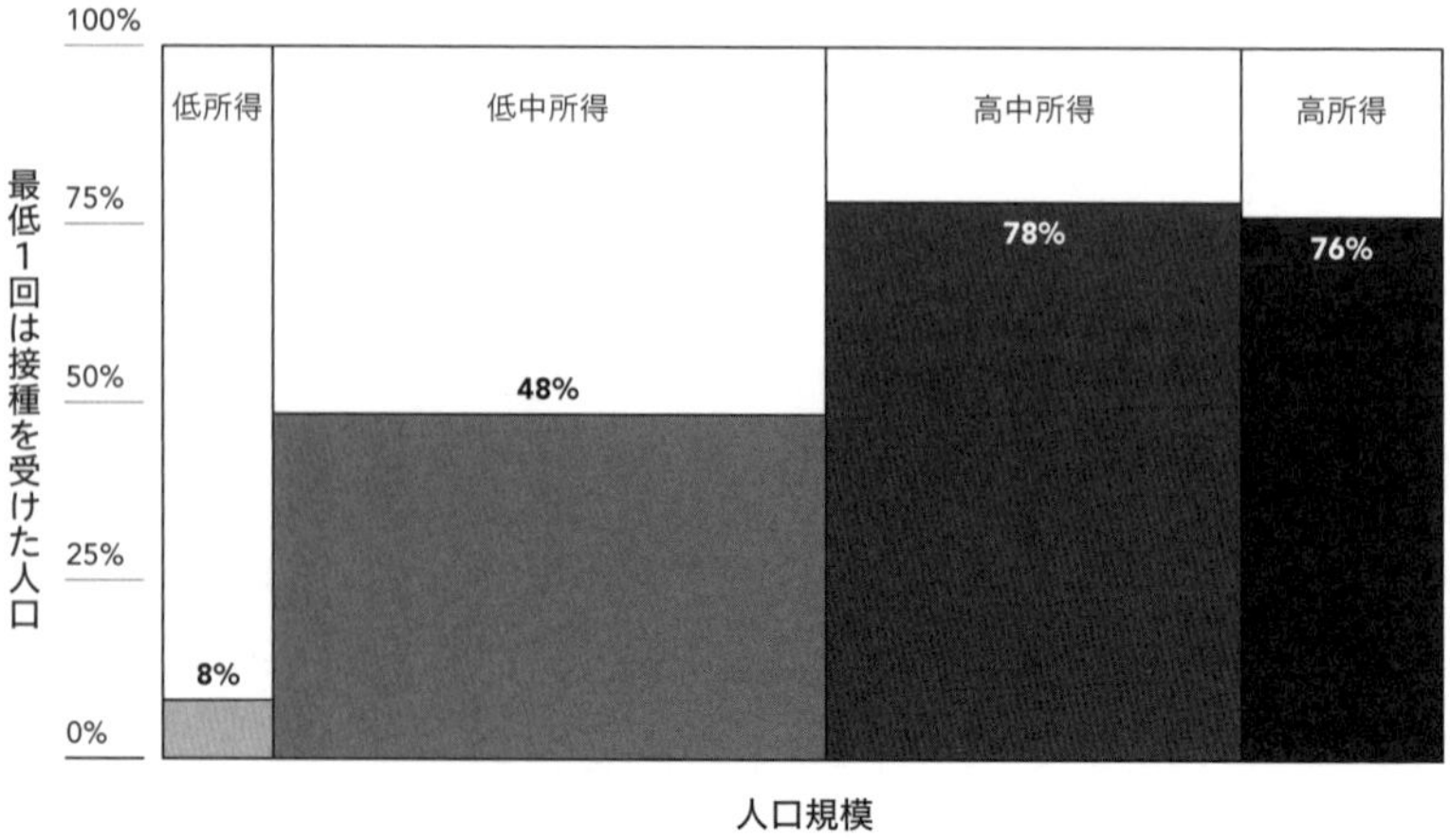

ワクチン格差　2021 年 12 月の時点で、比較的豊かな国で暮らす人は所得の低い国で暮らす人より COVID ワクチンの接種率がはるかに高い。各ボックスの幅は世界人口に占める割合を示している（出典：Our World in Data）。[25]

やその医療現場で働く人たちよりも早くワクチン接種を受けていた。

理屈のうえでは、僕らは手もとにあるワクチンをもっと公平に分配することで、この格差を縮めることができたはずだ。たしかに豊かな国は、ＣＯＶＩＤのあいだに一〇億回分をこえるワクチンを比較的貧しい国と分かちあう責任をじゅうぶんに果たさなかったが、この責任を果たすだけでは格差は埋められなかっただろう。それに、ワクチンを分かちあうこと自体は恒久的な解決策ではない。将来、豊かな国がいまより積極的にこれに取り組むようになると思える理由はほとんどない。まだ学校が閉鎖されていて人が死んでいるときに、ほかの国に渡すからワクチン接種は受けさせられないと若い有権者に告げたがる政治家がどれだけいるだろう。

だからこそ、もっぱら再分配に集中するよりも現実的なアプローチは、さらに多くの回数分をつくることだと僕は考えている。非常にたくさんつくって、限られた供給分をだれが手に入れるべきかがもはや差し迫った問題にならないようにすればいい。二〇二一年、ホワイトハウスが洗練された計画を発表して野心的な目標を掲げた。(26) 脅威を認識してから六カ月以内に安全で有効なワクチンを開発、試験、製造して世界のすべての人に届ける計画である。二回接種するワクチンなら一六〇億回分ほどを、病原体を特定してからおよそ六カ月でつくることになる。

では、世界に行きわたるだけの量をつくるには何が必要かを考えてみよう。まずはワクチンの値段が決まる仕組みと値段を下げる方法から見ていきたい。

新製品の開発には非常に高いコストがかかるので、新しいワクチンを発明した企業は費用をできるだけ早く回収すべく、豊かな国が払える比較的高い値段でワクチンを売ろうとする。最初の製造工程のせいでワクチンの価格がかなり高くなっても、製造業者にはそれを設計しなおすインセンティブがほとんどない。あらためて規制当局による審査を受けなければならないからだ。

多くのワクチンにとっての解決策は、同じ病気のための新しいワクチンを発展途上国の製造業者と協力して考えだし、その製造コストを非常に低く抑えることだ。これはワクチンをそもそも発明するよりずっと簡単だ。可能であることがわかっているし、引き起こす必要がある免疫反応も理解しているからである。

五つの病気を予防する五価ワクチンがその好例だ。最も広く使われているものは二〇〇〇年代はじめに発明されたが、製造業者は一社しかなく、一回分の値段は三ドル五〇セントをこえていて、低・中所得の国にはかなり高価だった。[27] ゲイツ財団とそのパートナーたちはインドのふたつのワクチン企業、バイオロジカル・E・リミテッドおよびSIIと協力して、どこでも手に入れられる価格の五価ワクチンを開発した。さらに最近ではCOVIDワクチンをつくりはじめた二社である。こうした取り組みによって価格を一回分一ドル未満まで下げ、ワクチンが行き届く範囲を広げて、毎年八〇〇〇万人をこえる幼児がワクチン接種を三回受けられるようになった。二〇〇五年から一六倍の増加である。[28]

同じような協定によって、子どもの主要な死因であるロタウイルスと肺炎球菌感染症（呼吸器系の重い病気）のふたつに対する新ワクチンもできた。SIIおよび同じくインドを本拠地とするバーラト・バイオテックが手ごろな価格のロタウイルス・ワクチンをつくり、いまはそれを同国の子どもがみな利用できる。アフリカのいくつかの国でも使われていて、両社はさらに世界の最貧国でも接種しやすくしようと試みている。それに本書を書いている時点で、インドは肺炎球菌ワクチンの接種を国の半分未満から全体まで広げると発表した。[29] この決定によって、毎年何万人もの子どもの命が救われることになる。

ゲイツ財団はこの二〇年間、発展途上国におけるワクチン製造への最大の資金提供者である。この経験から学んだのは、それらの国にとってワクチン製造のエコシステムをまるまるつくるのは長く困難な道のりだということだ。しかし障害は乗りこえられる。

ひとつには規制当局による承認の問題がある。ＣＯＶＡＸなどの国際的な枠組みで購入するワクチンは、すべてＷＨＯが承認しなければならない。そのワクチンがアメリカかＥＵ、あるいはほかの少数の国のどこかに最初に承認されていたら、ＷＨＯの審査は比較的早く終わる。そうでなければＷＨＯの審査はずっと綿密になり、一年ほどかかることもある（ただしＷＨＯは、すべての承認プロセスをスピードアップさせようとしている）。

インドと中国には強力なワクチン製造産業があり、ＷＨＯの審査をさらに速められる指定を受けようと作業をすすめている。その指定を受けたら、インドと中国でつくられたワクチンやその他のイノベーションがさらに早く世界のほかの場所で使えるようになる。アフリカではいくつかの地域団体がＷＨＯやその他のパートナーと協力してアフリカ大陸における規制の質的向上に取り組んでいて、各国政府はワクチンの国際基準を採用しはじめ、製造業者が国によって異なる要件を満たさなくてすむようにしている。

承認プロセスのほかに、また別の課題もある。ワクチン製造業者は、アウトブレイクの狭間には別の製品をつくらなければ倒産してしまうのだ。マラリア、結核、ＨＩＶといった病気の新ワクチンがつくられていくなかでワクチン市場全体の規模が大きくなり、新しい製造業者が参入する余地ができるかもしれない。またそれらの国は、ほかでつくられたワクチンを薬びんに詰めて配送する〝充塡・仕上げ《フィル・アンド・フィニッシュ》〟の工程を引き受けることもできる。

二〇〇〇年代なかばにヴェトナムを訪れたとき、地方の診療所を訪問した。スタッフが対処している課題の一部をこの目で見たかったからだ。ワクチンの大ファンおよび資金提供者として、僕がとりわけ関心をもっていたのは、業界の人が「最後の一マイル」と呼ぶところを経てワクチンを届けるのに求められることである。つまり保管施設から遠方の診療所へ、そして最終的に患者へと届けるのに必要なことだ。

その診療所には第3章で触れた新しいロタウイルス・ワクチンが届いたばかりだったが、ひとつ問題があった。それを説明しようと、医療従事者のひとりが薬びんを何本か取りだして、持ち運び用のクーラーボックスに入れようとした（クーラーボックスは、ワクチン接種者がワクチンをもって外に出るときに使う）。

新しいワクチンは、クーラーボックスにうまく収まらなかったのだ。

ささいなことのように思えるかもしれないが、これは大問題だ。たいていのワクチンは、工場から最終目的地まで運ばれるあいだ、通常は摂氏二～八度に冷やしておかなければ効かなくなる。診療所が薬びんを冷やしておけなければ、そのワクチンは使えなくなって捨てなければならない（プロセスの全体を通じて適正な温度に保っておくことを〝コールドチェーンを維持する〟という）。

ロタウイルス・ワクチンの製造業者はすぐに薬びんの大きさを変えて問題を解消したが、これ

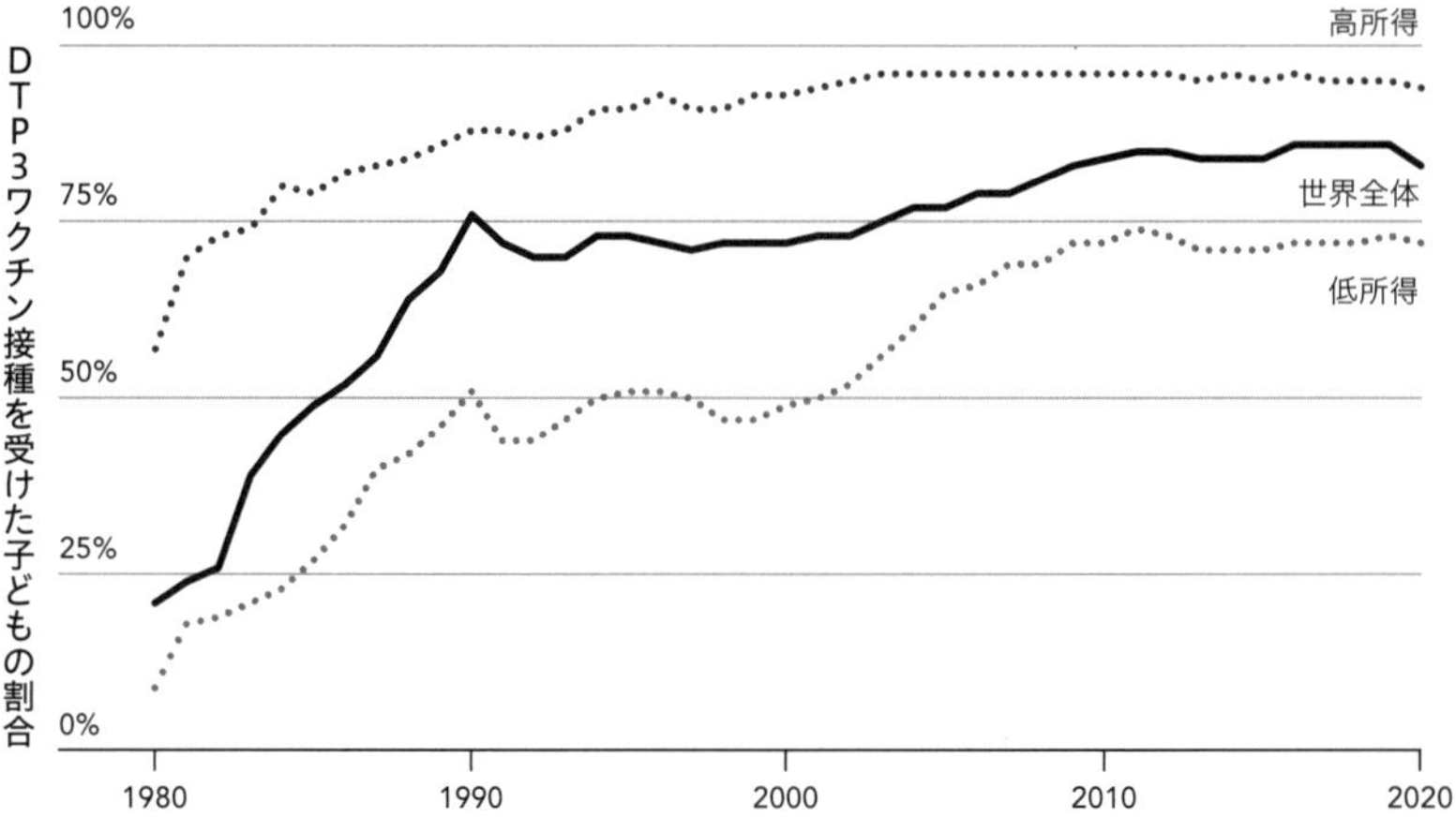

世界のワクチン接種率はかつてなく高い　ジフテリア、破傷風、百日咳を予防するワクチン（DTP3）の接種を3回受けた子どもの割合は、1980年から劇的に増えた（出典：WHO）。[30]

はワクチンについて根本的に重要な点を鮮やかに示す一例だった。必要とされる世界のすべての場所にそれを届けるのは物流管理《ロジスティクス》上のきわめて大きな課題であり、容器の大きさのような一見ささいな決定のために、すべての計算が狂いかねない。

いい知らせがある。ワクチン配送におけるコールドチェーンやその他のハードルは、世界のほとんどの場所で解消されている。現在、八五パーセントの子どもが先に触れた五価ワクチンの接種を最低三回受けている。しかし残りの一五パーセントに届けるのが大きな課題だ。

世界のほとんどが享受する基本的なワクチン接種をすべての子どもが受けられるようにするために、また世界に広がる前にアウトブレイクを食い止める準備を整えるために、最も人里離れたところであっても、ワクチンをすべての場所に届けられるようにする必要がある。ワクチンを工場からはるばる患者のもとへ届けるには何が必要かを見てみよう。

ワクチンのコンテナが向かう場所によっては、ルート上に最大で七カ所の中継点がある。コンテナは船か飛行機で到着し、国の保管施設に運ばれる。そこから地域の施設に輸送され、地区の施設に送られて、さらに小区域の施設に運ばれたのちに、コミュニティの施設に届く。医療従事者が大量のワクチンとともに遠隔地に向かい、人びとの自宅やその周辺でワクチンを接種する。

この道中のすべての段階で、コンテナは適正な温度に保たれなければならない。それぞれの保管施設だけでなく、施設から施設へと運んでいるあいだもだ。これらの施設のどこかで停電が起こり、冷蔵庫の電源が落ちてワクチンが効かなくなる危険もある。ファイザーのｍＲＮＡワクチンは摂氏マイナス七〇度で保管しなければならず、これはワクチンを冷やしておくこと自体がすでにむずかしい発展途上国には大きな課題だ。

必要とする人のもとへ最終的にワクチンが届くのは、最後の一マイルを経てそれを運ぶことに力を尽くしている医療従事者のおかげにほかならない。その仕事には正確さが求められ、スタミナが必要で（受けもち先をまわる際には毎日何キロメートルも歩かなければならないことも多い）、ときには危険でもある。投与するワクチンの種類によっては、それぞれが正しい割合になるよう毎回慎重に気を配りながら粉末を液体で希釈し、一回分を準備しなければならないこともある。接種の過程で針が自分に刺さる可能性もある。偽物のワクチンにも気をつけなければなら

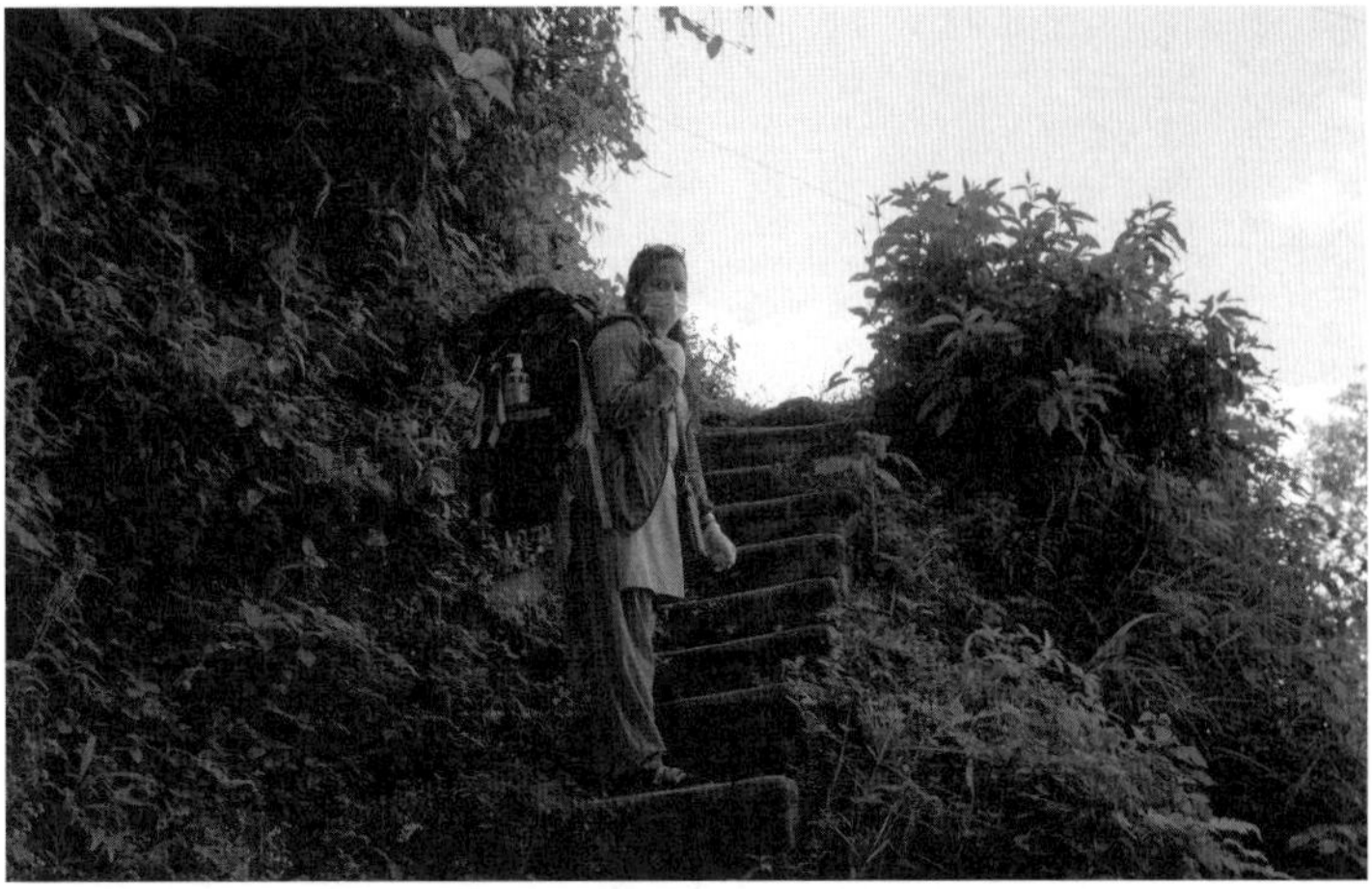

ネパールの医療従事者。僻地で暮らす人たちにワクチンを届けるため、毎日数キロメートルを移動する。地形の厳しい土地を歩くことも多い。[31]

ない。だれがワクチン接種を受けたのか、きちんと記録しておく必要もある。

こうした問題を解消すべく、驚くべき仕事がすすんでいる。自動無効化注射器には安全機構が組みこまれていて、誤って自分を刺したり、それを二回以上使ったりできないようになっている。こうした注射器は百日咳などの病気の予防接種を子どもにおこなうにあたって文字どおり救命道具になっていたが、パンデミックの最中にはCOVIDワクチン用の需要が非常に高まり、子どもの定期予防接種プログラムが危険にさらされた。ユニセフなどの組織が乗りだして、自動無効化注射器をさらに製造し流通させている。

インドのワクチン接種では、冷却用の氷が冷たすぎた場合にワクチンが凍らないようにする新しい持ち運び用クーラーボックスが使われている。研究者は、輸送の全段階でいまほど低温に保っておく必要のない新しいワクチン製剤の開発にも取り組んでいる。それにパッケージを小さくして輸送費と冷蔵庫のスペースを節約できるようにし、現場で液体と混ぜなければならない粉末を取り除くことで医療従事者の手間を省いてもいる。

薬びんに印刷されたバーコードを使い、そのワクチンが正規のものかをワクチン接種者が携帯電話で確認できるようにもなる。レストランでQRコードをスキャンしてメニューを画面上に呼びだすのと同じだ。一つひとつの薬びんがスキャンされるたびに、保健当局の職員は使用された本数を正確に把握でき、診療所の在庫が減って補充が必要になったらそれがわかる。ワクチンを体内に届ける先進的な方法によって、接種のプロセスがだれにとってもさらに安全になり、ワクチンを投与しやすくなる可能性もある。たとえば針と注射器の代わりに極微針《マイクロニードル》のついた小さなパッチを使う方法などだ。禁煙に使うニコチンパッチのような見た目のものを想像してもらうといい。

おそらくどこかで（ほかでなければこの本で）読んだことがあるだろうが、ワクチンのおもな目標は重症化と死亡を防ぐことであり、感染を防ぐことではない。しかしもちろん、それが目指すべき理想というわけではない。実際、完璧なワクチンは感染を防ぎ、そうすることで伝染を減らすのに大きな効果を発揮する。ワクチン接種を受けた人はみな、病原体をほかの人にうつすことがなくなるのだ。はしかのワクチンがこの好例である。二回の接種を終えると、感染から九七パーセント守られる。[32]

ほかのワクチンもそのレベルまでもっていくのが長期的な目標で、とりわけ有望なのが、身体のほかの部分にほかの方法でそれを投与する手段である。どのようにCOVIDに感染するか考えてほしい。ウイルスは鼻の穴か気道で粘液にくっついて身体に入る。しかし肩にワクチンを注射しても、粘液細胞の免疫はあまり高まらない。それを高めるには、おそらくワクチンを鼻腔用スプレーで吸引するか、液状にして飲みこんだほうがいい。

人間には鼻、喉、肺、消化管の湿った表面に特化した抗体がある。これらの抗体にはウイルスにくっつくことのできる部位が血液中の抗体よりもたくさんあり、ウイルス・ハンターとしてより有能だ（僕が目にした未発表のある論文によると、少なくともマウスではそれらの抗体には一〇倍の保護力がある可能性がある）。

将来的には、ひどい感染や死を防ぐ免疫を体内でつくり、粘膜の表面にも免疫をつくるワクチンを吸入したり飲みこんだりできるようになるかもしれない。粘膜の表面に免疫ができれば、呼吸、咳、くしゃみによってウイルスをほかにうつす可能性が低くなる。ラリー・ブリリアントやその他の科学者が映画『コンテイジョン』に登場する架空のウイルスへの想像上のワクチンを考えるよう依頼されたとき、彼らは鼻腔用スプレーを選んだ。のちに書いているように「世界規模で製造しやすく、配布と投与も容易[33]」だからだ。

ワクチンを体内に届けるこうした新手法に加えて、また別の可能性も追求する必要がある。ワクチンと組み合わせて使える感染阻止の薬だ。この薬は短期的に感染から守ってくれ、ワクチンがそれを補完して長期的に重症化を防ぐ。この薬を使うのは病気がとりわけ急速に広がっているときだろうが、これが効かなかったり、必要な頻度で服用されなかったりした場合も、ワクチンが役目を果たして入院せずにすませられる。

これらの薬を支える技術はまだ初期段階にあるが、現在のmRNAワクチンぐらいすばやく開発でき、鼻腔用スプレーや錠剤で投与できるところまでもっていければ、アウトブレイクを低レベルに抑えるすばらしいツールになるだろう。

それに安くて効果が長くつづくものにできれば、つまり一回分数セントで効き目が三〇日以上保たれるぐらいになれば、季節性の呼吸器感染症の阻止にも無理なく使えるかもしれない。学校に通う子どもはみな、毎月はじめにその薬を一回分吸入すればいい。さらに吸入ステーションをつくり、数週間に一度だれでも立ち寄って追加で吸入できるようにもする。

本書では〝ブロッカー〟と呼ぶことにするこの分野では、刺激的な仕事がいくつか進行中だ。たとえばヴァクサート社はインフルエンザ用の経口ブロッカーについて有望なデータを出していて、COVID用のものにも取り組んでいる。しかしこのアプローチは、新しい病気にも既存の病気にも等しくブレイクスルーになるはずなのに、全体的に見るとほとんど注目されていない。政府と企業は、富裕国に加えて低所得国にも手ごろで実際的なものにすることに特に焦点を合わせ、この分野にはるかに多額の投資をする必要がある。

しかし人びとが使うのを拒めば、こうしたツールはどれも意味がなくなる。相手が科学者でも政治家でもジャーナリストでも、僕がブロッカーやワクチンについて話すたびに、だれもが気にする話題がひとつある。ワクチン忌避だ。やがてブロッカー忌避にも向きあわなければならない日がくるかもしれない。

ワクチン忌避を調べている研究者は、いくつかの知見を得ている。ひとつは、これという唯一の理由があるわけではないということだ。不安と懐疑心が関係しているのは確かだ。人びとが政府をどれだけ信頼しているか、タイムリーで正確な情報を得られているかといった要因もある。たとえばアメリカで暮らす黒人の多くは、保健の問題では概して政府の善意に懐疑的で、それは理解できる。四〇年間にわたって、アメリカ公衆衛生局は悪名高いタスキギー梅毒実験をおこなった。これは何百人もの黒人男性を対象に梅毒の影響を調べた恐ろしい実験で、対象者たちにほんとうの診断内容を知らせず、さらには研究の一一年目に治療薬が使えるようになったあとも、それを与えなかった。

不安、不信感、誤った情報とは関係のない社会経済的な要因もある。たとえば、ワクチン接種がおこなわれる場所にたどり着けるかどうかといった問題だ。多くの人は、何キロメートルも離れた診療所へ足を運ぶ交通手段がない。ひょっとしたら仕事を休めるだけの金銭的余裕がないのかもしれないし、子どもの面倒を見てくれる人を見つけられないのかもしれない。ワクチン接種のために長距離をひとりで移動しなければならない女性にも安全面の問題がある。

しかし僕が長年のあいだに学んだのは、単に事実をもっとたくさん伝えるだけでは迷っている人を説得できないということだ。文字どおりの意味でも比喩的な意味でも、その人たちがいる場所でその人たちと会う必要がある。

つまりワクチン接種は手ごろな価格か無料で、人びとが足を運べるときに近くで受けられる必要がある。政治家や有名人がワクチン接種を受けるのを人びとが目にしたら、それも役立つことがある。そして何より信頼する情報源からほんとうのことを聞く必要がある。宗教指導者やすでに知っている地元の医療従事者などだ。

ザンビアでは、たしかな情報を求める人はFM99・1メガヘルツにラジオの周波数を合わせればいい。週に一度、カトリックの修道女でソーシャルワーカーのシスター・アストリダ・バンダが司会する「COVID‐19意識向上プログラム」というトーク番組が放送されていて、COVID予防に焦点を合わせてゲストと保健の話題について話しあい、電話で寄せられた質問に答えている。シスター・アストリダは医師ではないが、公衆衛生に情熱を燃やしている人物だ。COVIDがザンビアにやってきたとき、公衆衛生の公報誌がほとんど英語で書かれているのに気づいた。英語はザンビアの公用語だが、多くの人は現地語のどれかしか話せないので、情報についていけていなかった。そこでシスター・アストリダはヤツァニ・コミュニティ・ラジオに働きか

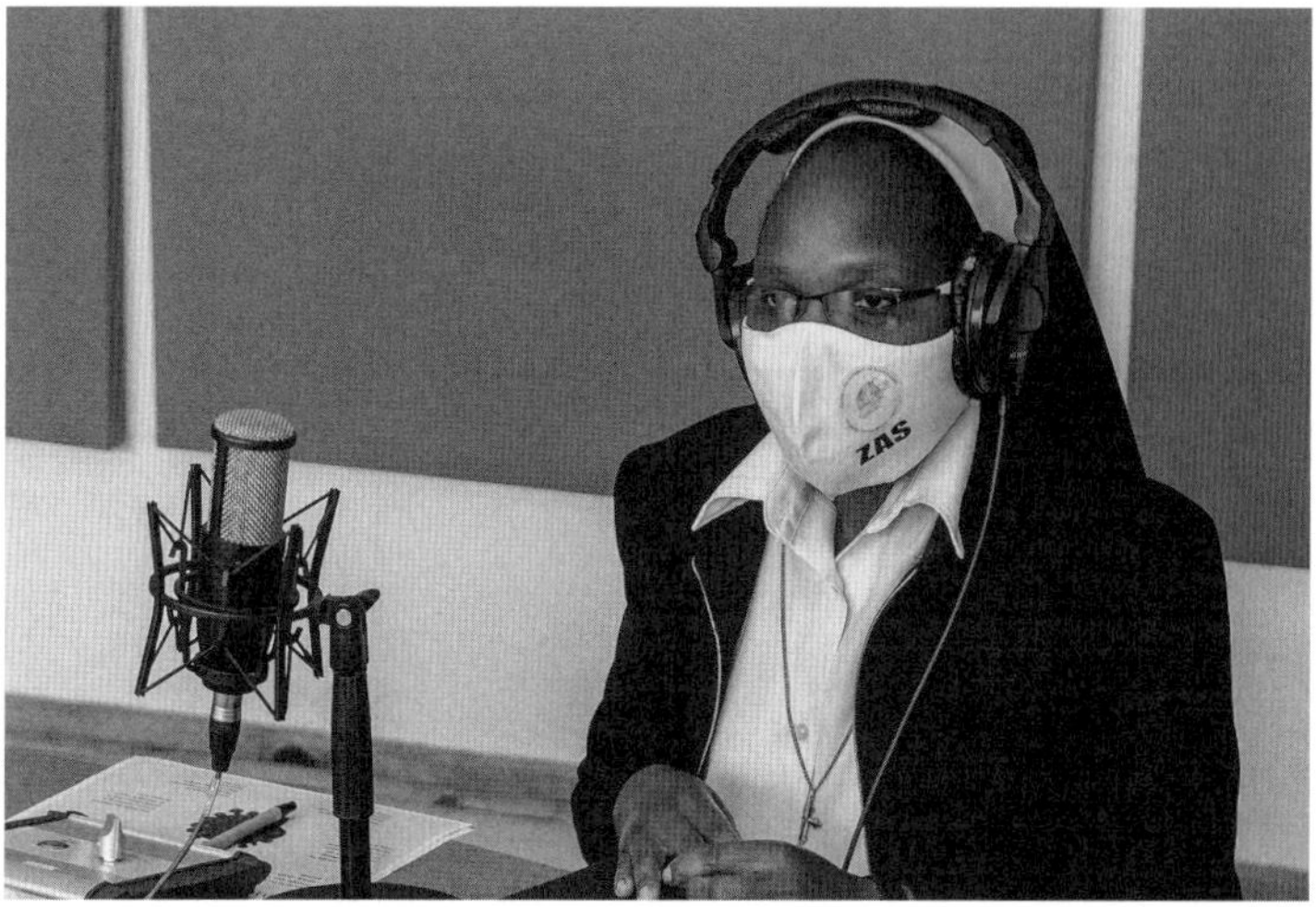

修道女でソーシャルワーカーのシスター・アストリダ・バンダ。ザンビアの首都ルサカのヤツァニ・コミュニティ・ラジオでCOVIDの情報を伝えている。[34]

け、番組をはじめて公報誌の内容を現地語で伝えるとともに、ウイルスについてのほかの情報も共有したいと申し出たのだ。彼女の番組は現在、一五〇万をこえる人が聴いている。

どのアウトブレイクでも、世界にはシスター・アストリダのような人がたくさん必要だし、ほかの取り組みも求められる。ワクチン接種率を高めるには、需要と供給の両方が必要だ。じゅうぶんなワクチンがなければならないし、人びとがそれを求めなければならない。本章で論じたように、じゅうぶんな量のワクチンをつくってすべての人に届けるには、革新的な政策と技術が役に立つ。需要を確保するのも同じくらい重要だ。

本章はふたつの重要ポイントにまとめられる。第一に、COVIDは恐ろしい出来事だったが、これほど早くワクチンがつくられたのは幸運だった。第二に、僕らはワクチンがもたらすことのできる恩恵の表面に触れただけだ。次回はこれほど運がいいとは考えられず、またパンデミックの脅威のほかにも命を救えるすばらしいチャンスがたくさんあるので、世界はワクチンをいっそうすぐれたものにするという野心的な課題を追求すべきである。

資金援助と研究で優先すべき分野が六つある。

- **汎用ワクチン。** mRNAワクチンが登場したおかげで、同じ病原体の複数の変異株、さらには複数の病原体をターゲットにする注射をつくることができるはずだ。コロナウイルス、インフルエンザ、RSVとして知られる呼吸器系ウイルスの感染を予防できるワクチンをつくることができ、運がよければ、この三つのウイルスの系統をすべて根絶することさえできるかもしれない。
- **一回で完了。** COVIDワクチンのひときわ大きなハードルが、複数回接種する必要があることだ。診療所や薬局にすぐに足を運べる人や、子どもの世話を気にしなくていい人、仕事を休める人には少し面倒なだけだが、そうでない人には巨大な障壁になる。新しいワクチン製剤では、現在二回の接種によって得られるのと同じ効果を一回の接種で得られるようになるはずだ。すでに進行中の研究をふまえると、これは達成可能な中期目標だと思う。それに理想のワクチンでは、毎年接種しなくても予防効果が生涯つづく。免疫系の研究によって、そのように効果を長もちさせる方法を見つけられるはずだ。

- **完全保護。**いま（少なくともこれを書いている時点で）手に入る最善のCOVIDワクチンは、感染のリスクを減らすが、ゼロにするわけではない。完全保護を提供できるワクチンをつくることができれば、病気の蔓延を大幅に食い止められるだろう。ブレイクスルー感染は過去のものになるはずだ。口や鼻などの粘膜組織の免疫をより高める必要がある。
- **クーラーボックスはもはや不要。**とりわけ発展途上国では、つねに冷やしておく必要がなくなればワクチンをずっと届けやすくなる。研究者は少なくとも二〇〇三年からこの問題に取り組んでいるが、完全な解決策はまだ見つかっていない。解決策が見つかれば、貧困国でのワクチン配送の分野に革命が起こるだろう。
- **とても簡単で、だれでも投与できる。**錠剤として服用したり鼻腔用スプレーで吸入したりできるワクチンや感染阻止の薬は、注射しなければならないものよりはるかに投与しやすい。また、先に取りあげた極微針のパッチがあれば、注射器と針は時代遅れになる。スーパーで買って自分でつけることができ、腕に針を刺す医療従事者の手助けは必要がなくなって、冷やしておく必要すらなくなるかもしれない。研究者はすでにはしかのワクチンを投与する試作品を試験していて、この研究は急速に前進しているが、市場に出す準備を整え、大量に生産し、ほかのさまざまな病気に対処するためのプラットフォームとしてこのパッチの技術を使うには、さらなる時間と努力が必要だ。

・**生産を拡大する。**こうした進歩がすべて効果を発揮するには、開発と承認だけでは足りない。六カ月以内に、世界全体に行きわたるほど大量にそれを生産しなければならない。これを実現するには、疾病負荷が最も大きい地域を含めて世界全体に生産設備が必要になる。それにパンデミックの脅威が見られないときにも、この新しいインフラがすべて経営をつづけられるように工夫する必要もある。

第7章　練習、練習、練習

二〇一五年七月、《ニューヨーカー》誌に掲載された記事が、アメリカ西海岸の全域で注目を集めた[1]。僕はシアトルの郊外で暮らしていて、その記事を友人たちにメールで送っていたら、ちょうど別の友人から同じ記事が受信箱に届いたのを憶えている。その夏には、食事の席でそれが定番の話題になった。

記事の見出しにはこうあった。「巨大地震――地震によって北西部の海岸地域は相当部分が破壊される。問題はいつ起こるかだ」。執筆者のジャーナリストで、この記事でピューリッツァー賞を受賞したキャサリン・シュルツの説明によると、カナダからワシントン州、オレゴン州、カリフォルニア州北部までの広範囲にわたる海岸線は、〝カスケード沈み込み帯〟と呼ばれるものの近くにあるという。カスケードとは太平洋の海底下にある何百キロメートルもの断層で、ふたつのプレートが接していて、ひとつがもうひとつの下に入りこんでいる。

沈み込み帯はその性質からして不安定で、地震を引き起こす傾向にある。地震学者の計算では、カスケード沈み込み帯沿いでは平均して二四三年に一度、巨大地震が起こり、前回のものは一七〇〇年ごろに起こったという。平均二四三年という数字には異論もあり、カスケードでの地震の間隔はもっと長い可能性もあるが、記事を読んだとき僕ら地元の人間はみな、前回のカスケード地震が起こったのが三一五年以上前だという事実を見過ごせなかった。

その記事では恐ろしい予測が挙げられている。カスケードで地震が起こると、津波によって一万三〇〇〇人近くが死亡し、さらに二万七〇〇〇人が負傷して、一〇〇万人が住まいを追われる可能性がある。西海岸のビーチに観光客が押し寄せる夏に地震が起こると、被害はさらに大きくなりかねない。

太平洋岸北西部が巨大地震にどれだけ備えられているかをテストするため、連邦政府は「カスケード・ライジング」という一連の定期的な大規模演習を監督している。二〇一六年の演習には、数十の政府機関、軍、非営利組織、企業から数千人が参加した[2]。長い事後レポートには結果が詳しく記され、この実地演習で学んださまざまな教訓が示されている。たとえば報告書にはこうある。「大災害への対応に求められるものは、これまで目にしたいかなる対応とも根本的に異なる。(中略)巨大規模の対応が必要とされるだろう」。次のカスケード・ライジングの演習は二〇二二年夏に予定されている。

カスケード・ライジングのおかげで状況は大きく変わり、太平洋岸北西部は現在、壊滅的な地

シミュレーションの種類

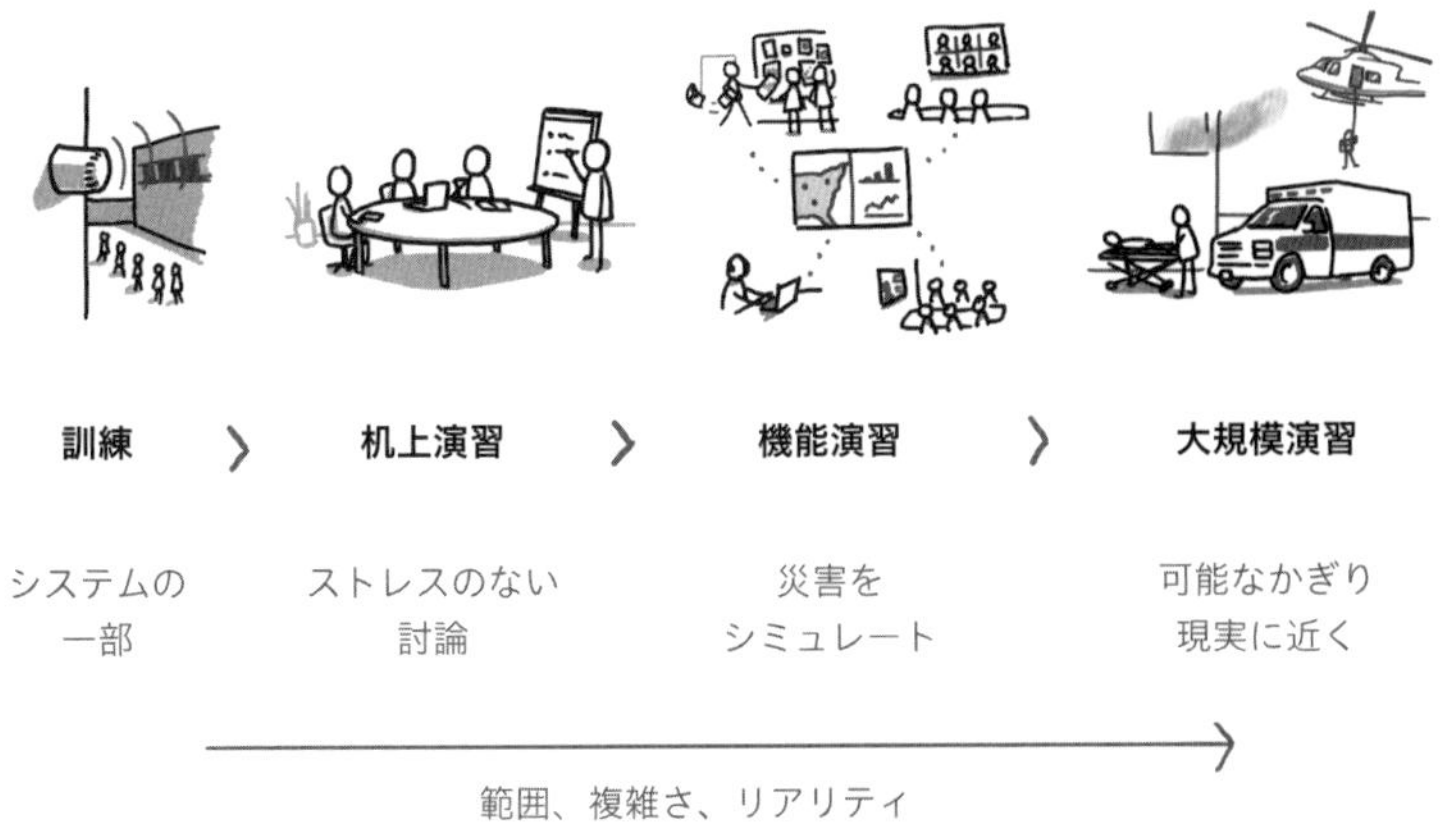
訓練
机上演習
機能演習
大規模演習
システムの
一部
ストレスのない
討論
災害を
シミュレート
可能なかぎり
現実に近く
範囲、複雑さ、リアリティ

震にこれまでになく備えられている、そう伝えられればよかったのにと思う。残念ながら、そうはなっていない。ひとつには、耐震性をもつように地域のすべての、あるいはほとんどの建物にあとから手を加えるのは、とんでもなく高くつくからだ。

それでもこの演習にはやはり意味がある。少なくとも政府はこの問題に人びとを集中させようとしているわけだ。

「訓練《ドリル》」や「演習《エクササイズ》」といったことばは区別なく使われがちだが、同じ意味ではまったくない。

訓練はシステムのある部分だけをテストするものであり、たとえば建物の火災報知器が作動するかどうか、建物からすみやかに逃げだす方法をみんなが知っているかどうかといったことを確認する。

次に、より複雑なものとして机上演習がある。問題を見つけて解決するための討論だ。そしてさらに複雑なのが機能演習で、これは災害をシミュレートし、システム全体がどれだけうまく機能するかをテストするものだが、人や機材は動かさない。

最後に、カスケード・ライジングのような大規模演習がある。これは可能なかぎり現実に近いかたちで計画される。役者が病人や怪我人を演じ、車両を使って人や機材も動かす。

パンデミックへの備えについて僕が学んできたかぎりでは、アウトブレイクを見つけてそれに対処する力をテストする連続大規模演習はひとつも進行していなくて、これは驚きだ。WHOのインフルエンザ準備プログラムが二〇一八年のアウトブレイク演習実施ガイドに記しているように、「世界中の国がかなりの労力と資源を注ぎこんで自国のパンデミック・インフルエンザ準備計画をつくり、インフルエンザ・パンデミックへの対処に必要な力を高めてきた。しかし効果を発揮させるには、シミュレーションによる演習を通じて計画をテストし、検証し、定期的に更新する必要がある[3]」。

病気のアウトブレイクを想定した机上演習と機能演習はたくさん実施されてきたが、インフルエンザやコロナウイルスのアウトブレイクをシミュレートするよう設計された全国規模のものは、おそらくごくわずかしかない*。そうした演習を初めて実施したのはインドネシアであり、二〇〇八年にバリ島で大規模なアウトブレイク演習をおこなっている[4]。世界のどこを見ても、地域全体が参加する演習は存在しない。

政府は演習の結果を一部機密扱いにしていて、大規模演習にはとりわけそれが当てはまるので、詳しいことはよくわからないこともあるが、こうしたシミュレーションはどうやらまばらにしか実施されてきていないようだ。望ましい例がヴェトナムで、さまざまなレベルの複雑さで頻繁にシミュレーションを実施し、明らかになった問題の解消に取り組んでいて、ＣＯＶＩＤにとりわけ首尾よく対応できる態勢が整っていた。

しかし多くの場合、ほかの国ではこうした演習は一連の仮説を出すだけで終わっていて、準備を整えるチャンスを逃していた。

たとえばイギリスは二〇〇七年にウィンター・ウィロー、さらに二〇一六年にはシグナスというスいずれもインフルエンザのアウトブレイクに焦点を合わせた演習を実施した。とりわけシグナスでは政府の準備態勢の問題が浮き彫りになり、機密扱いの一連の勧告が出されたが、それらは顧みられることがなく、ＣＯＶＩＤパンデミックの最初の年に《ガーディアン》紙がそれを暴いてスキャンダルになった[5]。

アメリカも二〇一九年に同じような経験をしている[6]。政府はクリムゾン・コンテイジョンという一連の演習を実施した。その目的は次の疑問に答えることだ。国の準備は整っていて、新しいインフルエンザウイルスのアウトブレイクに対処できるのか？

＊動物由来の病気に関係する演習は散見される。たとえば、二〇〇一年に口蹄疫の悲惨なアウトブレイクが起こった四年後、イギリスと北欧五カ国が準備態勢をテストするシミュレーションを実施した。

クリムゾン・コンテイジョンは保健福祉省が監督し、ふたつの段階に分けておこなわれた。第一段階は一月から五月にかけて開催された一連のセミナーと机上演習であり、あらゆるレベルの政府に加えて民間セクターと非政府組織からも人が集まって、すでにあるアウトブレイク対応計画について話しあった。

第二段階では、そうした計画を機能演習によってテストした。二〇一九年八月、四日間にわたって参加者は次のようなシナリオに対処した。中国を訪れた観光客たちが、ウイルスによって引き起こされた呼吸器疾患で体調を崩す。観光客たちはチベット自治区のラサ・クンガ空港を飛びたち、中国のほかの都市を旅したのちに、それぞれの国に帰国する。

このウイルスには一九一八年のインフルエンザ株と同じぐらいの感染力があるが、死に至る可能性はわずかに低いことが判明する。人から人へと急速に広がり、アメリカではシカゴで最初に姿を現して、すぐにほかの主要都市にもうつっていく。

演習はアメリカで最初の感染者が見つかって四七日が経過した時点からはじまる。南西部、中西部、北東部の全域でそれなりの、あるいは多数の患者が出ている。モデルによる予測では、このウイルスによってアメリカで一億一〇〇〇万人が体調を崩し、七〇〇〇万をこえる人が入院して、五八万六〇〇〇人が死亡する。

その後の四日間で参加者は、アウトブレイク対応の仕事にすでに精通している人でなければなじみがなかったであろう決断について議論する。隔離、個人用の防護服、ソーシャル・ディスタンスの確保、学校の閉鎖、広報、ワクチンの購入と分配といったことである。もちろんいまでは、こうしたことばは日常のボキャブラリーの一部だ。

クリムゾン・コンテイジョンの機能演習はきわめて広い範囲でおこなわれた。一九の連邦政府の省と機関、一二の州、一五の先住民準自治領と村落《プエブロ》、七四の地方保健局、八七の病院、一〇〇をこえる民間セクターのグループが参加したのである。終了後、参加者が集まり演習を振り返って議論した。うまくいったこともいくつかあったが、うまくいかなかったことのほうがはるかに多かった。そのうちのごく一部を挙げるが、恐ろしいほどなじみがあるように聞こえるはずだ。

演習の参加者は、何が連邦政府の管轄で何がほかの管轄なのか、だれも理解していなかった。保健福祉省には、連邦政府の対応を指揮する明確な権限がなかった。ワクチンを購入する費用も不足していた（このシナリオでは、問題のインフルエンザ株にはすでにワクチンが存在するが、投与はされていないと想定されていた）。州の指導者たちは、正確な情報をどこから入手すればいいのかわからない。人工呼吸器などの乏しいリソースを有効活用する計画についても州によって大きなばらつきがあり、計画がまったく存在しない州もあった。

問題のなかには、まるで政治諷刺《ふうし》のコメディドラマ『Ｖｅｅｐ／ヴィープ』から取りだしたかのような、ほとんど滑稽なまでにありふれたものもあった。連邦政府の機関は、電話会議の名称を気まぐれに変えて参加者たちを混乱させた。ときには会議の名称になんのことかわからない頭文字の略称が使われていて、参加するはずの人が姿を見せなかった。すでに人手不足の州政府は、対応そのものに追われるなか、かかってくる電話すべてに対処するのに苦戦した。

クリムゾン・コンテイジョンの結果をまとめた正式な政府報告書が、二〇二〇年一月、COVID感染者数がちょうど増えはじめていたタイミングで発表されたが、全五九ページのなかで「診断」ということばが三回しか登場しないのは示唆に富んでいる。報告書では診断は、パンデミック時に確保しづらくなるさまざまなもののひとつだと単純に記されているだけだ。ご承知のとおり、そのわずか数週間後には検査件数を大幅に増やす力がアメリカにないことが悲惨なまでに明らかになる。繰り返し言っておかなければならない。アメリカがほかの国にとうてい及ばない数の人にしか検査を実施できなかったのは、パンデミックのあいだにあらゆる国が犯した過ちのなかでも最大級のものだった。

クリムゾン・コンテイジョンは、アウトブレイクに対処する準備がアメリカにあるかをテストする初めてのシミュレーションではなかった。おそらく名誉ある最初の取り組みはダーク・ウィンターという不吉な名の机上演習で、二〇〇一年六月にワシントンDCのアンドルーズ空軍基地で二日間にわたって実施された。

意外なことにダーク・ウィンターを企画したのは、連邦政府ではなくさまざまな独立機関である。それらの組織のリーダーたちは、アメリカに対するバイオテロ攻撃の可能性に不安を募らせつつあり、その問題に注目を集めたかったのだ。

ダーク・ウィンターでは、テロリスト集団がフィラデルフィア、オクラホマシティ、アトランタに天然痘ウイルスをまき、合計三〇〇〇人に感染させたと想定した。二カ月も経たないうちに病気は三〇〇万人に広がり、一〇〇万人が死亡して、なおも収束の見通しが立たない。[7] 僕の知りあいのオブザーバーは、結果は天然痘一勝、人類〇勝だとコメントしている。

その後、ほかの演習もつづいた。二〇〇五年のアトランティック・ストーム（これも天然痘による攻撃を想定したもの）、二〇一八年のクレードX（新型インフルエンザウイルスのアウトブレイク）、二〇一九年のイベント201（新型コロナウイルスのアウトブレイク）、二〇二〇年のミュンヘン安全保障会議でのシミュレーション（人工的につくられたインフルエンザウイルスによるバイオテロ）などである。*

これらアメリカでの演習は、どれも異なるシナリオを想定し、異なるやり方で異なる方法を使って実施されたが、共通する点が三つある。ひとつは結論が根本的に同じだということだ。アウトブレイクを封じこめパンデミックを防ぐ能力には、アメリカと世界の大部分で巨大な欠陥がいろいろあるとして、その欠陥を補うさまざまな方法を提案していた。

それらの演習に共通するふたつ目の点は、どれも大きな変化につながらず、アメリカがアウト

＊ゲイツ財団はイベント201演習の資金提供者のひとつだった。一部の陰謀論者は、この演習はCOVIDを予想していたと論じている。主催者たちがはっきり述べているように、これは予想ではなかったし、当時もそう発言していた。これについての声明は次のサイトに掲載されている。centerforhealthsecurity.org.

ブレイクによりよく備えられるようにはならなかったことだ。連邦レベルでも州レベルでも多少の調整は加えられたが、二〇一九年一二月以降に起こったことを見れば、いかなる変化であれ不十分だったことがわかる。

三つ目は、クリムゾン・コンテイジョンを例外として、アメリカのシミュレーションはどれも会議室だけで実施され、実際の人間や機材をある場所から別の場所へ動かすものはひとつもなかったことだ。

費用と時間がかかり面倒だという当然の理由から、大規模演習は机上演習や機能演習ほど頻繁には実施されない。また公衆衛生分野のリーダーの一部は、パンデミックに備える最善の方法は比較的小さなアウトブレイクをシミュレートすることだと論じてきた。つまりエピデミックやパンデミックのときにしか起こらないこと、たとえばサプライチェーンが混乱状態に陥ったり、経済活動が停止したり、国のトップが政治的な理由で介入したりといった問題には備えないということだ。それに二〇二〇年までは、ほとんどの人が世界規模の感染は自分には関係ないと思っていて、それゆえ大規模な実地演習をおこなう手間と費用をかける値打ちはないと考えていたのではないかと思われる。

ＣＯＶＩＤがはじまって二年を経て、前よりもずっと主張しやすくなった。世界はいまよりはるかに多くの大規模演習を実施し、次の大きなアウトブレイクへの備えをテストする必要がある。たいていの国では、こうした演習は国の公衆衛生機関、緊急対策センター、軍首脳が実施でき、

第2章で説明したGERMチームがそこにアドバイザーおよび評価者として加わればいい。低所得国にはリソースを提供して手助けする必要があるだろう。

たとえば、大規模なアウトブレイク演習はこんなふうに実施される。主催者は都市をひとつ選び、全国あるいは全世界に広がりかねない、たちの悪いアウトブレイクがそこで起こっていると想定して行動する。その病原体の診断検査をどれだけ早く開発し、大量生産して、必要とする場所へ届けられるだろうか。政府は正確な情報をどれだけ首尾よく、どれだけ迅速に人びとに伝えられるのか。地方の保健当局はどうやって隔離をおこなうのか。それに、サプライチェーンが寸断されたり、地方の保健当局が誤った決定を下したり、政治家が介入したりした場合にはどうするのか。そうしたことが起こりかねないことを、いまの僕らは知っている。

また、感染者を報告し、病原体の遺伝子解読をおこなう体制をつくる。ボランティアを集めて非医薬品による措置を試し、病気の広がり方に合わせて調整して、実際の緊急事態のときにそれが経済にもたらす影響を把握する。

そして、人間が動物に接触することで病原体が最初に広がる場合は、動物を殺処分する政府の能力を演習で評価する。* 仮にニワトリによって広がる鳥インフルエンザだとしよう。非常に多くの人がニワトリの飼育で生計を立てているので、インフルエンザを広げる可能性が非常に低ければ、その人たちはニワトリを殺したがらないだろう。政府にはその人たちの損失を補償する資金があり、それを実行する体制があるだろうか。**

演習をさらに現実に即したものにするために、ソフトウェアを使ってときどきサプライズの出来事を起こし、計画に混乱を生じさせて、みんながどう反応するかを確かめる。ソフトウェアはシミュレーション全体を追跡し、のちに検討するために行動を記録するのにも使われる。

シミュレーションの計画について各国に助言するのに加えて、ＧＥＲＭチームはほかのやり方でも準備態勢を評価する。たとえば、その国の保健制度がパンデミック以外の病気をどれだけうまく見つけ、それに対処しているかを見るといった具合だ。マラリアが問題になっている場所なら、大きなアウトブレイクをどれだけ早く見つけているか。あるいは結核や性感染症では、検査で陽性反応が出た人の最近の接触者をどれだけうまく追跡できるか。こうした代用手段は、それだけでは研究者が知る必要のあることをすべて教えてくれるわけではないだろうが、注意を払うべき制度の弱点についてヒントを与えてくれる。うまくエンデミックの病気を警戒し、報告し、それに対処している国は、パンデミックの脅威にも対応しやすい状態にある。

ＧＥＲＭチームの最も重要な役割は、演習や準備態勢についてのその他の評価でわかったことをまとめ、演習や評価から導き出された勧告を記録したうえで、こうした知見を行動に移すよう世界のリーダーたちに継続的に働きかけることだ。勧告というのは、サプライチェーンを強化する方法や政府間でより適切に連携する方法、薬やその他の供給品をより適切に分配する取り決めなどである。すでに見たように、ダーク・ウィンター、クリムゾン・コンテイジョン、その他のアウトブレイク・シミュレーションのあと、状況はほとんど変わらなかった。事後報告書がどこかのウェブサイトに載せられるだけで、その後、忘れ去られる、そんなふうにならないようにするイノベーションは残念ながら存在しない。政治家と政策立案者はこの現状を変える必要がある。大規模演習をさまざまなスケールで実施できることを理解してもらうために、災害準備からふたつの例を見てみよう。まずは比較的小さなものからはじめたい。

二〇一三年夏、フロリダ州のオーランド国際空港が航空関係の恐ろしい大惨事をシミュレートした。[8]これは三年に一度、大規模シミュレーションを実施するようアメリカの全空港に義務づけた連邦政府の要件を満たすためにおこなわれた演習である。《エアポート・インプルーヴメント》誌の記事によると、このシナリオでは乗客乗員九八人を乗せた架空のジェット旅客機に油圧系統の問題が生じ、空港から数キロメートル離れたホテルに墜落する。

この演習は犠牲者を演じる六〇〇人のボランティア、四〇〇人の初動対応要員、一六の病院が参加し、三機の飛行機と、実際に火災を起こして消防士が練習できるようにする四階建ての建物を備えた訓練施設で実施された。職員たちはだれが指揮を執るのかをはっきりさせなければなら

＊二〇二〇年一一月、デンマーク政府は一五〇〇万匹のミンクを殺処分するよう命じた。ミンクから人間にうつる可能性のあるＣＯＶＩＤ変異株を懸念しての措置である。

＊＊演習にどのようなものが含まれうるのか、専門家によるさらに詳しい情報がほしければ、ＷＨＯの文書、"A Practical Guide for Developing and Conducting Simulation Exercises to Test and Validate Pandemic Influenza Preparedness Plans"を参照してもらいたい。who.int から閲覧できる。

ない。初動対応要員は怪我人の優先順位を判断し、可能な場合は手当てをして、ほかを病院へ運ぶ必要がある。警備員は野次馬に対処する。犠牲者の友人や家族に連絡する必要もある。記者は最新の情報を求める。この演習では改善が必要な点がいくつか見つかり、かかった費用はおよそ一〇万ドルだ。

それとは対極にあり、最も複雑な部類に入るのが、二〇二一年八月にアメリカ軍が実施した大規模演習である。[9]二週間にわたって、海軍と海兵隊の兵員がこの三〇年間で最大の海軍演習に参加した。「大規模演習《ラージ・スケール・エクササイズ》（ＬＳＥ）２０２１」という名称は、その幅の広さを言い表すには控えめなことばだ。ふたつの大国と同時に戦う状況をシミュレートするＬＳＥ２０２１は、一七のタイムゾーンにまたがり、二万五〇〇〇人をこえる兵員が参加して、ヴァーチャル・リアリティを使用することで参加者が遠隔地から加わり、世界中の部隊を結びつけリアルタイムで情報を共有した。

軍事演習と病原体演習は完璧に重なるわけではない。そもそもアウトブレイクを食い止めるのは、戦争とは異なる。国と国は互いに戦うのではなく、協力して動かなければならない。それに軍事演習とはちがってアウトブレイクのシミュレーションには一般市民が参加することもあり、場合によっては非常に目に見えやすいので、火災訓練と同じく、さほど非日常的ではない。

それでもＬＳＥがやろうとしたことはすばらしい。世界中に散らばるさまざまな組織がデータを共有し、情報をもとにしてともに迅速に決断を下す機会をつくったのだ。この演習のことを読むと、こう思わずにはいられない。〝パンデミック予防にも、こんなものが必要だ〟

シミュレーションのいいお手本になるのが、二〇一八年八月にヴェトナムが開発した大規模演習で、これは懸念すべき可能性のある病原体をシステムがどれだけうまく見つけられるかを確認するためのものだ[10]。その綿密さには感心させられる。

患者、家族、接触者を演じる役者が四人雇われ、医療従事者にとって重要な情報が記された台本を手渡される（医療従事者は自分たちが演習に参加していることを知っている）。一日目、五四歳のビジネスマンに扮した役者が北東部のクアンニン省にある病院の緊急治療室に運びこまれ、空咳《からぜき》、倦怠感、筋肉痛、息切れを訴えた。医師はその患者から詳しく話を聞き、彼が最近、中東に旅をして、そこでＭＥＲＳウイルスに感染した可能性があることを突きとめる。この事実と症状とを考えあわせて、その患者は入院し隔離された。

この気がかりな知らせは数分で指揮系統の上部まで伝わり、すぐに緊急対応チームが病院と患者の住まいに到着する。役者たちは綿棒を使って鼻腔ぬぐいの検査を受け、サンプルはＭＥＲＳを引き起こすウイルスを加えたものと取り替えられる。サンプルは実際に検査室に車で届けられたわけではないが、輸送にかかるであろう時間をあけたのちに検査室のスタッフが実際に検査して、ＭＥＲＳ陽性であることを正しく突きとめた。

この演習は完璧にすすんだわけではなく、その過程では数多くの欠陥が明らかになったが、完壁だったら逆に驚きだ。ポイントは欠陥を明らかにすることであり、最も重要なのは、それを改善することである。

この大規模演習は、世界が必要とする全国規模や地域規模のものと比べると小さいが、必要な要素の多くが揃っている。このような演習がもっとたくさんの国や地域で実施されれば、終わった戦争に備えるという典型的な過ちを犯さずにすむはずだ。

次の主要な病原体もCOVIDと同じぐらいの感染力と致死率で、mRNAワクチンのようなイノベーションで同じように対処できると考えたくなる。しかし、そうでなかったら？　次の病原体がはるかに致命的なものにならない生物学上の理由はない。不調を訴える人がひとり出る前に、数百万人にひそかに感染するかもしれない。身体が中和抗体でそれをやっつけることができない可能性もある。病原体演習を実施すれば、次のアウトブレイクで想定されうるさまざまな病原体とシナリオについて幅広くテストできる。

パンデミックのリスクは全面戦争のリスクよりも高いので、最低でも一〇年に一度、GERMチームが主催して全世界を対象とするLSE規模の演習を実施すべきだ。各地域もGERMの助言を受けて別の大きな演習を同じ一〇年のあいだにおこなうべきであり、各国も近隣諸国と合同でより小規模なシミュレーションを実施すべきである。

将来の演習で作成される報告書が無視されないと期待できる理由がひとつある。経験だ。COVIDの初期に多くの専門家は、二〇〇三年にSARSのアウトブレイクを経験した国は今回のパンデミックによりうまく備えられているはずだと考えた。その深刻さを経験したので、政治的にも、社会的にも、心理的にも、自分たちの身を守るのに必要な措置をとる準備が整っているというのがその理屈である。実際そのとおりだった。二〇〇三年に最も打撃を受けた場所には、たとえば中国大陸部、香港、台湾、カナダ、シンガポール、ヴェトナム、タイがある。ＣＯＶＩＤが姿を現したとき、これらの場所は迅速かつ決然と対処し、一年以上もＣＯＶＩＤ感染者を少数に抑えた。

おそらくクリムゾン・コンテイジョン、ダーク・ウィンター、その他の演習がそれほど効果を発揮しなかったのは、そうしたシナリオが当時はあまりにも現実離れしていると思われたからだろう。少なくともほとんどの人とほとんどの政治家の目にはそう映っていた。しかしいまは、ウイルスが世界中に広がり、何百万もの死者が出て、何兆ドルもの損害が生じるという考えは、だれにとってもきわめて現実的だ。病気のアウトブレイクは、少なくとも地震や津波と同じくらい真剣に受けとめるべきである。ＣＯＶＩＤのようなパンデミックが二度と起こらないようにするには、早い時期に病原体を食い止める練習をし、制度のどの部分を改善する必要があるかを把握して、たとえむずかしい場合でもすすんで変化を起こさなければならない。

ここまで本書では、もっぱら自然に発生する病原体のことを書いてきた。しかし病気の演習で考慮に入れなければならない、いっそう気がかりな別のシナリオもある。多数の人を殺傷することを目的としてわざと使われる病原体だ。すなわちバイオテロである。

ウイルスや細菌を武器にする歴史は、数百年前までさかのぼる。一一五五年、神聖ローマ帝国の皇帝フリードリヒ一世が（現在のイタリアにある）トルトーナの町を包囲し、人間の死体を使って現地の井戸を汚染したという。もっと新しいところでは、一八世紀にイギリス兵が天然痘患者の使った毛布をアメリカ先住民に配っている。一九九〇年代にはオウム真理教が東京の地下鉄でサリンガスを発生させて一四人を殺害し、死者は出なかったもののボツリヌス毒素と炭疽《たんそ》菌を四度ばらまいたと伝えられている。それに二〇〇一年にはアメリカで、炭疽菌を郵送する一連の攻撃によって五人が死亡した。

現在、確実に最も恐ろしい武器になる天然の病原体は天然痘だ。天然痘はこれまでに自然界からただひとつ根絶された人間の病気だが、いまでもサンプルはアメリカとロシアの（また、ひょっとしたらほかの国でも）実験室に保管されている。

天然痘がとりわけ恐ろしいのは、空気を通じて急速に広がり、死亡率がきわめて高く感染者の三分の一ほどが亡くなるからだ。それに一九八〇年に根絶されたあとは予防接種プログラムがほぼなくなったので、いまはもう免疫をもつ人がほとんどいない。アメリカには全市民を守れるだけの大量の天然痘ワクチンが備蓄されているが、ＣＯＶＩＤワクチンで見られたように、とりわけ人びとが攻撃によってパニックに陥っているときには、それを分配するのは単純ではない。また、世界のほかの場所が守られるかもわからない。

このリスクの一部は、ソ連の崩壊によって生じた。友人のネイサン・マイアーボールドが論文「戦略的テロリズム」に書いているように、生物兵器は一九七五年に国際協定によって禁止されたが、ソ連（ロシア）は一九九〇年代に入ってもそのプログラムをつづけ、「何千トンもの兵器化された炭疽菌や天然痘、また、遺伝子組み換えウイルスをもとにした、はるかに珍しいさまざまな生物兵器をつくっていた[11]」。

病原体操作を支える科学が、もはや高度な訓練を受け政府の秘密計画で働く科学者だけのものではなくなったことで、テロリストが既存の生物兵器を手に入れるチャンスが増えた。過去数十年の分子生物学の進歩のおかげで、生物兵器をつくるのに必要なことはすべて世界中の何百ものカレッジや大学で学ぶことができる。それに一部の学術誌で発表された情報には、テロリストが新しい病原体をつくるのに使えるものもあり、リスクを高めることなく研究上の知識を共有するにはどうすればいいか、活発な議論を呼んでいる。

人工的につくられた生物兵器による大規模攻撃はまだ起こっていないが、当然ながらありえないわけではない。それどころか冷戦中には、抗生物質に耐性があり、すべてのワクチンから逃れる炭疽菌が、ソ連とアメリカの実験室で生物工学によってつくられている。治療薬やワクチンが効かない天然痘ウイルスを開発した国は、また場合によっては小さなテロ集団でさえも、一〇億をこえる人を殺すことができるだろう。

新しい病原体は、感染力と致死率が高く、それでいながら症状がすぐに現れないものにもできる。そうした病原体は、おそらく何年もかけてひそかに世界中に広がり、そのあいだは怪しまれることがない。自然に進化したＨＩＶはそのように働き、感染したらすぐほかの人にうつすことができるが、本人は一〇年近くも体調が悪くならないので、ウイルスに気づかないまま何年もほかの人にうつしつづける。これと同じように働き、しかも広がるのにＨＩＶほど密な接触を必要としない病原体は、エイズのパンデミックよりはるかにたちが悪いだろう。

「比較してわかりやすく説明すると」とネイサンは書く。「一〇万人の死者が出る一度の攻撃によって「歴史上のすべての集団によるすべてのテロ行為で殺害された人の累計数よりも多くの人が殺される。普通の自爆テロの一〇〇〇～一万回分に相当するかもしれない」。これは大災害の規模であり、数十万、数百万、場合によっては数十億の人が死亡する可能性があって、いまよりずっと注目されてしかるべきだ。

僕は楽観的な人間で、解決策に自然と焦点を合わせがちだ。ただ、そんな僕でも認めざるをえない。バイオテロの脅威に対して、「これでじゅうぶんだ」と思える対処法のリストをつくるのはむずかしい。天然の病原体とは異なり、意図的につくられた病気は予防ツールを回避するよう設計できる。

恣意的な攻撃に備えるために必要なものはすべて、自然からの攻撃に備えるのに必要な一連の行動をさらに強化したものになる。アウトブレイク演習では攻撃のシナリオに焦点を合わせ、準備態勢をテストするといい。病原体の出所がどこであれ、よりよい治療薬とワクチンは重要だ。

よりよい診断法があって結果が三〇秒でわかれば、人工的につくられた病原体が広がる可能性が最も高い空港や公共のイベントで検査をおこなうのがより実際的になるし、もちろん日常的な検査にもこのうえなく有用だ。病原体のゲノム解読を大量に処理できれば、通常のインフルエンザのアウトブレイクのときにも、攻撃を受けたときにも役立つ。たとえ攻撃を受けることがなくても、こうしたツールがすべて揃っているのはいいことだ。

それに加えて、恣意的な攻撃に対処すべく特別に考えられた方法も必要だ。空港など人がたくさん集まる場所に装置を備えておき、空気中と下水中の病原体を見つけられるようになることを僕は期待しているが、この技術の実現にはまだ何年もかかる。二〇〇三年、アメリカ政府はバイオウォッチという計画で、この方法のはるかに大規模なバージョンを試した。空気で運ばれる炭疽菌、天然痘、その他の病原体を発見する装置を全国のさまざまな都市に設置したのだ。

バイオウォッチはいまでも二二の州で動いているが、おおむね失敗と見なされている。さまざまな欠点があるが、たとえば風がぴったり正しい方向に吹かなければ機能せず、病原体を確認するのに最大三六時間もかかる。最も単純な理由で検出装置が動かなくなることもある。電源プラグが抜かれた場合だ。

空気中を嗅ぎまわる機械に未来があるかどうかは別として、バイオテロ攻撃の可能性があるという理由からも、いまよりはるかに多くの資金と労力を研究に投じ、地球全体に広がりかねない病気を発見、治療、予防できるようにしなければならない。攻撃が国の安全保障に与える影響と、死者が数百万人に達する可能性とを考えると、この研究は防衛予算によってさらに支えられてしかるべきだ。国防総省《ペンタゴン》には年間およそ七〇〇〇億ドルの予算があるのに対して、NIHの予算は年に約四三〇億ドルだ。資金についていえば、国防総省は完全に異なる次元で動いている。

科学によってよりよいツールができ、出所がどこであれアウトブレイクを食い止められるようになると僕は楽観視しているが、政府はこのうえなくローテクな防衛策も検討すべきだ。報奨金である。これには前例がある。犯罪者やテロリストの逮捕につながる情報を提供した人に、政府は頻繁に賞金を提供している。いま生じかねない被害の規模を考えると、政府はバイオテロの阻止に寄与する情報提供者にかなりの額をすすんで支払うべきだ。

最終的なバイオテロ対策計画がどのようなものになるにせよ、政治の風向きが変わるなかでそれを存続させる必要がある。一九八〇年代はじめ、CDCの所長だったビル・フェイギは、FBIと協力してバイオテロを発見しそれに対処する計画を実施していた[12]。その計画にはさまざまな病気を使った攻撃のシミュレーションも含まれていて、そうした攻撃がどのように実行されるのか確認していた。また、それぞれの病気に対する防衛計画も含まれていた。しかしフェイギの後継者は、そのような攻撃は起こらないと考えてこのプログラムを廃止した。アメリカと世界のほかの国が病原体演習に多額の資金を投じ、世間の注目を集めることができれば、人びとを守る取り組みをたったひとりの政治任用官が妨げるのははるかにむずかしくなるはずだ。

第8章　豊かな国と貧しい国の健康格差を埋める

全体としては、COVIDへの世界の対応は並はずれて優秀だった。二〇一九年一二月には、この病気のことはだれも聞いたことがなかった。それから一八カ月のうちに、複数のワクチンが開発され、安全かつ有効であることが証明されて、三〇億をこえる人、すなわち地球上の人口の四〇パーセント近くに届けられた。地球規模の病気に人類がこれほど迅速に、あるいは効果的に対処したことはない。普通なら五年以上かかることを一年半で成し遂げたのだ。

しかし、この驚異的な数字のなかでも驚くほどの格差があったし、いまもある。

まず、パンデミックはすべての人に等しく影響を与えたわけではない。第4章の話を憶えているかもしれないが、アメリカの黒人とラテンアメリカ系の小学三年生は、白人とアジア系アメリカ人の児童の二倍、教室学習に遅れが生じた。アメリカでは黒人、ラテンアメリカ系、アメリカ先住民は、すべての年齢層でCOVIDによって死亡する可能性が白人の二倍高い(1)。

パンデミックの全体的な影響が最も厳しく見られたのが、世界の低・中所得の国である。二〇二〇年、パンデミックのために世界中で一億近くの人が極度の貧困状態に追いやられた。[2] これは約一五パーセントの増加であり、数が増えたのは数十年ぶりだ。また、二〇二二年にはほぼすべての先進国がパンデミック以前の所得レベルに戻ると見こまれているが、低・中所得の国では、それが見こまれるのはわずか三分の一にすぎない。

たいていの場合と同じように、世界で最も苦しんだ人は最低レベルの手助けしか得られなかった。貧しい国の人は、豊かな国の人と比べてCOVIDの検査や治療を受けられる可能性がはるかに低かった。最も著しい格差が見られたのがワクチンだ。

二〇二一年一月、COVIDワクチンの提供がはじまるなか、WHOの事務局長は執行理事会の冒頭で厳しい評価を口にした。[3]「少なくとも四九の所得が比較的高い国で、三九〇〇万回分をこえるワクチンがすでに投与されました」とテドロス・アダノム・ゲブレイェソス博士は述べる。「最低所得国では、ひとつの国で二五回分しか投与されていません。二五〇〇万回ではなく、二万五〇〇〇回でもなく、たったの二五回です」

その年の五月には、テドロスが警告していた格差は新聞の一面を飾るニュースになっていた。「パンデミックはふたつに分かれた」という見出しが《ニューヨーク・タイムズ》紙に出る。[4]「一部の都市では死者がゼロ。ほかでは数千。ワクチンが富裕国へ流れていくなか、パンデミックの断絶は引きつづき広がっている」。WHOのある職員は、この格差を「道徳的に非道な状

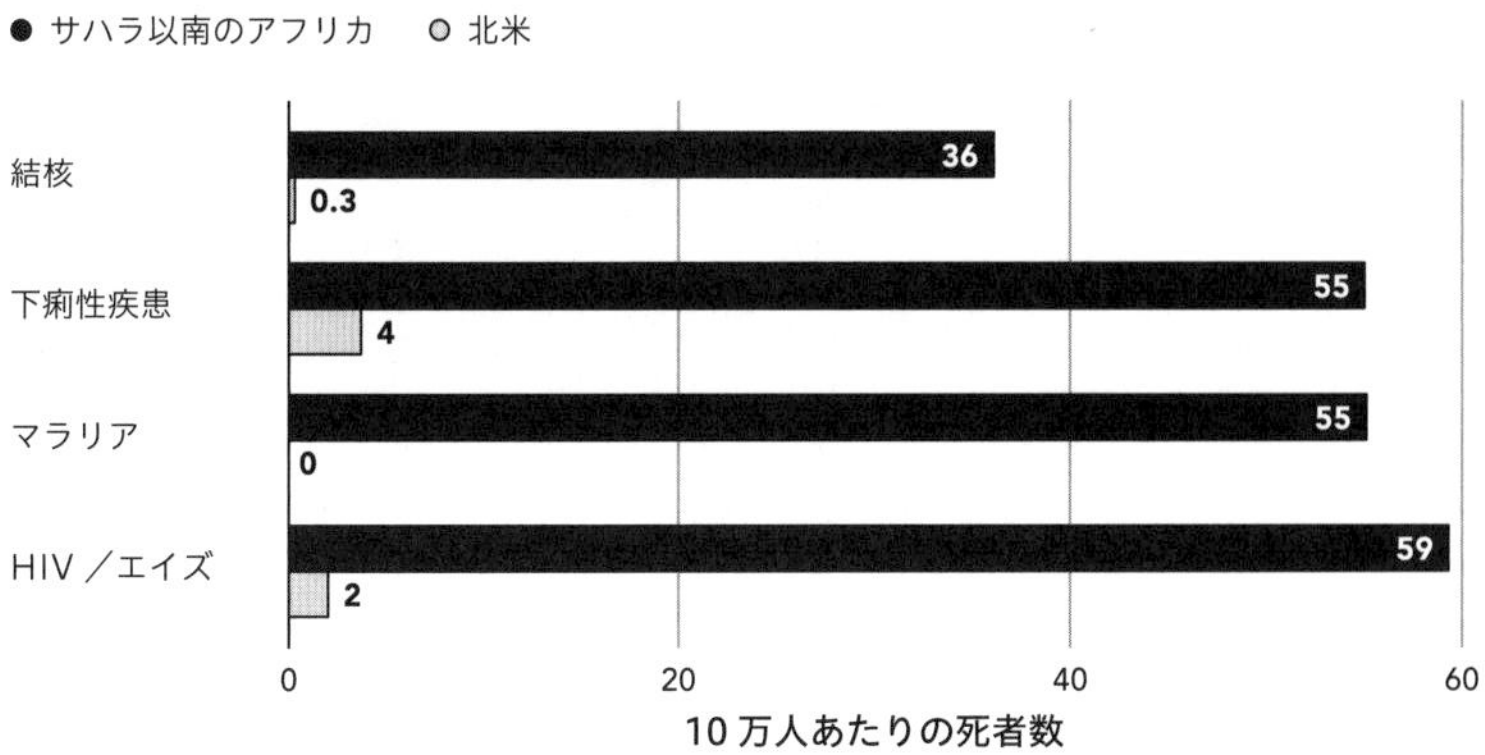

健康格差　サハラ以南のアフリカでは、北米ではほとんど死ぬことのない病気で多くの人が亡くなっている（出典：IHME)。[7]

態」として公然と非難した。[5]

こうした例はいくらでも挙げられる。二〇二一年三月末の時点で、アメリカ人の一八パーセントがワクチン接種を完全に終えていたが、この数字はインドでは〇・六七パーセント、南アフリカでは〇・四四パーセントだった。[6]七月末にはアメリカでは五〇パーセントまで急増したが、インドではわずか七パーセント、南アフリカでは六パーセント未満にとどまっていた。何よりひどいのは、富裕国の重症化リスクが低い人が、貧困国のリスクがはるかに高い人よりも先にワクチン接種を受けていたことだ。

これを目のあたりにした多くの人は、こうした状況に憤慨しショックを受けた。命を救えるワクチンが世界に何十億回分もあるのに、どうしてその分配がこれほど不公平なのか。抗議者がデモをし、政治家は心のこもった演説をしてワクチンを寄附すると約束した。

しかし国際保健の世界で仕事をする人たちの反応はちがった。もちろんみんなCOVIDをめぐる不公平に怒ってはいた。けれども、COVIDがほかと無関係に起こったわけではないこともわかっていた。COVIDは国際保健における唯一の不平等とはとてもいえず、それどころか、最悪の不平等ですらなかったのだ。

考えてもらいたい。COVIDによって二〇二一年末までに一七〇〇万をこえる超過死亡が引き起こされた。[8] この数にはぞっとせずにいられない。しかしこれを過去一〇年間の発展途上国での死者数と比べてみよう。*[9] 二四〇〇万人の女性と赤ん坊が出産の前、最中、直後に亡くなった。腸疾患で一九〇〇万人が死亡した。HIVで一一〇〇万人近くが死亡し、マラリアで七〇〇万人をこえる死者が出て、そのほとんどが子どもと妊娠中の女性だ。そしてこれは過去一〇年間だけの数字である。そのずっと前からこうした病気で人が死んでいて、パンデミックが去ってもこれらはなくならない。毎年襲ってくるが、COVIDとはちがって世界の最優先課題として位置づけられてはいない。

こうした病気で亡くなる人の圧倒的多数が低・中所得の国で暮らしている。どこで暮らしていてどれだけお金をもっているかによって、若くして死ぬか成長して健康な大人になるかがおおよそ決まるのだ。

これらの病気のなかには、低所得の熱帯諸国におもに存在し、それゆえ世界の大部分で無視されがちなものもある。過去一〇年間で、サハラ以南のアフリカではマラリアで四〇〇万人の子どもが死亡しているが、アメリカでの死者は一〇〇人に満たない。ナイジェリアで生まれた子どもは、五歳の誕生日を迎える前に亡くなる可能性がアメリカで生まれた子の二八倍高い。

いまアメリカで生まれた子どもは七九年間生きることを見こめるが、シエラレオネで生まれた子が見こめるのはわずか六〇年だ。**[10]

つまり健康格差は珍しいことではない。COVIDへの世界の不平等な対応に富裕国の多くの人がショックを受けたのは、それが異例だったからではなく、ほかのときには健康格差が目に入っていなかったからだと思う。世界全体が経験したCOVIDという病気によって、いかにリソースが不平等かだれもがわかるようになったのだ。

みなさんを落ちこませたいわけでもなければ、国際保健に命を捧げてこなかった人たちを非難したいわけでもない。ポイントは、これらはすべてもっと注目されてしかるべき問題だということだ。こうした病気を患う人のほとんどが低・中所得の国で暮らしているからといって、その恐ろしさが減るわけではまったくない。

＊二〇一〇年から二〇一九年。本書が印刷にまわされる時点でデータが入手可能な最新の年が二〇一九年だったため。
＊＊健康格差は、国と国のあいだだけでなく国内でもたいてい同じことが当てはまる。アメリカでは、黒人女性は出産時に死亡する可能性が白人女性の三倍高い。

僕の父が、この現象の道徳的側面を見事に言い表したことがある。ずっと昔のことだが、合同メソジスト教会の協議会でスピーチしたとき、父はこんなふうに言った。「マラリアで苦しむ人たちは人間です。国家安全保障の戦力ではありません。輸出品の市場でもありません。対テロ戦争の盟友でもありません。わたしたちとはなんの関係もないところで、無限の価値をもつ人間なのです。愛情を注いでくれる母親がいて、必要としている子どもがいて、慈しんでくれる友人がいる。われわれはその人たちに手を差しのべるべきです」

まさにそのとおりだ。二〇年前にメリンダと僕がゲイツ財団を立ちあげたときには、この格差を減らし、最終的になくすことを目指して資金を提供することを最大の焦点にした。

道徳面での主張を展開しても、ひときわ豊かな国の政府を完全に納得させて、自分たちの国民を殺していない病気を減らしたり根絶したりできるだけの資金を出させることはできない。さいわい説得力をさらに高める実際的な論点もある。たとえば、健康状態が向上すれば世界はもっと安定して、国際関係もよくなるといった論点だ。僕は長年それを主張してきたし、いまCOVIDの時代には、新薬と保健制度に資金を投じれば、世界に広がる前にパンデミックを食い止めるのに役立つという恩恵もある。

マラリアなどの感染症と闘うためにすべきことは、ほぼすべて将来のパンデミックに備えるのにも幅広く役立つし、その反対も同じだ。パンデミック予防か感染症プログラムか、どちらかひとつを選んで資金を投じなければならないという二者択一ではない。そのまったく反対である。

両方できるのではなく両方すべきなのであって、それは両者が互いに補強しあうからだ。

国際保健において世界が成し遂げた進歩と、その進歩を可能にしたものをおさらいしておこう。前述した格差はたしかにひどいが、いまは歴史上のどの時点よりも小さくなっている。保健の基本的施策についていえば、僕らは正しい方向へすすんでいるわけだ。この進歩がどのように起こっているかはスリリングな物語で、パンデミックを予防する世界の能力にも直接関係している。

長年のあいだに健康格差がどれだけ縮まったか、それを示す統計は何十でも挙げられる。だがここではひとつに絞りたい。小児死亡率だ。

臨床の視点からすると、世界の健康を測る目安として小児死亡率を使うのは理にかなっている。子どもの生存率を高めるには、妊娠時と出産時の母親のケア、小児期ワクチン、女性へのよりよい教育、よりよい食べ物といった介入が求められる。生きのびる子どもが増えていたら、その国はこれらをうまくできるようになっているわけだ。

しかし僕がこの統計を使うのには、もうひとつ別の理由もある。小児死亡率のレンズを通して保健を見ると、これがどれだけ重大な問題か気づかないわけにはいかない。子どもの死について考えると、胸をえぐられる。ひとりの親として僕はそれよりつらいことを想像できないし、子どもを守るためなら自分の命を差しだすだろう。子どもがひとり救われれば、想像できるかぎり最悪の苦しみを経験せずにすむ家族がひとつ増える。

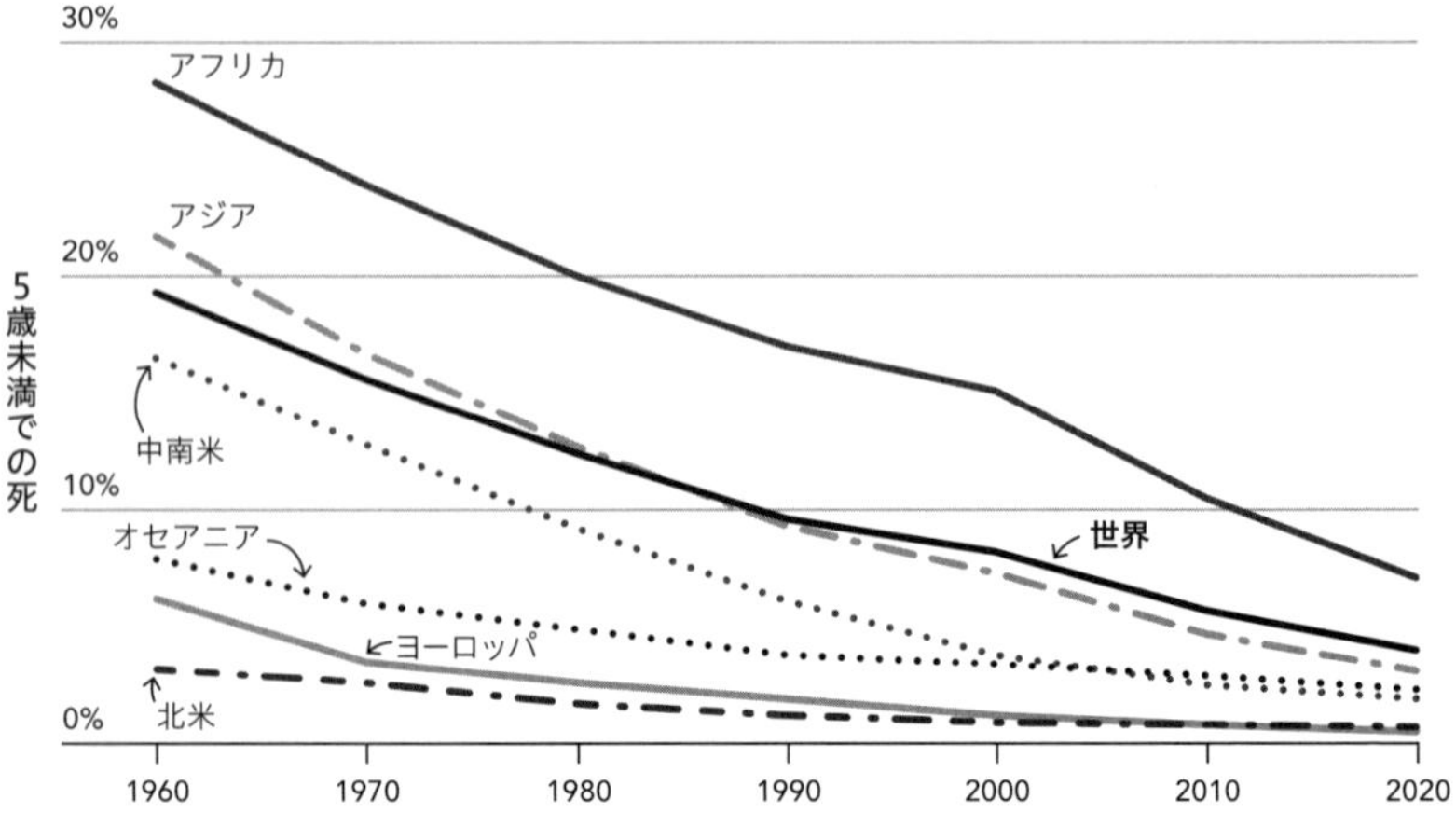

いまは歴史上のどの時点よりも子どもが生きのびている　1960年には生まれた子どもの20パーセント近くが5歳の誕生日を迎える前に亡くなった。現在、その数字は5パーセントを下まわっている（出典：国連）。[11]

そういうわけで、人間の状態を測ることの根本的な尺度について世界の現状を見てみよう。

一九六〇年には、一九パーセント近くの子どもが五歳の誕生日を迎える前に死亡していた。少し立ち止まって考えてもらいたい。地球上の子どものほぼ五人にひとりが、五歳まで生きられなかったのだ。それに格差も巨大だった。北米ではこの割合は三パーセントで、アジアでは二一パーセント、アフリカでは二七パーセントだ。アフリカで暮らしていて子どもが四人いたら、おそらくひとりは埋葬しなければならなかった。

三〇年後の一九九〇年には、世界全体の小児死亡率は半減し、一〇パーセントをわずかに下まわるようになった。アジアでは九パーセント未満だ。アフリカでもアジアほど劇的ではないにせよ同じく状況は改善した。

さらに三〇年飛ばして二〇一九年を見てみよう。入手できた最新のデータがある年だ。二〇一九年には、五歳になる前に亡くなったのは、世界の子どもの四パーセント未満である。ただしアフリカではその倍近くが死亡した。

数字を挙げてばかりいるのはわかっている。シンプルにするには、これを二〇‐一〇‐五と考えればいい。一九六〇年には世界の子どもの二〇パーセントが亡くなった。一九九〇年には一〇パーセント。いまは五パーセント未満だ。世界は三〇年ごとに小児死亡率を半減させてきて、二〇五〇年を迎えるずっと前にまたこれを達成しようとしている。

これは人類の歴史におけるすばらしい物語のひとつであり、高校生はみな暗記しておくべきだ。ここ半世紀ほどのあいだに人類の健康がたどってきた軌跡を如実に示す事実をひとつだけ憶えておくなら、二〇‐一〇‐五だろう。

それでもなお、五パーセントは耐えがたく高い数字である。年間五〇〇万人をこえる子どもだ。ほかから切り離してそれだけ見ると、五〇〇万人の死を防ぐのは無理な仕事のようにも思えるが、この数字をコンテクストのなかに位置づけ、世界がどれだけのことを成し遂げてきたかを理解したら、さらにいい仕事をするための目標と刺激になる。少なくとも僕にはそうだった。ゲイツ財団でフルタイムで働くようになってから、僕の仕事のいちばんの焦点はそこに置いている。

長年にわたって僕は二〇‐一〇‐五について何度もスピーチをして、ツイッターやフェイスブックのコメントをたくさん目にしてきたので、次に必ずくる質問はわかっている。それらの子どもをみんな救ったら、人口過剰になるのではないか？

そんなふうに懸念するのは自然なことだ。いまより多くの子どもが生きのびたら、世界の人口がいまより速いペースで増えるのは常識のように思える。実は僕自身もかつてはこの問題を心配していた。

でも僕はまちがっていた。答えは断固として、疑いの余地なく〝ノー〟だ。小児死亡率が低下しても人口過剰にはつながらない。

その理由をだれよりうまく説明していたのが、友人のハンス・ロスリングだ。僕がハンスのことを初めて知ったのは、二〇〇六年に彼が「最高の統計を披露*」という忘れがたいＴＥＤトークをしたときのことだ。ハンスは数十年にわたって公衆衛生の分野で貧困国に焦点を合わせて仕事をしていて、そのトークでは世界中でいかに健康が向上しているのか、驚くべき事実を伝えていた。

やがて僕はハンスと面識を得て、多くの時間をともにした。ソマリア、チャド、中央アフリカ共和国、シエラレオネ、ナイジェリア、マリといった小児死亡率がひときわ高い国は、女性が最もたくさん子どもを抱えている国でもあることをハンスは創造的かつ巧みに人びとに示していて、僕はそれに感嘆した(12)。

小児死亡率が低下すると、平均的な家族の人数も減る。フランスでは一七〇〇年代にこれが起こり、ドイツでは一八〇〇年代、東南アジアと中南米では二〇世紀後半に起こった(13)。

なぜそうなるのか、これを説明する理由はいろいろある。ひとつの要因は、子どもがたくさんいれば、自分が年をとったときに子どものだれかが面倒を見てくれると思っている親が多いことだ。年金制度やその他の高齢者支援制度がない場所では、とりわけこれが当てはまる。大人になるまで生きられない子どもがいる可能性が高ければ、子どもをたくさんつくるのはいたって理にかなった判断だ。

家族の人数が減ったことで、注目すべき現象が起こった。近年、世界はハンスが「ピーク・チャイルド」と呼ぶものをこえたのだ。つまり五歳未満の子どもの数が上限に達し、減少に転じる段階に入った。** その恩恵は？　国連人口基金のウェブサイトで説明されているように、「世帯あたりの子どもの数が減ると、通常、子どもひとりあたりにかけるお金が増え、女性の自由が高まって女性が正規の労働人口に加わり、高齢期に備えた家計貯蓄が増える。これが起こると、国民経済への見返りはかなりのものになることがある(14)」。

つまり健康はほぼすべての場所で向上していて、人類の幸福に大きな利益をもたらしている。国際保健の格差はいまでも大きいが、差は縮まりつつある。

＊ www.ted.com で視聴できる。観ても後悔しないと約束する。
＊＊「ピーク・チャイルド」のあいだに生まれた女性が成長して子どもをつくる年齢になるので、世界の人口はしばらく増えつづける。

この変化は劇的だが、いま知る必要のあることの背景でしかない。何がこうした変化を引き起こしたのか？　それを加速させたら、なぜパンデミックの予防にも役立つのか？

数十億人が関係する数十年間にわたる地球規模の現象を説明するのは危うい試みである。小児死亡率の低下や、公平な国際保健へと向かう歩みについては、そのなかの一側面にまるまる一冊を費やした本が何冊も出ているのに、僕はこのテーマをたったひとつの章で扱おうとしているのだ。ここではパンデミック予防の問題に最も直接的に関係する要因に焦点を絞り、農業生産高、世界貿易、経済成長、人権と民主主義の普及といったほかの多くの要因はあえて省いている。

ＣＯＶＩＤとの闘いで使われたツールの多くが、国際保健の分野で生まれたものだったのは偶然ではない。それどころか、ＣＯＶＩＤ対応のほぼすべての段階に、貧困者の健康向上に世界が資金を投じてきたからこそ存在する必要不可欠なツールや制度やチームがある。ＣＯＶＩＤ対応のいたるところに国際保健の影響がはっきりと見られるのだ。

このふたつがどう重なりあっているのか、ここにまとめてみよう。これはごく一部にすぎない。

ウイルスを理解する

パンデミックの初期に科学者は、自分たちが何に対処しようとしているのかを知る必要があった。そして、それを知るために遺伝子解読に頼った。この技術（ＣＯＶＩＤウイルスの遺伝コードをすぐに解明すること）のおかげで、ワクチン開発のスピードが速まり、また変異株が世界中に広がるなか、それを発見して監視できるようになったのだ。

最初の変異株がアメリカ以外の場所で見つかったのは驚きではない。アメリカはウイルスのサンプルを集めてそれを解読するのに手間どった。実験室の処理能力はあったが、単純にそれが活用されなかったのだ。パンデミックの一年目には、ほかの多くの国と比べてアメリカは手探り状態で動いていた。

さいわいアフリカのいくつかの国、なかでも南アフリカとナイジェリアは、遺伝子解読に取り組む実験室の強力なネットワークを長年かけて築いていて、よりよく準備が整っていた。本来の目的は、アフリカ大陸に特に多い病気への対処に役立てることだったが、ＣＯＶＩＤがやってくると、それらの実験室はすぐに方向転換できた。長年訓練を積んできたおかげで、アメリカの同業者よりも多くの結果を迅速に出すことができたのだ。ＣＯＶＩＤのベータ株を最初に見つけたのは南アフリカの実験室であり、その後のオミクロン株も同様だ。

これと同じように、第3章で書いたとおり、コンピュータ・モデリングのおかげで今回のパンデミックについて多くのことを知ることができた。これはパンデミック予防の取り組みのなかでさらに大きな位置を占める必要がある。とはいえ、コンピュータ・モデリングを使って感染症を理解するという考えは、ＣＯＶＩＤでいきなり登場したわけではない。

保健指標評価研究所（ＩＨＭＥ）がつくったコンピュータ・モデルは、パンデミックの最中にホワイトハウスや記者によく引用された。ＩＨＭＥは、貧困国での死因について世界に知見を提供するために二〇〇七年に設立された。二〇〇八年にはインペリアル・カレッジ・ロンドンが、アウトブレイクのリスクとさまざまな対応の効果を評価しようとモデリング・センターを立ちあげる。同じ年に僕は疾病モデリング研究所を設立してスタッフを雇った。この研究所の目的は、マラリアをよりよく理解できるよう研究者を手助けすることと、ポリオ根絶に向けた最も効果的な道について助言することであり、いまはさまざまなＣＯＶＩＤ政策の効果を政府が把握できるよう手助けしている。これらのグループや同様の多くのグループがＣＯＶＩＤで役立ったのは、国際保健への投資がパンデミックにも役立つあかしである。

救命用品を確保する

ワクチンが利用できるようになるよりも前に、きわめて重要だった初期対策がほかにもある。予防に必要な品（マスクなど）や酸素、そのほか必要とする人のための救命用品を確保することだ。これはどこの国でも容易ではなく、アメリカでさえも早い時期にはこれらを入手して提供するのに手こずったが、貧しい国はさらに困難な状況に置かれていた。そうした国が支援を求めることができた組織のひとつが、グローバル・ファンドである。

グローバル・ファンドは低・中所得の国でＨＩＶ、結核、マラリアとの闘いを支えるために二〇〇二年に設立され、すばらしい成功を収めてきた。いまでは非政府系としてはこの仕事における世界最大の資金提供者である。現在、ＨＩＶ／エイズを抱えて暮らす二二〇〇万近くの人が生きるのに必要な薬を手に入れられるよう活動している。また毎年、ほぼ一億九〇〇〇万張《はり》のマラリア予防用の蚊帳を配っている。これは夜、ベッドの上につるし、寝ているあいだに蚊に刺されないようにするネットだ。グローバル・ファンドは二〇年間で四四〇〇万人ほどの命を救ってきた。ずっと昔に僕は、グローバル・ファンドは人間がこれまでにお互いのためにしたことのなかで最も親切な行為だと言った。いまでもやはりそう思っている。

こうした仕事をすべて実行するために、グローバル・ファンドは助けを必要とする人たちに手を差しのべる手段を確立しなければならなかった。グローバル・ファンドは資金を集めてそれをすばやく世に出せるようにした。地球上の最も人里離れた場所まで薬を届ける体制を築いた。実験室のネットワークを構築し、サプライチェーンをつくった。

グローバル・ファンドがこうした強みをすべてＣＯＶＩＤに振り向けると、見事な成果を生んだ。ＣＯＶＩＤ対応のために一年で四〇億ドル近くを集め、一〇〇をこえる政府、および複数の国を手助けする十指に余るプログラムと協力して動いたのだ。[15]この資金のおかげで、さまざまな国がＣＯＶＩＤ検査キット、酸素、医療品を購入できた。現場の医療従事者が使う防護用品を確保し、接触者追跡の取り組みも強化する。とはいえ残念なことに、いい知らせばかりとはいかなかった。グローバル・ファンドが調達した追加資金のおよそ六分の一はＨＩＶ、結核、マラリアの仕事を補うのに使われたが、それでもやはり大きな後退が見られたのだ。[16]たとえば二〇二〇年には結核による死者が十数年ぶりに増加した。

新しいワクチンをつくって試験する

ＣＯＶＩＤワクチンの開発が本格的にはじまったときには、ほかの病気のためにすでになされていた仕事がおおいに活用された。たとえばｍＲＮＡ技術は数十年前から新薬候補として存在し、商業用の資金によってがん治療薬としての可能性が模索されて、政府資金によって感染症やバイオテロとの闘いに向けた開発がすすんでいた。

その後、ワクチンの臨床試験の段階になると、研究者は〈ＨＩＶワクチン試験ネットワーク〉に頼った。第6章の話を憶えているだろうが、通常、臨床試験のプロセスには長い時間と高額の費用がかかる。名前からわかるように、ＨＩＶワクチン試験ネットワークはＨＩＶワクチンの試験をスピードアップさせるインフラをつくるために設立され、ＣＯＶＩＤワクチンでも決定的に重要な役割を果たした。ＣＯＶＩＤワクチンの試験のうちアフリカで実施されたのはごくわずかだが、実施されたもののほとんどは南アフリカの強力な臨床試験インフラに頼った。このインフラは、ＨＩＶワクチンの取り組みの資金でつくられたものである。変異株に対するＣＯＶＩＤワクチンの有効性について、最初のエビデンスをもたらしたのも南アフリカでの試験だった。

ワクチンを購入して届ける

ずっと前に、だれかがこんな話をインターネット上で広めだした。僕が歩いていて歩道に一〇〇ドル札が落ちていたら、それを拾うのは僕には時間の無駄だというのだ。この仮説を検証する機会に恵まれたことはないが、それが正しくないのはわかっている。僕は一〇〇ドル札を拾うにきまっている！　まずまわりを見て、それを落とした人がいないか探す。一〇〇ドルをなくしたらおそらく悲しいだろう。そしてだれもいなかったら、そのお金を拾って、最も有意義に活用されるところに送る。第６章で触れたワクチン組織、Ｇａｖｉだ。

その使命は、ひとつには貧困国がワクチンを購入する手助けをすることだが、Ｇａｖｉはほかにもはるかに多くのことをしている(17)。各国がデータを収集して仕事の効果を測定し、改善に取り組めるよう手助けもしている。各国がサプライチェーンを築き、ワクチン、注射器、その他必要なものをすべて必要とする診療所に届ける手助けもしている。保健部門のリーダーに研修を施して、自国のワクチン計画をより効率的に管理し、人びとのワクチン需要を高められるようにもしている。

二〇〇一年にゲイツ財団がＧａｖｉの創設を手助けしたとき、その目標は世界のすべての子どもがワクチンを利用できるようにすることだったので、ＣＯＶＩＤのようなパンデミックとの闘いで役割を果たすことは想定していなかったが、いま振り返るとそうなったのは当然だと思える。Ｇａｖｉは子どもの命を救うためのすばらしい投資であり、ＣＯＶＩＤに対処するためのすばらしい投資でもあったのだ。この二〇年の大部分を費やして、貧困国がワクチンを届ける制度を向上させる手助けをしてきたことで、Ｇａｖｉには地球規模の大惨事に襲われたときに手を差しのべられるスキルと経験があった。

ほかの貢献をひとつ挙げるなら、ＧａｖｉはＣＯＶＡＸを運営する三つのパートナーのひとつでもある。これはＣＯＶＩＤワクチンを発展途上国の人びとに届けるためのプログラムだ。ＣＯＶＡＸが目標を達成するには、だれもが望んでいたより長い時間がかかったが（その理由は第6章で説明した）、重要なことをふたつ成し遂げたのは称賛に値する。一年前には利用できなかったワクチンを一〇億回分供給して、しかもその離れ業をかつてない速さで実現したのだ（これは想像するよりさらに複雑だった。Ｇａｖｉとユニセフはワクチンを届けるインフラをたくさんつくってきたが、その仕事は子どもと場合によってはティーンエイジャーに予防接種をすることだ。ＣＯＶＩＤの際には大人に届けるために制度を再編しなければならなかった）。

ＣＯＶＩＤに役立っているのは、地球規模のワクチン計画だけではない。独自の予防接種の取り組みを向上させようと努めてきた国も、対処しやすい状態にあった。そのうちのひとつを見てみよう。

一九四七年にイギリスから独立を勝ちとったあと、インドは天然痘根絶の大キャンペーンに着手した(18)。この事業には保健制度の改善、ワクチン接種者の訓練、コールドチェーン機器の購入が求められた。また、国内の最も人里離れた場所にも手を差しのべなければならなかったし、ワクチンで予防できる病気の監視ネットワークもつくる必要があった。何十年もかかったが、これは成功を収めた。インドで天然痘の最後の患者が報告されたのは一九七五年のことだ。

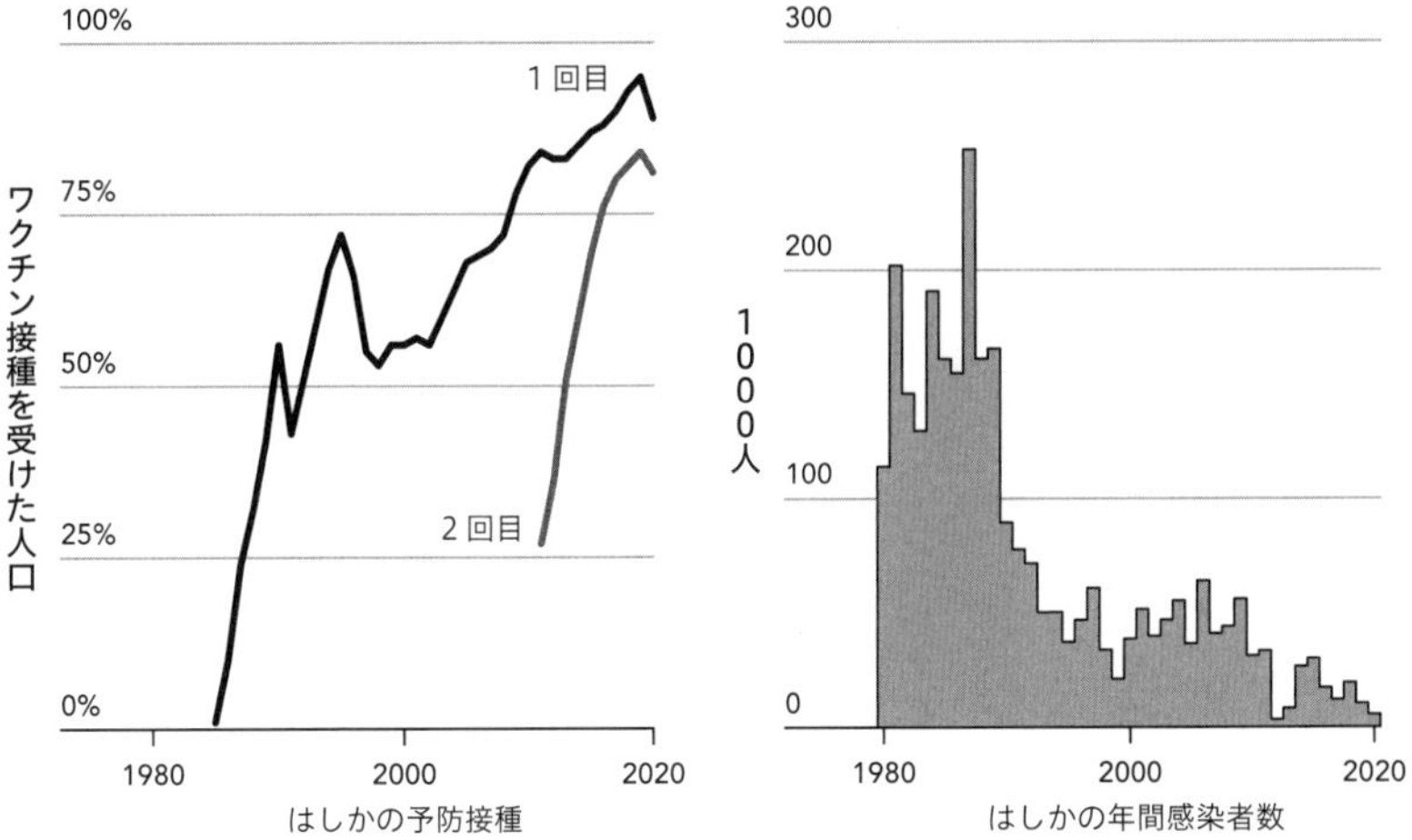

インドでのはしか撲滅　ワクチン接種率が急上昇するにつれて、インドでのはしか感染者数は激減した。1回目のワクチンは1980年代なかばにインドに導入され、何年もあとに2回目が制度に加えられた（出典：WHO）。[20]

その後、一九八〇年代はじめにインドは別の問題の解消に取りかかった。子どもの定期予防接種率の低さである。当時、インドで生まれた子どものうち、そうした基本的な予防接種を受けていた割合はひと桁台だった。天然痘との闘いで整備されていた制度を足がかりに、政府は予防接種率をひと桁増やす取り組みに着手する。そして大きな成功を収めた。予防接種率は急上昇し、感染者数は激減する。たとえば二〇〇〇年には三万八〇〇〇人をこえるはしかの感染者が報告されていたが、二〇年後には六〇〇〇人未満になった。[19]毎年、インドの予防接種計画では二七〇〇万をこえる新生児に基本的な接種をしていて、一億人をこえる一〜五歳の子どもにブースター接種をしている。

強力な予防接種プログラムを築きあげてきたのは、COVIDがやってくるずっと前からインドにとってすばらしい投資だった。そしてこのウイルスが到来したときにも、投資がまた報われた。すでに制度があったので、インドはたちまちCOVIDワクチン接種のために三四万八〇〇〇近くの公設の会場と二万八〇〇〇をこえる民間の会場をつくった。国の北部と北東部の険しい山岳地帯の多くにもだ。二〇二一年一〇月なかばまでに、インドでは一〇億回分のCOVIDワクチンが接種された。そして政府はすぐに既存の制度をもとにして、ワクチンの供給を追跡し、接種を受けた人を記録して、ワクチン接種ずみであることを示すデジタル証明書を発行するコンピュータ・プラットフォームをつくった。

接種開始から一年を経た二〇二二年一月なかばまでに、インドでは一六億回分をこえるワクチンが接種され、七〇パーセントをこえる成人が二回の接種を受けた。一八歳未満の国民へのさらなる接種など、政府にはしなければならない仕事がまだあるが、よく整った予防接種計画がすでに存在しなければ、これだけのことをこれだけ迅速に成し遂げることはとてもできなかった。

ロジスティクスによってひとつにまとめる

近年、大規模なポリオ・キャンペーンを展開していたパキスタンやインドのような国には、ほかにも有利な点があった。国と地域の緊急対策センター（EOC）の存在だ（この公衆衛生キャンペーンの中枢のことは第2章で取りあげた）。COVIDに襲われたときには、これらのEO

Cが自然とモデルになって、COVID関係の活動が調整された。

たとえばパキスタンでは、二〇二〇年はじめに保健当局はポリオ・ワクチンのキャンペーンを一時停止した。コミュニティ間を移動するワクチン接種者によってCOVID感染が広がるリスクがあったからだ。しかし三月にはチャンスがあることに気づいた。ポリオのEOCをモデルにしたCOVIDの緊急対策センターを立ちあげればいいわけだ。

数週間のうちに、ポリオの徴候に目を光らせるよう訓練を受けていた六〇〇〇人をこえる医療従事者が、COVIDの症状についても知らされた。[21] ポリオにかかっている可能性のある患者の報告用に立ちあげられていたコールセンターは、COVIDに転用される。国内にいる人ならだれでもフリーダイヤルの番号に電話をかけて、訓練を受けた専門家から信頼できる情報を得られた。ポリオEOCのスタッフがCOVIDのEOCに移り、感染者数を記録して、接触者追跡をとりまとめ、その情報を政府のさまざまな機関と共有した。[22] こうした職務はすべて、ポリオ・キャンペーンのあいだに築きあげられていたものである。そしていま、壁一面に貼られた地図、図表、統計表にはCOVID感染者数が記されるようになった。

それにパキスタンは保健制度に大規模な資金投入をしていたおかげで、COVIDワクチンが利用できるようになるとすぐにそれを本格展開できるよう政府の準備が整っていた。二〇二一年夏の終わりには一日およそ一〇〇万人が接種を受けていて、たいていの低・中所得の国よりも人口に占める割合がはるかに高かった。二〇二一年末にはペースが倍になり、一日二〇〇万人に達する。[23]

この点は、僕が長年耳にしてきた批判と関係している。ある病気を根絶しようとする取り組みは、この分野の人間が垂直的アプローチと呼ぶものだ。つまり、ひとつの病気に終止符を打つために深く掘り下げるアプローチである。それとは対照的に水平的アプローチは、広くさまざまな問題を同時に前進させられる。たとえば保健制度を強化すれば、マラリア罹患率、小児死亡率、妊産婦の健康などが改善することも期待できるわけだ。

批判は次のようなものである。垂直的な取り組みをすすめれば水平的な取り組みが犠牲になる。水平的な取り組みは、その性質からして限られた資金と労力でより効果的に人びとの命を救い、暮らしを向上させられる。

この批判には賛成できない。ポリオ・キャンペーンをCOVIDへの対応に振り向けた経験を見ても、水平的な取り組みと垂直的な取り組みはゼロサム・ゲームではないことがわかる。そうした例はCOVIDだけではない。二〇一四年に西アフリカでエボラのアウトブレイクが起こったとき、ナイジェリアではポリオの仕事に携わっていた人たちが参加してエボラへの対応を手助けできた。その人たちがいなければ、一億八〇〇〇万人近くのナイジェリア国民は、はるかに大きな危険にさらされていただろう。実際、ポリオ根絶のインフラがない国ではアウトブレイクはずっとひどい状態に陥った。

ひとつの筋肉を鍛えるのに、ほかの筋肉を弱める必要はない。アウトブレイク（なかでも最も危険なのが呼吸器疾患のもの）を発見してそれに対処する能力を世界中で構築しておけば、その投資は保健制度全体のためになる。その反対も同じだ。医療従事者がよく訓練を受け、必要なツールをもっていて、だれもがきちんとケアを受けていたら、保健制度はアウトブレイクを食い止め、遠くまで広範囲に拡大するのを防ぐことができる。

財団の仕事で僕は、発展途上国への保健関連の援助を増やすようによく訴える。たいていの人はこの問題を追いかけていないので、わずかな額の資金援助しかされていないのを知って驚く。低・中所得の国が国民の健康を向上させるのを手助けする資金として、各国政府、財団、その他の支援者が提供しているお金をすべて合わせたら、いくらになると思うだろう？　ＣＯＶＩＤ、マラリア、ＨＩＶ／エイズ、母子保健、メンタルヘルス、肥満、がん、禁煙など、すべてを計上した額だ。

二〇一九年についての答えは年間四〇〇億ドルである。[24] 保健への開発援助と呼ばれるものの年間総額だ。ＣＯＶＩＤへの対応のために富裕国の政府が気前よく援助を増額した二〇二〇年には、答えは五五〇億ドルである（本章を書いている時点では、二〇二一年の数字はまだ出ていないが、おそらく同じぐらいだろう）。

年間五五〇億ドルが国際保健にとって大きな額だと思えるかどうかは、コンテクストによる。これは世界の年間経済産出高のおよそ〇・〇〇五パーセントだ。毎年ほぼ同じぐらいの額が香水

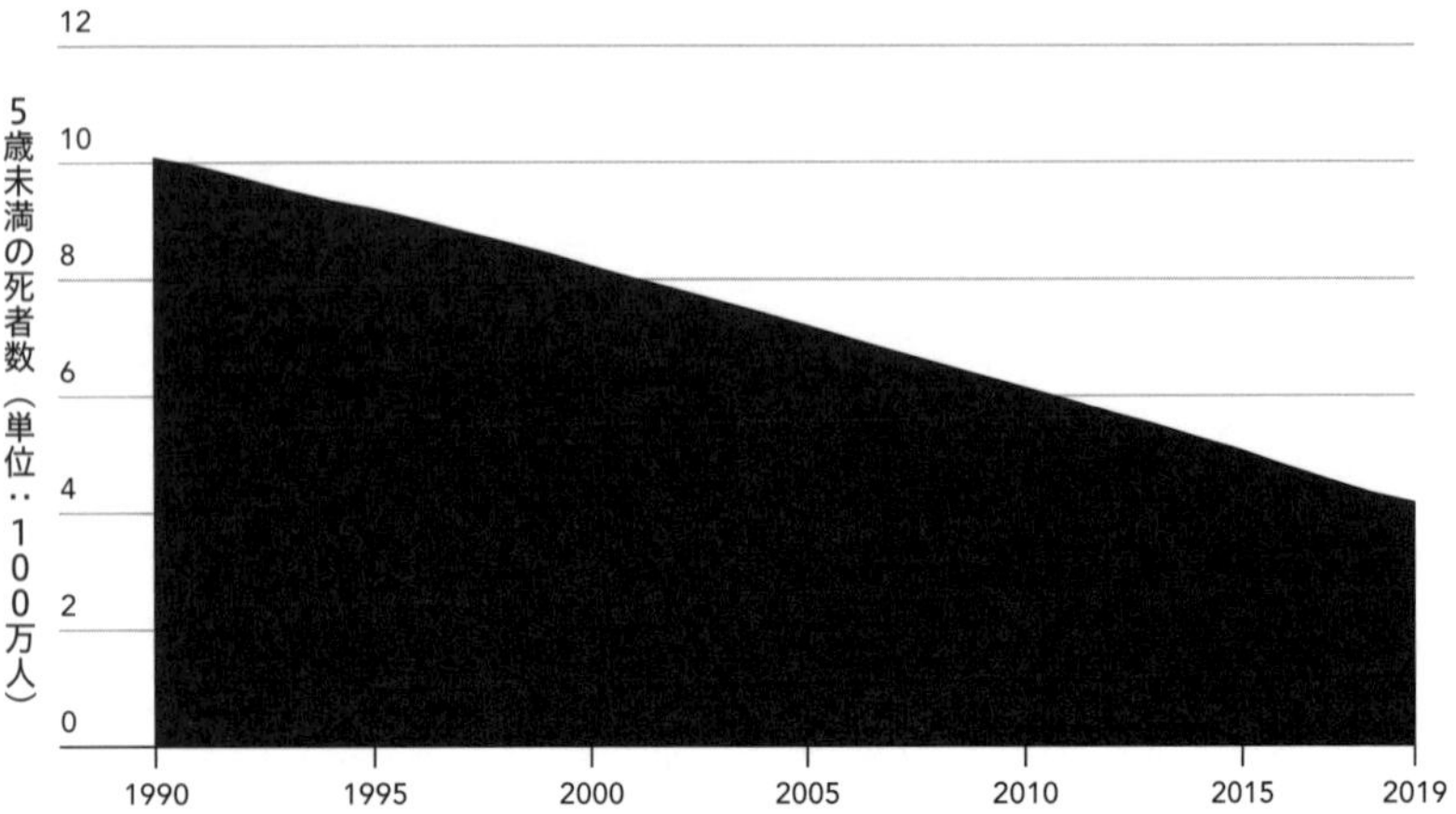

子どもの死者数は半減した　世界が実現したすばらしい成果のひとつが、子どもの死者数削減の取り組みで信じられない進歩を遂げたことだ。感染症、栄養失調、新生児疾患による死者が大幅に減ったことがわかる（出典：IHME）。[26]

の購入に使われている。[25]

その年間五五〇億ドルのうち、アメリカが支払ったのはおよそ七九億ドルで、ほかのどの国よりも多い。これは連邦政府予算の〇・二パーセント未満だ。

あなたが援助を提供している国の市民なら、この支出の効果に満足するだろう。あなたの一ドルにはすさまじい影響力がある。

十数ページ前の二〇‐一〇‐五の話を憶えているだろうか？　このお金はそこに使われている。上の図からは、一九九〇年以降、五歳未満の子どもの死者数が激減したことがわかる。

また左ページの図は、小児死亡率の原因のなかでも最悪のものについて、過去三〇年間で世界が成し遂げた進歩を示し

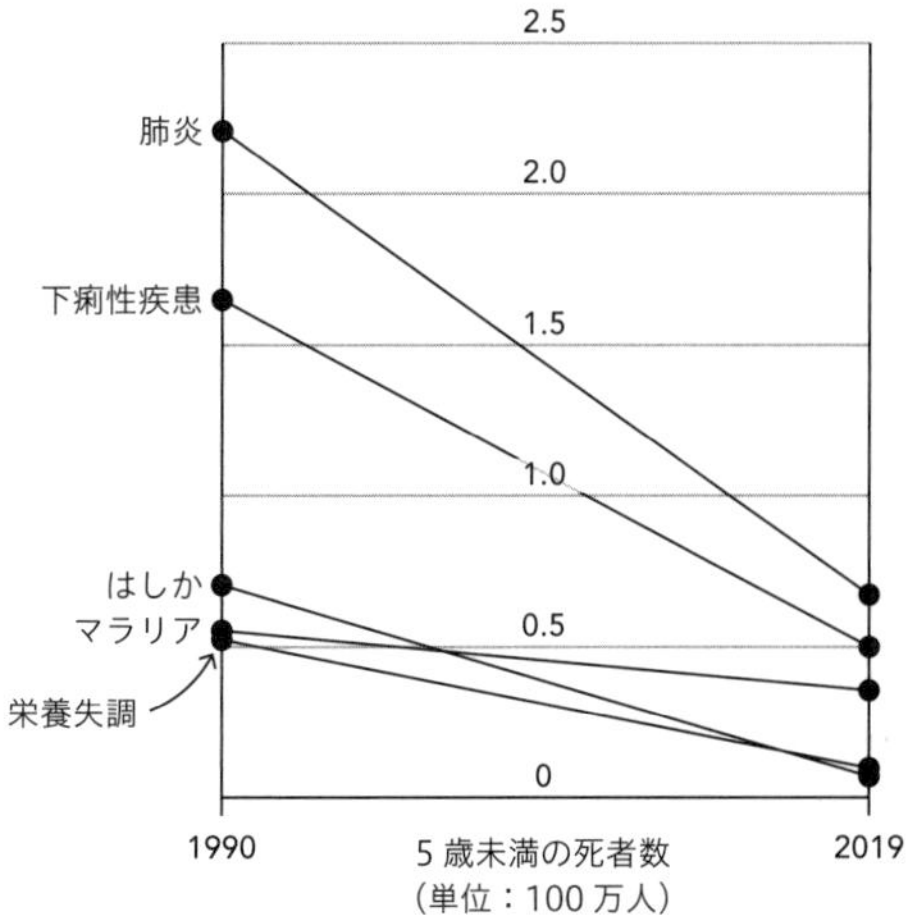

予防可能な病気を追いかける　Gavi、グローバル・ファンド、米国大統領マラリア・イニシアティブなどのプログラムへの投資は、子どもの死者数を大幅に減らした功績を広く認められている（出典：IHME）。[27]

ている。

下痢と肺炎による死者が大幅に減っているのがわかるだろうか？　この進歩の大部分はＧａｖｉの功績である。マラリアによる死者も減っている。グローバル・ファンドと米国大統領マラリア・イニシアティブなどの政府プログラムの成果だ。

これは歴史に残る地球規模の進歩であり、ようするに何百万もの家族が子どもを埋葬せずにすんだわけだ。それにいまはわかっているように、これらの取り組みは、ほかの恩恵ももたらす。パンデミック予防にも役立つのである。

第9章　パンデミック予防の計画をつくり資金を投じる

ＣＯＶＩＤの数ある教訓のひとつが、病気の推移を予測するのには、だれもが慎重になる必要があるということだ。このウイルスは何度も予想を裏切り、科学界を驚かせてきた。先のことを考えようとしている人はだれでも、これを心にとめておくべきである。二〇二二年一月末にこの章を書いている僕にとってもそれは同じだ。

この病気と変異株についてわかっていることから、二〇二二年夏には世界はパンデミックの深刻な段階を脱しているだろうと多くの科学者が考えている。ウイルスに感染して得た自然免疫とワクチンによる保護のおかげで、地球全体で死者数は減るだろう。ＣＯＶＩＤの感染率が低く、マラリアやＨＩＶなどほかの感染症の感染率が高い国はしかるべく判断をして、現在進行中のそうした脅威に注意を戻すかもしれない。

しかし仮にそうなっても（そうなってもらいたい）、仕事は終わらない。ＣＯＶＩＤはほぼ確実にエンデミック、つまり特定の地域で流行を繰り返す病気になるからだ。低・中所得の国の人たちは、もっと検査を受け治療薬を使えるようになる必要がある。科学者は、ＣＯＶＩＤとの共生のあり方に影響するふたつの重要な問いについて研究する必要もある。ひとつ目の問いは、どの要因がＣＯＶＩＤへの免疫に影響を与えるかだ。そうした免疫の決定要因をよく理解すればするほど、死亡率を低く抑えるチャンスが大きくなる。ふたつ目の問いは、ロングＣＯＶＩＤの影響がどのようなものかだ。この症候群（第５章で簡単に論じた）のことがもっとよくわかれば、それを抱える人を医師が治療するのに役立ち、それによって世界中で引き起こされている負担を公衆衛生当局の職員がよく把握できる。

みなさんがこの章を読んでいる時点で、不幸にもまだ危機を脱していない可能性もある。さらに危険な変異株が出現するかもしれない。これまでの変異株より広がりやすかったり、深刻な症状を引き起こしたり、免疫をうまくかいくぐったりする変異株だ。ワクチンや自然免疫によってそうした変異株による死亡率を低く抑えられなかったら、世界は大きな問題に直面する。

だからこそ各国政府、学術機関の研究者、民間部門は、脅威が現れたときに起こりうる最悪のＣＯＶＩＤの影響から身を守る新しい、あるいは改良されたツールを求めて努力をつづける必要がある。各国政府は、ＣＯＶＩＤの特徴が場所によって異なることを考慮に入れた戦略を用いて、市民を守らなければならない。ＣＯＶＩＤの新しい波がどれだけの人に広がるかは、どれだけの人がワクチン接種を受けたか、過去にウイルスに感染したか、どちらも経験したか、どちらも経験していないかによる。保健当局の職員は、仕事に取り組む地域で最も有効だとデータが示していることをもとに戦略を調整する必要がある。

こうした取り組みを支えるために、政府はＣＯＶＩＤ患者の発生状況についてより確かな情報を得るよう努めなければならない。とりわけ発展途上国では、ＣＯＶＩＤのデータは限られた臨床試験にもとづいていたり、医療従事者や献血者など特定の集団を対象にしたひとつの調査で集められた古い情報にもとづいていたりする。現在進行中の疾病監視の助けを借りれば、各国は非医薬品介入を最も効果的に使いつつ経済回復を加速させる方法などについて、決定的に重要な知見を得られる。

運がよければ、季節性インフルエンザに対処するのと同じように、エンデミックの病気としてＣＯＶＩＤに対処する段階へと移行する。一方、ＣＯＶＩＤが落ちつくにせよ、ふたたび勢力を強めるにせよ、別の長期的な目標にも取り組む必要がある。次のパンデミックの予防だ。

何十年も前から、パンデミックに備えるよう多くの人が世界に呼びかけていたが、それを最優先課題にする人はほとんどいなかった。その後、ＣＯＶＩＤに襲われて、それを食い止めることが最も重要な地球規模の課題になった。いま僕が心配しているのは、ＣＯＶＩＤが落ちついたときに世界の注目がほかの問題に移り、パンデミック予防がまたあとまわしにされること、場合によっては完全に課題から外されることだ。このパンデミックがどれだけひどかったかをだれもが記憶しているうちに、また、次のパンデミックが起こるのを絶対に許さないという切迫感があるうちに、いま行動する必要がある。

それと同時に、経験はときに誤解を生む。次のパンデミックの脅威がCOVIDとまったく同じかたちをとると決めてかかってはいけない。若者より高齢者にとってずっと深刻な病気ではないかもしれないし、ものの表面に長くとどまって広がったり、人間の排泄物を通じて蔓延したりもするかもしれない。感染力がさらに強く、人から人にもっとうつりやすいかもしれない。あるいは致死率が高いかもしれない。最悪の場合、致死率がさらに高いうえに感染力ももっと強いことだってありうる。

それに、これは人間によってつくられる可能性もある。世界の計画はおもに天然の病原体に焦点を合わせるべきだが、各国政府は本気で協力してバイオテロ攻撃にも備えておくべきだ。第7章で論じたように、そのために必要な仕事のほとんどは、いずれにせよしなければならないことである。疾病監視を向上させたり、治療薬とワクチンをすぐにつくれるよう準備したりといったことだ。しかし政策を考え、研究課題を設定して、数百万人あるいは数十億人の殺害を意図した病原体を扱う疾病シミュレーションを立ちあげる際には、保健の専門家に加えて防衛当局の関係者も参加する必要がある。

次の大きなアウトブレイクがどのように起こるにせよ、重要なのは、いまよりもいい計画があり、すぐに使えるツールがあることだ。さいわい、こうしたツールの開発に適した体制がすでに存在する。アメリカ、ヨーロッパ、中国の政府は、初期段階の実験的な研究に資金を提供し、製品開発の仕事を支援している。インド、インドネシア、その他の新興国も同じ方向へすすみつつある。バイオテクノロジー企業と製薬会社には大きな予算があって、アイデアを実験室から市場に出せる。

ほとんどの国が欠いているのが、具体的な計画だ。最もすぐれた科学のアイデアに資金を提供する、研究への国のアプローチである。そこでは、次のようなことをはっきりさせておく必要がある。パンデミック関連の計画を推進するのはだれか、その計画の進捗を確認するのはだれか、アイデアを試験するのはだれか、最もうまくいったアイデアを実行に移すのはだれか、それをすぐに大量生産できる製品にするのはだれか。計画がなければ、次に大きなアウトブレイクが起こったとき、政府の行動が事後対応になり手遅れになる。パンデミックがすでに広がりつつあるなかで計画を練るはめに陥る。それでは人びとを守れない。

この状態を、国防への政府のアプローチと比べてみよう。だれが脅威を評価し、新しい戦闘能力を開発して、それを展開する練習をするのか、政府はきちんと把握している。世界最高の軍事戦略と同じぐらい明確で厳密で徹底したアウトブレイク戦略が必要だ。

それに忘れないでほしい。パンデミック予防に加えて、こうした仕事にはほかにも大きなプラス面がある。コロナウイルスやインフルエンザウイルスなど、大きな苦しみと困難を生む呼吸器系ウイルスの系統をすべて根絶することもできるのだ。世界中で人間の命と経済に与える影響は計り知れない。

呼吸器疾患を根絶し、パンデミックを予防する地球規模の計画には、四つの優先事項があると僕は考えている。その一つひとつを説明したあと、必要とされる資金のことを考えたい。

1　よりよいツールをつくって届ける

テクノロジーと慈善活動での僕の仕事は、単純な考えから出発している。イノベーションによって暮らしを向上させ、重要な問題を解決できるという考えだ。教育を受けられる人を増やすことでも、小児死亡率を減らすことでもこれは同じだ。この数十年だけを見ても、生物学と医学の進歩によって、病気を治療し予防する新しい道がいくつもひらかれた。

しかし、イノベーションはただ勝手に起こるわけではない。mRNAワクチンの物語からもわかるように、価値のある実用的なものができるまでには、ときには数十年ものあいだアイデアを育み研究しなければならない。したがってどのパンデミック予防計画でも、最初にとるべきステップは、よりよいワクチン、治療薬、診断法に資金を投じつづけることだ。

mRNAワクチンはきわめて有望だが、公的機関と民間の研究者はいずれも、第6章で説明したアジュバント添加タンパク質ワクチンなど、ほかの方法も追求すべきである。効果をもっと長くつづかせたり、ブレイクスルー感染の数を減らしたり、将来登場する変異株でも変化する可能性が低いウイルスの部分をターゲットにしたりできるかもしれないからだ。最終的な目標にすべきことは、ウイルスの系統全体、とりわけ呼吸器系ウイルスの系統全体から完全に身を守れる新しいワクチンの開発だ。インフルエンザとコロナウイルス感染症の根絶にはそれが鍵になる。資金を提供する政府や慈善家、研究者、バイオテクノロジー企業、医薬品開発企業、製薬会社など、ワクチンの研究開発に携わるすべての関係者が初期段階のアイデアを見つけ、それをはるばる製品化までもっていく必要がある。

ワクチンに加えて、感染を阻止する薬も追求するべきだ。自分で投与できて、すぐに呼吸器系の病原体から身を守れるようにする薬である。政府はインセンティブをつくり、この手段を開発して利用できるようにしなければならない。たとえば、この薬ができたら、それを患者に処方する医師に連邦政府が費用を還元するといったことである。ほかの薬やワクチンでの還元と同じ仕組みだ。

それに、新製品を試験し承認する能力も高める必要がある。第5章と第6章で見たように、これは時間のかかるプロセスだ。イギリスのRECOVERYなど一部の取り組みでは事前にプロトコールをつくり、インフラを構築していたおかげで、COVIDに襲われたときにはほかの国よりずっと試験に着手しやすかった。こうしたお手本をもとに、試験を実施する能力を世界中で高め、新しい病気がまだ数カ国にしか存在しない時点であっても、何がうまくいくのかすぐにわかるようにしておくべきだ。規制当局は、参加者を集める方法について、また病気に襲われたらすぐに世界中の人びとが申し込めるようにするソフトウェアのツールについて、あらかじめ合意しておく必要がある。それに、診断結果を試験システムにつなげば、大規模試験に参加すべき患者がいたときに医師に自動的に提案できる。

大量の回数分のワクチンをすみやかにつくれるよう準備しておく必要もある。世界には大規模な製造能力が必要で、地球全体に広がる可能性のある病原体を見つけてから六カ月以内に地球上の全員に新しいワクチンを必要な回数分供給できるようにしておかなければならない。ＣＯＶＩＤの最中には、ワクチンをたくさんつくっている国がパンデミックで大きな打撃を受け、じゅうぶんな量を自分たちのために確保しようとワクチンの輸出を制限した。しかし世界全体にとって大切なのは、すべての人がワクチン接種を受けられることだ。したがって、この厄介な要因を考慮に入れ、製造能力を増やすとともに、技術移転と二次供給をしやすくするイノベーションに資金を投じる必要がある。

中国とインドの製造業者は新しいツールを大量につくるのがうまく、解決策の一部を担える。さまざまな国がそれぞれ力を注ぎ、必要な製造能力の一部を供給すればいい。近いうちに中国、インド、アメリカ、ＥＵがそれぞれ四分の一を担うことに同意し、中南米とアフリカの諸国が施設の開発をつづければ、地球規模の解決策ができる。

また別の決定的に重要な研究領域が、ワクチンを届け**やすく**することであり、たとえばコールドチェーンの問題を解消することだ。極微針のパッチがあればそれを実現できるし、ワクチン接種の痛みも減って自分で接種できるようにもなる。極微針のパッチを使ったはしかのワクチンは新薬候補に入っているが、大量に使えるほど安くするには、まだかなりの仕事が必要だ。

ほかにも有望なアイデアはいろいろとある。鼻腔用スプレーを使って投与するワクチン、効果が数十年間もつワクチン、一度の注射ですみ追加の接種がいらないワクチン、複数の病原体に効く混合ワクチン（たとえばインフルエンザとＣＯＶＩＤのワクチンを混合したもの）などだ。

ワクチンが一年以内にできたのがＣＯＶＩＤの驚きのサクセス・ストーリーなら、有効な治療薬の開発にこれだけ時間がかかったのは驚きの残念な結果だった。僕やほかの人たちの初期の期待とはうらはらに、ＣＯＶＩＤに効く抗ウイルス薬を見つけるまでに二年近くかかった。パンデミックでは、二年は永遠の長さだ。いまある治療薬を本格展開するとともに、将来的に治療薬をはるかに早く開発して届けられる仕組みもつくるべきだ。

それに欠かせないひとつのステップが、一般的な呼吸器系ウイルスを攻撃するためにつくられた何百万もの抗ウイルス化合物のライブラリーをつくることである。そこには幅広くさまざまな変異株に効く薬も含める。そうした化合物が三つ以上あれば、それらを組み合わせて、薬剤耐性のある変異株が出現する可能性を減らせる（これはいまＨＩＶ治療薬で実行されていて、三つの抗ウイルス薬を組み合わせ、耐性をもつウイルスが広がるのを抑えている）。こうしたライブラリーをすべての研究者が利用できるようにし、どのような化合物がすでに存在してどの領域の研究に取り組むのが最も有益かわかるようにしておくべきだ。それに研究者はロングＣＯＶＩＤも研究し、何が原因でそれが起こっているのか、いまそれで苦しんでいる人をどうすれば手助けできるのか、将来現れる病原体にも同様の長期的な症状が出る可能性があるのかを把握しておく必要がある。

もうひとつの重要なステップが、人工知能やほかのソフトウェアの進歩を活用し、より迅速に抗ウイルス薬と抗体を開発することだ。この分野ではいくつかの企業がすばらしい仕事をしている。ようするに標的にしたい病原体（まだ見たことのないものでもいい）の３Ｄモデルと、それに効きそうなさまざまな薬のモデルをつくるのだ。コンピュータがこれらのモデルを高速で互いに突きあわせ、どの薬が有望か、どのようにそれを改良すればいいか教えてくれて、必要であれば新しい薬をゼロから設計までしてくれる。

それにインセンティブを拡大し、ジェネリック医薬品メーカーがＣＯＶＩＤのときよりも早く抗ウイルス薬をつくれるようにするべきだ。低・中所得の国のために事前注文をすればまさにその役目を果たすことができ、規制当局の承認手続きが進行中の時点でジェネリック医薬品メーカーに新薬の製造をはじめさせることができる（こうした事前注文があれば、承認が実現しなかった場合にジェネリック医薬品メーカーが損をするリスクがなくなる）。

生物医学の研究について、最後にひとこと述べておきたい。ＣＯＶＩＤがどこでどのようにはじまったか、さまざまなことが書かれてきた。動物から人間にうつったことを示す非常に強いエビデンスがあり、一部の人が主張するように研究所から発生したわけではないというのが僕の考えだ（知りあいの情報通のなかには、この見解のエビデンスは僕が思っているほど確実ではないと考えている人もいる。だれもが満足するかたちでこの疑問が解消することはないのかもしれない）。とはいえ、ＣＯＶＩＤがどのようにはじまったにせよ、実験室が関係する病原体漏出の可能性がわずかでもあれば、政府と科学者が実験室の安全確保の取り組みをいっそう強化し、感染症関連施設の国際基準と検査体制を整えるきっかけになるはずだ。天然痘による死として世界で知られている最後のものは、一九七八年に起こった。(1) 医療用写真を担当するバーミンガム大学の職員が、勤務先の建物で起こったウイルス漏出によって感染した例である。その建物には天然痘の研究をする実験室があった。

よりよいワクチンと治療薬を開発するのに加え、診断においてもさらなるイノベーションを引き起こす必要がある。病気の検査をすると、ふたつの目的に役立つ。感染しているか否かをきわめて迅速に伝えれば本人は（たとえば自己隔離するなどして）それに対処できるし、公衆衛生当局の職員が情報を得てコミュニティで何が起こっているかを知ることもできる。陽性の検査サンプルの一部は集めて解読し、出現しつつある変異株をすぐに見つけて把握できるようにすべきだ。ＰＣＲ検査と隔離政策をすぐに展開したことが、オーストラリアなど一部の国でほかより感染者数と超過死亡数が著しく少なかったおもな理由である。各国政府はこうした例から学び、検査数を迅速に増やす方法を見いだす必要がある。それに検査を受けるよう人びとにインセンティブを与えるために、陽性反応が出た人や重症化のリスクが高い人に治療を提供する必要もある。

研究者はハイスループットＰＣＲの研究をつづけるべきであり、資金提供者はそれを支えつづけるべきだ。これは通常のＰＣＲ検査の利点をすべてそなえているが、すさまじく高速でもある。

それに費用もとても安く、COVIDのときに診断能力に限界が生じる原因となった試薬の供給の必要もなく、ゲノムが解読されしだい、簡単に手を加えるだけで新しい病原体を検出できるようにもなる。

また、簡単にサンプルをとってすぐに結果がわかるようにする、新しい種類の検査についても研究を支援する必要がある。妊娠検査薬のような低コストの診断法、ラテラル・フロー・イムノアッセイと呼ばれるものがあれば、コミュニティ全体で検査を実施する可能性がひらかれる。第3章で触れたルミラ・ダイアグノスティクスのような機器も展開できるだろう。すでに存在する幅広い検査に用いることができるし、すぐに手を加えて新しい検査にも使えるようになる。それに将来のアウトブレイクでもCOVIDのときと同じように鼻腔から自分でサンプルを採取するのが効果的なら、この方法を使って低所得国でもすぐに検査を幅広く実施できるだろう。

2　GERMチームをつくる

第2章で構想を示したグループを完全につくりあげるには何年もかかるので、いますぐはじめる必要がある。GERMチームを実現するには、各国政府がリソースを提供し、人員を整えなければならない。GERMの計画についてはさまざまな組織が助言を提供できるが、その年間予算はほぼすべて富裕国の政府によってまかなわれる必要があり、地球規模の資産ともいうべきWHOを通じて管理されなければならない。

ＧＥＲＭチームに投入される資金と労力を最大限に活用するには、それを補完する分野にもさらに資金を投じる必要がある。公衆衛生のインフラだ。これは医師、看護師、診療所のことではなく、それらについては本章のあとのほうで取りあげる。ここで意味しているのは疫学者やその他、疾病監視に取り組んだり、アウトブレイクへの対応を仕切ったり、危機の可能性があるときに情報にもとづいて判断できるよう政治家を手助けしたりする専門家のことだ。

公衆衛生は、与えられてしかるべき世間の注目も政府の資金も得ていない。州レベルでも（アメリカの州も含む）、国レベルでも、地球レベルのＷＨＯでも同じで、これは驚くべきことではない。公衆衛生の仕事はおもに病気の予防に焦点を合わせていて、公衆衛生の専門家がよく言うように、かからなかった病気のことではだれも感謝してくれない。しかしこの注目不足のせいで遅れが生じているので、公衆衛生当局の多くの要素を時代に追いつかせる必要がある。たとえば優秀な人材を集めて引きとどめておく方法や、使用するソフトウェアなどだ（二〇二一年、マイクロソフトは二〇年前のソフトウェアを使っていたアメリカのある州の保健局の仕事をした）。それらはアウトブレイク時の迅速で効果的な対応の土台であり、強化される必要がある。

3　疾病監視を向上させる

これまでずっと世間から顧みられることのなかった疾病監視が、ようやく脚光を浴びている。世界には、これからやるべきことがたくさんある。

決定的に重要なひとつのステップが、発展途上国で住民登録制度と人口動態統計を向上させることだ。多くの低・中所得の国には出生と死亡のよりしっかりした記録が最低でも必要で、その情報は、第3章で説明したモザンビークの取り組みのように国の疾病監視の仕事で使われる。その後、それを土台として、ゲノム解読、低侵襲の組織採取、下水の監視などへも取り組みを広げるべきだ。ほぼすべての国にとって最終的な目標は、結核であれ、マラリアであれ、これまで目にしたことのない病気であれ、国内でのアウトブレイクを発見しそれに対処できるようになることである。

それに加えて、世界中にばらばらに存在する疾病監視システムを統合し、どこで出現したものであれ、姿を現し広まりつつある呼吸器系ウイルスを公衆衛生当局の職員がすぐに見つけられるようにする必要もある。これらのシステムは能動的疾病監視と受動的疾病監視の両方を使い、リアルタイムでデータを提供すべきだ。古くなったデータは役に立たないだけでなく、誤解を生むことも多いからだ。本書で一貫して強調してきたように、検査結果は公衆衛生システムにつなぎ、保健当局の職員がアウトブレイクに目を光らせて、エンデミックの病気をより詳しく把握できるようにする必要がある。シアトル・インフルエンザ研究がそのいいお手本だ。検査がきわめて高価になりかねないアメリカのような国では、政府がインセンティブをつくって診断法をより安く、だれでも利用しやすくしなければならない。

最後に、病原体のゲノムを解析する能力を拡大する必要がある。アフリカではこの取り組みが報われ、アフリカ大陸でおこなわれた解読によって、少なくともふたつのＣＯＶＩＤ変異株について世界に警告が発せられた。いまこそこうした投資を強化すべきであり、たとえば互いのゲノムデータを共有できるアフリカ大陸全体の研究室ネットワーク、〈アフリカ病原体ゲノミクス・イニシアティヴ〉のような事業を支援すればいい。インドにも同じようなネットワークがあり、このモデルは南アジアと東南アジアにも広がりつつあるが、さらに広げるべきだ。中国にもとても有力な解読産業があり、地球全体のシステムに組みこまれる必要がある。解読の仕事には、次のパンデミックを防ぐほかにも多くの恩恵がある。たとえば政府は蚊とマラリアの遺伝子の性質や、結核やＨＩＶの感染の広がりについて新しい知見を得られる。

第３章で触れたオックスフォード・ナノポアの遺伝子シーケンサーとスマートフォン・アプリのような先進的な取り組みにさらに資金を投じることによっても、ゲノム学の分野は恩恵を受けられる。それがあれば、もっと多くの場所でゲノム解読ができるようになるからだ。病原体の遺伝子構造が変化することで、その病原体の人体での働きにどのような影響が生じるのかも、さらに研究すべきだ。いまは、ある病原体のさまざまなバージョンの変異をマッピングすることができるが、ある特定の変異によって変異株の感染力は強まるのだろうか？　以前より重症化につながるのか？　こうした問いへの答えはよくわかっていなくて、取り組むべき課題がたくさんある科学研究の領域である。

4　保健制度を強化する

国際保健に関与しはじめたとき、僕は本書で説明してきたような新しいツールの開発にひたすら目を向けていた。〝新しいロタウイルス・ワクチンをつくれば、ロタウイルスで亡くなる子どもはいなくなる〟、そんなふうに思っていたのだ。しかしそのうちに、保健の供給システムの限界、とりわけ基礎的な保健《プライマリ・ヘルス・ケア》制度と呼ばれる基本的なレベルの限界によって、必要とする患者すべてにワクチンやその他の新しいツールを届けるのが妨げられているのに気づいた。

ゲイツ財団の仕事の主要部分は、こうした制度を向上させる手助けをし、制度による支援がワクチンとともにすべての子どもに届くようにすることである。この投資によって、命が救われるとともに経済成長の土台も整う。＊ 国が貧困を抜けだして中所得国になったら、政府が自国の保健ニーズをまかなう。この数十年で多くの国がこの移行をし、いまでは基本的な保健に資金援助を必要とする低所得国で暮らすのは、世界人口の一四パーセント未満である。

今回のパンデミックによって、世界中で保健制度が壊滅的な打撃を受けた。ＷＨＯの推定では、二〇二一年五月までに一一万五〇〇〇人をこえる医療従事者がＣＯＶＩＤによって死亡した。しかし、低所得国の困窮はとりわけ深刻である。低所得国が抱える根本的な課題は、すべての市民

＊ブレイクスルーに取り組む科学者は、それを安く実用的にし、高所得国だけでなくどこでも使えるようにすることに優先的に取り組むのも重要だ。供給も最初から考慮に入れておくべきである。

に基本的な保健サービスを提供するのに必要な資金、専門家、制度が存在しないことだ。ましてや大きなアウトブレイクに対処することなど望みようがない。パンデミック時には、多くの富裕国が対外援助を削減したり、ほかの病気に取り組むための資金をＣＯＶＩＤに振り向けたりして、問題はさらに深刻化した。

この傾向を逆転させる必要がある。富裕国のモデルになるのはやはりスウェーデンとノルウェーで、どちらも最低でもＧＤＰの〇・七パーセントを低・中所得の国への援助に使っている。そのお金の大部分は、はっきりと保健の向上に用いられている（〇・七パーセントの目標については、すぐあとで立ち戻る）。

低・中所得の国は、世界中の数ある望ましい事例から学ぶべきだ。たとえばスリランカは、長年かけてしっかりとした基礎的な保健制度をつくり、そのおかげで、まだ非常に貧しいときから乳幼児と妊産婦の死亡率を大幅に減らした。

再建に取り組むなかで政府は、多くのことを同時に成し遂げられる保健への支出に焦点を絞るべきだ。たとえば医療従事者をもっとたくさん雇えば、マラリア患者を管理し、ＨＩＶの検査と治療をおこなって、結核の接触者追跡をできる人が増える。それに、胎児の健康を確認したりウイルス性肺炎、結核、乳がんを見つけたりできる携帯用超音波装置など、デジタル機器につないで使える新しい診断法が手もとにあれば、その医療従事者たちは動的な保健制度を支える中心的存在になり、当局の関係者はその人たちから国内の病気や死亡の原因についてかつてない知識を得られる。

しかしCOVIDで明らかになったように、保健制度を強化する必要があるのは低・中所得の国だけではない。早い時期に行動した模範的な例も多少はあったが、どの国の対応も完璧とはいえなかった。したがって、あらゆる所得レベルの国が検討すべきステップがいくつかある。

ひとつは基礎的な保健にさらに力を注ぐことだ。低所得国の多くでは、またアメリカでも、国の保健医療予算のほとんどは、進行した病気を抱える人が病院で受ける高額の治療に使われていて、基礎的な保健は財源不足である。(2) しかし基礎的な保健にさらに資金を投じれば、実のところ保健のコスト全体を下げられることが研究で示されている。基礎的な保健によって早い段階で高血圧の診断を受ければ、その患者は費用のあまりかからない薬の処方やカウンセリングを受けられて、心臓発作、腎不全、脳卒中といった命にかかわり費用もかさむ結果に陥らずにすみ、病院を訪れて高額の支払いをしなくてもよくなる。健康問題の八〇パーセントは、しっかりとした基礎的な保健制度によって効果的に対処できると推定されている。

きわめて重要なもうひとつのステップが、だれが何に責任を負うかを危機に先立って決めておくことだ。クリムゾン・コンテイジョンのようなアウトブレイクのシミュレーションでは、カオスに陥る可能性が浮き彫りになったが（電話会議の名称の問題を憶えているだろうか？）、それについてはほぼ何もなされなかった。いま僕らは、決断が下せないことから生じる結末を知っている。

COVIDの最中、とりわけ初期にアメリカでは、州ができることとやすべきこと、また連邦政府の役割について多くの混乱が生じた。同じようにヨーロッパでも、個々の国とEUのどちらがワクチンの購入に責任を負うかで一部混乱があった。緊急事態のときに何より避けたいのは、役割分担が不明瞭で、だれも自分の責任をよく把握していない状態だ。

それぞれの国にパンデミック予防の責任者がひとり必要で、その人物には計画をつくり、それを実行してアウトブレイクを封じこめる権限が与えられていなければならない。その権限には必需品の調達と分配のルールづくり、データとモデリングへのアクセスも含める必要がある。国際レベルではGERMチームがこの役割を果たすべきだ。

各国政府と資金提供者には、貧困国とともにする行動と貧困国のためにする行動を調整する地球規模のフォーラムも必要である。たとえば、ワクチン、検査薬、その他の製品を購入するための資金供給をどのようにはじめるかあらかじめ合意しておいて、危機の最中に資金調達をしなくていいようにするといった具合だ。また、これらの製品を分配する際の指針となる原則に前もって合意しておき、必要とする人のもとへ新しいツールがもっと早く届くようにもすべきだ。

アメリカでは、ワクチン、治療薬、個人用の防護用品の大規模な開発と生産を推しすすめるのに最もふさわしいのは連邦政府だ。しかし検査や病院関連のリソースを管理するのは、その性質からしてよりローカルな仕事である。ワクチンの配給のような仕事はどうだろう？　国レベル、場合によっては地球規模のサプライチェーンはつねに存在するが、配給の最後の一マイルはそもそもローカルな性質の仕事だ。日本はさまざまなレベルの責任をうまく明確化させたので、よいお手本としてほかの国もそこから学べる。

各政府の計画では、マスク、検査薬、治療薬、ワクチンなど、すべての必要なツールの配給を考慮に入れておく必要がある。これは低・中所得の国だけの問題ではない。COVIDのときには、ほぼすべての政府がワクチンを届けるのに苦戦した。よりよいデータ・システムを構築すれば、供給が必要な場所を把握したり、ワクチン接種を受けた人を確認したりしやすくなる。イスラエルなど一部の国は、COVIDのあいだこの確認プロセスをうまく処理したが、ほかの国はひどい状態だった。

医療サービスの供給を一夜にして向上させることはできないので、パンデミックでないときに努力している国のほうが、非常時にずっとうまく対処できる。サプライチェーンを確立していて、エボラの感染の広がりについて人びとに情報を伝えたり、はしかのワクチンを届けたりする要員を確保しておけば、出発点となる作戦帳《プレーブック》があって、それを読むチームが存在するところからスタートできる。ビル・フェイギがかつて僕に言ったように、「最善の決断は最善の科学にもとづいているけれども、最善の結果は最善の管理《マネジメント》にもとづいている」。

世界のひときわ豊かな国には、イノベーションを先導してきた輝かしい歴史がある。たとえばアメリカ政府はマイクロチップの創出につながる研究を支援し、相次ぐ進歩を実現させてデジタル革命を可能にした。こうした投資がなければ、ポール・アレンと僕はマイクロソフトのような会社を思い描くことすらできなかっただろうし、ましてや実現することなど望みようがなかった。あるいはもっと最近の例も挙げられる。アメリカ各地の国立研究所でおこなわれている、排出ゼロのエネルギー源についての革新的な研究だ。僕が実現可能だと考えているように、二〇五〇年までに世界が温室効果ガスの排出をなくすことができるとしたら、ひとつにはアメリカとその仲間たちが支援するエネルギー研究のおかげだろう。

ＣＯＶＩＤに襲われたとき、ワクチンにおける重要な進歩はイギリスとドイツの研究者と企業によって成し遂げられた。高所得国、とりわけアメリカからの資金が（ワクチンはアメリカが世界の先頭に立っていた分野のひとつである）、この病気との闘いに欠かせないイノベーションを加速させるのに役立った。アメリカ政府のある部局はｍＲＮＡの学術研究を支援し、ほかの部局は基礎研究を市場に出せる製品にする取り組みを支え、また別の部局はパンデミックがやってきたときにｍＲＮＡやその他のワクチン技術に取り組むワクチン企業に資金を提供した。

各国政府は引きつづき先頭に立ち、パンデミック予防に必要なシステム、ツール、チームのために新しい資金を提供しなければならない。第2章に書いたように、ＧＥＲＭチームには年間およそ一〇億ドルが必要になると僕は考えている。この資金は富裕国と一部の中所得国の政府が供給すべきだ。

ＧＥＲＭが取り組むことになる仕事のひとつが、最も有望な新ツールを見きわめる手助けをすることである。僕の推計では、むこう一〇年間ですべての政府をあわせて年間一五〇億～二〇〇億ドルかけて必要なワクチン、感染阻止薬、治療薬、診断法を開発しなければならない。アメリカが保健関連の研究支出を二五パーセント、つまりおよそ一〇〇億ドル増やして、残りの国が同じだけ増額すれば達成できる支出レベルだ。もちろん一〇〇億ドルは絶対額でいうと多額の資金だが、アメリカの国防予算の一パーセントを少しこえる程度であり、COVIDのあいだに生じた何兆ドルもの損失と比べたらほんのわずかだ。

こうした新しいツールとGERMチームを最大限に活用するには、保健制度（患者と接する診療所、病院、医療従事者）および公衆衛生制度（アウトブレイクを監視しそれに対応する疫学者やその他の保健当局職員）の強化という根本的な仕事に取り組む必要がある。世界は長年どちらの分野にもじゅうぶんな資金を投じてこなかったので、遅れを取り戻すためにしなければならないことがたくさんある。(3) 高所得と中所得の国でパンデミック予防の準備を整えるには、最低でも年間三〇〇億ドルはかかる。それらの国すべてを合わせた額だ。

低所得国でもこの仕事をする必要があり、それゆえすべての富裕国がノルウェーやスウェーデンなど、最低でもGDPの〇・七パーセントを開発援助に投じる国と同じぐらい惜しみなく資金を出すことがとても重要だ。すべての国がこのレベルに達したら、保健制度の強化に使える資金が新たに数百億ドルでき、そのお金は、第8章で論じたように子どもの命を救うのと同時に、はじまる前にパンデミックを食い止めるために使える。

豊かな国が最低でもＧＤＰの〇・七パーセントを援助に使うべきという考えには長い歴史があり、少なくとも一九六〇年代終わりまでさかのぼる。(4) 二〇〇五年にＥＵは二〇一五年までにこの目標を達成すると誓い、世界の多くの政府もかなり惜しみなく資金を投じてきたが、この約束を果たした国はほんのわずかしかない。ＣＯＶＩＤによって、ひとつの場所の保健が世界のすべての場所にとって重要であることがはっきりわかったいまほど、豊かな国の政府がこの目標にあらためて力を入れるのにふさわしいときはない。低所得国の保健と開発に資金を投じるのは、世界全体にとっていいことだ。だれもがより安全に、より安心して暮らせるようになるし、これは成長の土台でもあり、人と国が貧困を脱出するのにも役立つので、取り組んでしかるべきである。

さらなる資金は必要だが、それだけでは足りない。ほかに求められる重要な貢献は、安全性を犠牲にすることなく製品を承認しやすくすることだ。シアトル・インフルエンザ研究やＳＣＡＮの科学者が身をもって経験したように、画期的なアイデアを実行に移すのはあまりにも困難で時間がかかりすぎる。一刻を争う緊急時にはなおのことだ。

一方、低・中所得の国のリーダーは、アウトブレイクを見つけて食い止めることを優先事項にすべきであり、外部からの技術支援と資金が役立つときにはそれを求めるべきだ。また、地球規模の保健データ共有システムのような事業に参加すれば、自分たちも世界も各地域の現場で起こっていることをもっとよく知ることができる。

ＧＥＲＭチームの調整を担当する組織、ＷＨＯは、ＧＥＲＭの第一の使命を優先事項にすることで手助けができる。すなわち、アウトブレイクを発見して警鐘を鳴らすことだ。GERMには、マラリアやはしかなどの感染症による負担を減らすのを助けるといった二次的な使命もある。そうすることで何十万もの命を救う手助けができ、チームのメンバーがアウトブレイクと現在進行形で闘っていないときにもスキルを磨きつづけることができる。

各国の国内でアウトブレイクの可能性があったとき、その情報をよりオープンにするようさらに強く各国政府に求められる唯一の組織がWHOだ。WHOの加盟国は、情報を隠すインセンティブがあることを認識しながらも、それを公開するよう互いに責任を負わせることもできる。アウトブレイクの可能性について情報を共有することでその国が渡航制限の対象になるとしたら、自国の経済が打撃を受けるので、情報を隠す強力な動機になる。しかし国際社会にとってこの情報を得るのは重要であり、世界中の政府が国際保健規則の一環としてそれを共有することを約束している。WHOは加盟国とともにこうした規則とその遵守を強化すべきだ。COVIDのときにわかったように、情報を共有して迅速に行動した国は、短期的には代償を払う。たとえそうすべきときであっても、ロックダウンや渡航禁止に痛みがともなうのはまちがいない。けれども、それらの国は打撃を食い止め、自国民にとっても世界のほかの場所にとっても最悪の事態に陥らないよう防いだのだ。

ほかの集団にも果たすべき重要な役割がある。製薬企業とバイオテクノロジー企業は段階的な価格設定と二次供給の協定にさらに力を入れ、たとえ最新の製品であっても発展途上国の人びとが利用できるようにすべきだ。テクノロジー企業は、新しいデジタル・ツールの開発を手助けする必要がある。たとえば診断検査のためのサンプル採取を簡単で安価にする方法や、アウトブレイクの徴候をインターネット上で監視するソフトウェアなどだ。

より広い範囲では、さまざまな財団やその他の非営利組織が各国政府を手助けして、公衆衛生と基礎的な保健制度を強化すべきだ。最もたくさん支払いをし、たいへんな仕事をするのはつねに公共部門だが、非営利組織は新しいアイデアを試し、最もうまくいくものを見きわめることができる。財団は現在の感染症にも将来のパンデミックの脅威にも使えるよりよいツールの研究も支援すべきだ。パンデミックだからといってほかの地球規模の問題が待ってくれるわけではないので、慈善団体は気候大災害を回避したり、低所得の農家がさらに食べものを育てられるよう手助けしたり、教育を向上させたりといった取り組みも世界中で支えつづける必要がある。

パンデミックについての本を書いていると友人たちに話しはじめたときには、みんなややや驚いたようだった。二〇二一年に僕が刊行した気候変動の本を読んでくれていた人も多く、気をつかって口に出しこそしなかったが、こんなふうに考えているのは明らかだった。「あと何冊こんな本を書いて、大問題とそれを解決する計画を僕らに語るつもりなんだい？　気候の問題に取り組まなきゃならない。今度はパンデミックと保健。次はいったい何だ？」

さらにリソースを注ぎこむ必要があると僕が考えているのが、このふたつの大きな問題だ、というのがその疑問への答えだ。気候変動とパンデミック（バイオテロによる攻撃の可能性も含む）は、人類の存続を脅かす可能性が最も高い脅威である。だがさいわいどちらの分野においても、これからの一〇年で大きな進歩を遂げるチャンスがある。

気候変動では、次の一〇年を使って環境にやさしい技術を開発し、適切な金銭的インセンティブを設けて、正しい公共政策を整えれば、二〇五〇年までに温室効果ガス排出実質ゼロへと向かうことができる。パンデミックについてはさらに望ましい状況にある。この先の一〇年で各国政府が研究への資金投入を増やし、エビデンスにもとづいた政策を採用すれば、アウトブレイクが大惨事に陥らないようにするために必要なツールのほとんどを開発できるのだ。パンデミックへの備えに必要な資金額は、気候大災害を回避するのにかかる額よりはるかに少ない。

この運動は自分とは無縁のように思えるかもしれない。パンデミックの成り行きに影響を与える力が自分にあるとはなかなか感じられない可能性もある。得体の知れない新しい病気は恐ろしいし、あまりにも無力で何もできず、いらだちを覚えることもあるだろう。

けれども、僕ら一人ひとりにできることはいろいろある。パンデミックを真剣に受けとめ、いざというときに科学にもとづいてよい決断を下すリーダーを選挙で選ぼう。そのアドバイスにしたがってマスクを着け、自宅にとどまり、外出時には距離を確保しよう。受けられるときにワクチン接種を受けよう。そして、ソーシャルメディアにあふれる誤った情報や偽りの情報を避けよう。公衆衛生上の行動については、ＷＨＯ、アメリカではＣＤＣ、ほかの国ではそれに相当する機関など、信頼できる情報源から情報を得よう。

何より、COVIDがどれだけ恐ろしかったかを世界に忘れさせないようにしよう。地元でも国でも世界でも、できることをなんでもしてパンデミックを議題にのせつづけ、パニックと怠慢の繰り返しを断ち切ろう。パンデミックがしばらく世界で最も重要な問題になり、その後、パンデミックのことは忘れて日常生活に戻るという繰り返しを断ち切るのだ。みんな以前の状態に戻りたくてたまらないが、戻ってはいけない状態がひとつある。パンデミックについて油断している状態だ。

次の地球規模の大惨事に絶えず怯えながら暮らす必要はない。けれどもやはりその可能性を意識しつづけ、すすんで何かをする必要がある。いまはかつてなく脅威を理解しているので、行動への弾みがつくはずだ。いま数十億ドルを投じれば、将来、何百万もの命と何兆ドルものお金が失われずにすむ。過ちから学び、もうだれもCOVIDのような大災害を経験しなくてすむようにできるチャンスなのだ。それだけでなく、さらに大きなことを目指すこともできる。だれもが健康で生産的な生活を送るチャンスがある世界へと向かっていくこともできるのである。油断の反対は不安ではない。行動だ。

おわりに　ＣＯＶＩＤはデジタルな未来の道筋をどう変えたか

この本を書いているあいだ、ＣＯＶＩＤのパンデミックによって感染症の領域でいかにイノベーションが加速したかを考えながら多くの時間をすごした。けれども今回のパンデミックは、保健分野でのイノベーションをはるかにこえる急速な時代の変化ももたらした。

二〇二〇年三月、世界の大部分が厳しいロックダウンのルールを採用していたとき、多くの人が対面での体験を安全な自宅で再現する術を見いだすよう強いられた。アメリカのような場所では、*ビデオ会議や食料品のオンライン・ショッピングといったデジタル・ツールに頼り、それらを新しい方法で創造的に使うことで、その穴を埋めた（パンデミックの初期には、ヴァーチャル

＊パンデミックによって、世界中でさまざまなかたちでデジタル化が加速したが、ここでは変化のペースが最も劇的だった高所得国に焦点を絞る。

誕生日パーティーという考えをとても奇妙に思ったのを憶えている）。

二〇二〇年三月は、デジタル化が急激に加速しはじめた転換点として振り返られることになると思う。数十年にわたって世界はどんどんデジタル化されてきたが、このプロセスは比較的ゆるやかだった。たとえばアメリカでは一夜にしてだれもがスマートフォンをもつようになったと感じられるが、実際にはスマホを所有するアメリカ人が三五パーセントから現在の八五パーセントまで増えるのに一〇年かかった[1]。

一方、二〇二〇年三月は前例のないときで、多くの分野でデジタルへの乗りかえが一挙にすすんだ。この変化は、なんらかの集団や特定の技術だけのものではなかった。教師と生徒はオンライン・プラットフォームを頼りに学習をつづけた。会社員は〈ズーム〉や〈チームズ〉でブレインストーミング・セッションをはじめ、やがて夜には友人とオンラインでクイズ大会をするようになった。祖父母は〈ツイッチ〉のアカウントをつくり孫の結婚式を見た。それに、ほぼすべての人が以前よりずっとたくさんオンラインで買い物をするようになって、アメリカでは二〇二〇年のインターネット商取引の売り上げが前年比で三二パーセントも跳ねあがった[2]。

パンデミックによって、さまざまな活動分野で何が許容されるのか考えなおすことを強いられた。以前なら劣っていると見なされたデジタルの選択肢が、突如として好ましく思われるようになる。二〇二〇年三月以前であれば、営業担当者がビデオ会議でプレゼンをしたいと言ってきたら、本気で契約をとりたくはないのだろうと多くの顧客が受けとめたはずだ。

パンデミックの前には、基礎的な保健制度をいかに向上させるかビデオ会議で三〇分話しあいたいと政治家に頼むことなど思いもよらなかった。対面で会うよりも礼を欠くと思われただろうからだ。いまではビデオ会議を提案すると、みんなそのほうが実用的であると理解してオンラインで面会時間をとってくれる。デジタルの手段を一度知った人は、たいていそれを使いつづける。

パンデミックの初期には、多くの技術は「なんとか用を足す」程度のものだった。意図された目的のとおりに使われていたわけではなく、ときにうまくいかないこともあった。この二年間で、今後もデジタル・ツールが求められることがはっきりしたため、品質と機能がすさまじく向上した。こうした進歩をこの先もつづけるには、ハードウェアとソフトウェアをどちらもさらに改良しなければならない。

このデジタル化の新時代は、はじまったばかりだ。デジタル・ツールを使えば使うほど、その改良法についてフィードバックを得られる。それに、もっと創造的にそれを使って暮らしを向上させられるようにもなる。

僕の最初の著書『ビル・ゲイツ未来を語る』（西和彦訳、アスキー）は、ようするにパソコンとインターネットがどのように未来をかたちづくるのか、僕の考えをまとめた一冊だった。一九九五年に刊行され、予言がすべて当たったわけではないが（僕の考えでは、デジタル・エージェントはすでに人間のアシスタントとほとんど変わらないぐらい優秀になっているはずだった）、重要なことをいくつか的中させもした（いまはビデオ・オン・デマンドがあるし、ポケットに入るコンピュータもある)。

本書はかなり性質が異なる一冊だ。しかし『ビル・ゲイツ未来を語る』とまさに同じで、根本的には、いかにイノベーションで大きな問題を解決できるかについての本である。それにテクノロジーが暮らしをどう変えるのかについて、僕の考えを一部でも分かちあいたかった。パンデミックのあいだに僕らはアプローチを見なおす必要があったので、この変化はさらに急速に起こるだろう。


僕が好きな著者のひとり、バーツラフ・シュミル(一九四三〜)が何冊かの著書で使っているおなじみの話がある。若い女性が目を覚まして、インスタント・コーヒーをマグカップ一杯飲み、地下鉄で出勤する。オフィスに着くとエレベーターで一〇階へ向かい、自動販売機でコカコーラを買ってからデスクにたどり着く。この話のポイントは、シュミルが語る状況が一八八〇年代のものであって、現代のものではないことだ。

ずっと前に初めてこの話を聞いたとき、シュミルが描く場面がとても身近なものであるのに驚いた。しかしパンデミックの最中にこれを再読したときには、初めて彼が過去を描いているように感じた(ただし、仕事の最中にコーラを飲む部分については別だ)。

パンデミックによって永久に変わるあらゆる分野のなかで、最も劇的に変化するのはオフィス・ワークではないだろうか。パンデミックのせいでほぼすべての業界で仕事に混乱が生じたが、オフィス・ワーカーはデジタル・ツールを最も活用しやすい立場にいた。毎日どこかへ通勤してオフィスの机で働くというシュミルが描く状況は、一世紀以上もごく普通のことだったにもかかわらず、過去の遺物と思われるようになりつつある。

これを書いている二〇二二年はじめの時点では、新しい日常《ニュー・ノーマル》がどのようなものになるのか、多くの企業と従業員がまだ模索しているところだ。すでに元に戻して、完全に出社して働くようにしたところもある。すべてリモートにすると決めたところもある。たいていは、そのあいだのどこかで最善のかたちをいまも探っている。

僕は実験の可能性にわくわくしている。仕事をめぐる従来の常識がいろいろとひっくり返されてきた。物事を見なおし、効果のあることとないことを明らかにするチャンスがたくさんあるのだ。たいていの企業はハイブリッド方式を選び、社員は週に数日オフィスに出勤することになりそうだが、それが正確にどのようなかたちをとるかについては、かなりの柔軟性がある。会議のために全員にオフィスにいてもらいたいのはどの日だろう？　月曜と金曜にリモートで働かせるのか、それとも週の真ん中に在宅させるのか？　通勤渋滞を最小限に抑えるために、地域の企業がすべて同じ日を選ばないようにできたらいちばんだろう。

『ビル・ゲイツ未来を語る』での予測のひとつに、デジタル化によって住む場所の選択肢が増え、多くの人が都市から離れた場所に移るというものがあった。これは実現しそうになかったが、そこにパンデミックがやってきた。いま僕はその予測にいっそうの自信をもっている。企業のなかには、オフィスへの出勤は月に一週間だけでいいと判断するところも出てくるだろう。そうなれば社員は遠くで暮らせるようになる。ほぼ毎日出社しなくてよければ、長距離通勤もあまり苦にならないからだ。こうした移行が起こりつつある初期の徴候がすでに見られるが、雇用者がリモートワークの方針を正式に採用していくにつれて、これからの一〇年でさらに増えると思う。

社員がオフィスにいるのは勤務時間の五〇パーセントでいいと判断したら、職場をほかの企業とシェアできる。企業にとってオフィス空間の賃料は大きな出費だが、それを半分に減らせるのだ。かなりの数の企業がこれをしたら、家賃の高いオフィス空間の需要は減るだろう。

いますぐに企業がはっきり決断しなければならない理由はないと思う。いまはA／Bテストの手法を試す絶好のときだ。ひとつのチームにあるやり方を試させ、ほかのチームに別のやり方を試させて、結果を比較し、だれにとってもふさわしいバランスを見つける。新しいやり方に慎重になりがちな管理職と、より大きな柔軟性を望む社員とのあいだには緊張が生じるだろう。将来的には在宅勤務の希望も履歴書に書くことになりそうだ。

パンデミックによって、企業は職場での生産性について考えなおすことを強いられた。かつて別々に存在したブレインストーミング、チーム・ミーティング、廊下での立ち話といった領域の境界線が崩れつつある。職場文化に欠かせないと思っていた構造が変わりはじめていて、今後、新しい日常の働き方に企業と社員がなじんでいくにつれ、この変化はさらにすすむ一方だろう。

この先一〇年のイノベーションのペースには、たいていの人が驚くと思う。ソフトウェア企業はリモートワークのシナリオに焦点を合わせている。ウォータークーラーの前でたまたまだれかと会うといったような、同じ物理的空間で働く恩恵の多くは、それにふさわしいユーザー・インターフェースで再現できる。

仕事で〈チームズ〉のようなプラットフォームを使っているとしたら、二〇二〇年三月に使っていたものよりはるかに洗練された製品をすでに使用していることになる。ブレークアウトルーム、文字起こし、さまざまな画面表示のオプションといった機能は、いまではほとんどのオンライン会議サービスに標準搭載されている。ユーザーは提供されている豊富な機能を活用しはじめているところだ。たとえば僕はオンライン会議の多くでチャット機能をよく使い、コメントを加えたり質問したりする。いま対面で会議をすると、グループの邪魔をせずにできるこの種のインターネット上のやりとりが恋しくなる。

やがてデジタル会議は、対面の会議を単に再現したものをこえる進化を遂げるだろう。リアルタイムの文字起こしによって、いずれは社内の全会議を横断してある話題について検索できるようになる。対処が求められることが話に出たら、やることリストにそれを自動で追加できるようになるかもしれないし、会議の録画を分析して、もっと生産的に時間を使う方法を知ることができるようになるかもしれない。

オンライン会議のひときわ大きな欠点は、画面上ではだれがどこを見ているかわからないことだ。ことば以外のやりとりの多くが失われ、人間味がなくなる。正方形や長方形の行列からほかの〝座席〟配置に変われば少しは自然になるが、それでもアイコンタクトが失われる問題は解決しない。これは参加者を三次元に移動させることで変わろうとしている。最近、メタ（旧フェイスブック）やマイクロソフトなど多くの企業が、それぞれのバージョンの「メタヴァース」を発表している。これは物理的な現実世界を再現し強化するデジタル世界である（このことばは、僕が好きな現代ＳＦ作家のひとり、ニール・スティーヴンスンが一九九二年につくりだした）。

ようするに三次元のアバター、つまりあなた自身のデジタルの代理人が仮想空間で人と会い、現実世界でいっしょにいる感覚がそこで再現される。この感覚はよく「プレゼンス」と呼ばれ、パンデミックがはじまる前から多くのテック企業がそれをとらえようと取り組んできた。うまくいった場合、プレゼンスは対面会議の体験を再現するだけでなく、それをさらに強化する。三つの異なる大陸で暮らす自動車会社の技術者が、新しい車のエンジンの３Ｄモデルを分析して改良を加えるといった会議を想像してもらうといい。

この種の会議は、拡張現実（物理的な環境の上にデジタルの層を重ねるもの）か仮想現実（完全に没入型の世界に人が入るもの）によって実現できる。この変化はすぐには起こらない。たいていの人はこの種のキャプチャーを可能にするツールをまだもっていないからで、多くの人がカメラつきのパソコンやスマートフォンをすでにもっていたためにビデオ会議への切り替えができたのとは対照的だ。現時点ではヴァーチャル・リアリティのゴーグルとグローブを使ってアバターを動かせるが、これから数年のうちに軽量めがねやコンタクトレンズなど、より洗練された、あまり邪魔にならないツールができるだろう。

コンピュータ・ヴィジョン、ディスプレイ技術、オーディオ、センサーの性能が向上することで、表情、視線、ボディ・ランゲージをほとんど遅れなしでとらえられるようになる。白熱したビデオ会議の最中に、思ったことがあって話に割りこもうとしたときのことを考えてもらいたい。話がひと区切りついてボディ・ランゲージが変わるのが目に見えなければ、とてもむずかしかったはずだ。

メタヴァースの重要な特徴は、空間オーディオの使用である。話をしている人がいるほうから実際に声が聞こえるように感じさせる機能だ。ほんもののプレゼンスとは、ある部屋でだれかといっしょにいる見た目だけでなく、その感覚をもとらえるテクノロジーである。

二〇二一年秋に、ヘッドセットをつけてメタヴァースでの会議に参加する機会を得た。声が人とともに動いているように聞こえるのは驚きだった。会議の音声がパソコンのスピーカーからしか聞こえないのがどれだけ異様なことか、ほかのやり方を試すまでわからないものだ。メタヴァースでは、まさに同じ部屋にいるかのように同僚に顔を近づけて小声で内輪の話ができる。

僕がとりわけわくわくしているのは、メタヴァースの技術によってリモートワークでもっと自然に動けるようになることだ。オフィスにいないと失われる最大のものがこれである。自宅のリビングで仕事をしていたら、前回の会議について上司とその場のなりゆきで話しあったり、新しい同僚と昨夜の野球の試合について雑談をはじめたりはしにくい。けれども、みんなが仮想空間でともにリモートワークをしていたら、だれかの手があいたときにはそれがわかり、その人のところへいっておしゃべりできるようになる。

テクノロジーによってオフィスにいる体験がほんとうに再現されるようになる、その入り口に僕らは近づいている。職場で目にした変化は、やがて多くの分野で起こると僕が思っている変化のさきがけだ。僕らが向かいつつある未来では、だれもがデジタル空間の周辺か内部でもっと時間をすごすようになる。現時点ではメタヴァースは新しい考えのように感じられるかもしれないが、テクノロジーが向上するにつれて、いまある物理的世界のさらに延長線上にあるもののように感じられるようになるだろう。

もちろん、ここで説明しているほど職場が変わらなかったり、ほかのかたちで変化したりする経済の部門もたくさんある。あなたが航空会社の客室乗務員なら、この数年でおそらく仕事は大きく変わっただろうが、それはデジタル化がすすんだ結果ではない。レストランのフロア係なら、いまは客がＱＲコードのメニューを使って食べたいものを決め、スマートフォンを使って注文しているかもしれない。工場の現場で働いていたら、パンデミックのずっと前からテクノロジーによって仕事が変わっていただろう*。

しかしデジタル化によって、やがて僕らの暮らしのすべてがなんらかのかたちで変わる。二〇二〇年以降、健康管理の仕方がどう変わったか考えてもらいたい。この二年間、オンラインで医者に会ったことはないだろうか？　ＣＯＶＩＤの前にオンラインで診察を受けたことはあっただろうか？　遠隔医療サービスを利用する人の数は、パンデミックのあいだに三八倍になった(3)。

病気のアウトブレイクのときには、遠隔医療の恩恵は明らかだ。オンライン診療に懐疑的だったかもしれない人たちも、それにはっきりと利点があることに突如として気づいた。体調がすぐれなかったら、ほかの人に感染させたりほかの人から感染させられたりする心配のない自宅で診察を受けられるほうがよほど安全である。

とはいえ遠隔医療を一度経験すると、体調を崩している人との接触を減らすほかにも大きな恩恵があるのがわかる。医者のもとを訪れるのには時間をとられる。仕事を休んだり子どもの面倒を見てくれる人を見つけたりして、診療所に足を運び、待合室に腰かけて、診察後に支払いをしてから、家か職場まで戻らなければならない。ある種の診察はそれだけのことをする意味があるかもしれないが、ほかについては、とりわけビヘイビアル・ヘルスの診察については、必要ないと感じられるようになりつつある。

ノートパソコンの電源を入れるだけでよければ、セラピストとの面会は、はるかに時間がかからず予定に入れやすい。セッションは必要に応じて長くも短くもできる。実際に足を運ばなければ

＊自動化がすすんでいるのに加えて拡張現実が普及し、作業員は複雑な作業ができるよう訓練を受けていて、ひと目見るだけで機器の状態がすぐわかるようになっている。

ばならない場合、一五分のセッションではそれだけの値打ちがないと感じるかもしれないが、自宅で受けられればずっと納得がいく。それに、多くの人は臨床の場よりも自宅の空間のほうがくつろげる。

新しいツールが登場するにつれて、ほかの種類の診察ももっと柔軟になるかもしれない。いまは年に一度の健康診断のときには、おそらく診療所に出向き、さまざまな数値を測定されて採血される。しかし自宅に個人用の安全な機器があり、医師が遠隔でそれを操作して血圧を測れたらどうだろう？

近いうちに、かかりつけ医があなたの許可のもとスマートウォッチで集めたデータを見て、睡眠時の状態を確認したり、活動時の心拍数と安静時の心拍数のちがいを把握したりできるようになるかもしれない。診療所に出向いて採血してもらう代わりに、地元の薬局など近所の都合のいい場所で血液検査をしてもらって、その結果が医師のもとに直接送られるようになる可能性もある。ほかの州に引っ越しても、長年頼りにしてきたかかりつけ医にそのまま診てもらえるかもしれない。

これらはすべて、将来ほんとうに実現する可能性のあることだ。いつの時代でも、足を運んで診療を受けなければならない医療の専門分野はある。自宅のリビングでロボットが盲腸をとってくれる未来は想像できない。けれども日常的な診療のほとんどは、やがて自宅で快適に受けられるようになるだろう。

幼稚園から高校卒業までのいまの教育の構造が、オフィス・ワークや医療と同じようにヴァーチャルな選択肢に取って代わられることはないと思う。だが教育でもやはり変化は起こる。ＣＯＶＩＤのパンデミックでは、子どもたちは教師と対面で勉強したときに最もよく学べることが明らかになったが、デジタル化によって、教室での学習を補完する新しいツールができるだろう。

学校に通う子どもをもつ親なら、今回のパンデミックのあいだに同期型学習と非同期型学習という考えにすっかりなじんだのではないだろうか。同期型学習では、学校に行くいつもの体験を再現しようとする。実際の教室とまさに同じように、教師はビデオ会議サービスを使ってライブで授業をして、生徒や児童はその場で質問できる。これは高校卒業後の学生の多くには、なかでもより柔軟性を必要とする人たちには、望ましい選択肢として残るだろう。けれども、高校卒業までの段階でパンデミック後に同期型学習が残るとは思えない。例外があるとしたら高校の最上級生や雪の日ぐらいだろう。低年齢の生徒や児童にはうまくいかない。

一方、パンデミックのピーク時とは異なるかたちになるだろうが、非同期型学習は定着する。このタイプの教育では、生徒はあらかじめ録画された講義を見て、自分のスケジュールで課題を仕上げる。教師はオンラインの掲示板に投稿して、参加して単位をとるよう生徒たちに刺激を与えられる。

いずれの形態のリモート学習も、多くの教師、親、生徒・児童にとってストレスを感じるものだったのはわかっているし、どのバージョンであれ、それを使いつづけたいとあまり思えないのも理解できる。けれども非同期型学習で使われたツールの一部にはすばらしい可能性があり、すでに教室で生徒や児童と教師がともに取り組んでいる勉強を補うことができる。

デジタル・カリキュラムを使えば、宿題をどれだけ豊かで魅力的なものにできるか考えてみてほしい。オンラインで宿題をしているあいだ、生徒はリアルタイムでフィードバックを受けられるようになる。宿題を提出し、採点されて返却されるのを待つ日々は時代遅れになるはずだ。内容はもっと双方向的で個人個人に合ったものになり、生徒は少し手助けが必要な分野に集中できるようになって、無理なく解ける問題を与えられることで自信を高められるようになる。

教師の側は、生徒が問題を解くのにどれだけ時間がかかったか、どれほどの頻度でヒントを求めたかがわかり、生徒たちの進捗をさらに深く把握できる。ボタンをひとつクリックするだけで、ノアは特定の種類の問題にもっと手助けが必要だ、あるいはオリヴィアはさらに上級の読書課題をこなせる、といったことがわかるようになるかもしれない。

デジタル・ツールを使えば、教室でももっと個人に合わせた学習をしやすくなる。僕がよく知っている一例が、サミット・ラーニング・プラットフォームだ。特定の大学に入りたい、あるいはある種のキャリアを目指して準備したい、というように、生徒が教師とともに目標を決めてデジタル学習の計画をつくる。教室で従来の授業を受けるのに加えて、生徒はそのプラットフォームを使って自分の知識をテストし、成果を評価する。このように子どもに自分の学習を管理させると、自信、好奇心、持続力を育むのに役立つ。

こうした技術は少し前から使われてきたが、パンデミックのあいだに需要が急増して進歩に弾みがついた。この先、ゲイツ財団はこうしたツールに重点的に投資し、うまく使えるのはどれか見定めるつもりだ。

とりわけ大きな飛躍が見られたのが、数学のカリキュラム、なかでも代数である。「代数I」は卒業へと向かう道のりの重要な通過点だが、高校の全科目のなかで落第率が最も高い(4)。単位をとれなかった生徒のうち、高校を卒業できるのは五人にひとりだけだ。この問題はとりわけ黒人、ラテンアメリカ系、英語を母語としない生徒、貧困状態で暮らしている生徒に大きく影響していて、その子たちは将来のキャリアや所得の面で不利な立場に追いやられている。代数で苦戦する生徒は数学が苦手という自己イメージをもつことが多く、それは学校にいるあいだずっとついてまわる。学校で出される問題は、おそらくその子のいまの学力水準ではむずかしすぎてストレスになり、授業はどんどんすすんでいくので追いつくこともできない。

デジタルを活用したイノベーションに取り組んでいる企業の一例がザーン社だ。同社の小学生向けの新しい算数カリキュラムは、より高度な算数に欠かせない分数や演算の順序といった概念を子どもたちが理解するのを助ける。同社は教師が授業計画をつくる際に役立つ教材を提供し、宿題をするのがより楽しくなるデジタル・レッスンや課題をつくった。

このようなツールによって、もっとたくさんの子どもが学校でいい成績を収められるように手助けでき、教師の負担も減らせると僕は希望をもっている。パンデミックのピーク時には、教師はリモート学習のせいで普段以上の仕事をこなさなければならなかったが、そのときとは異なり、やがてソフトウェアのおかげで教師は自由に使える時間が増えて、最も役に立つところに集中できるようになる。

もちろん、学習のあり方を変える新しいデジタル教育ツールの力は、子どもたちが自宅でテクノロジーを使えるか否かにかかっている。パンデミックがはじまってからその格差は縮まりつつあり、今後も引きつづき縮まるだろうが、いまでも多くの子どもがまともなパソコンや安定した高速インターネット接続を利用できずにいる[5]（これはとりわけ非白人と低所得世帯の生徒に当てはまる。教育成果の格差を埋めるのに役立つデジタル・ツールの恩恵を最も受けてしかるべき生徒たちだ[6]）。それらの利用を広げる方法を見つけることが、新しいイノベーションの開発と同じぐらい重要だ。結局のところ教育でもほかの分野でも、デジタル化がどれだけ定着するかは、どれだけ広くそれが採用されるかにかかっている。

一九六四年、万国博覧会でベル・テレフォン社（AT&T社）が世界初のビデオ電話を展示した。この〈ピクチャーフォン〉はテレビアニメ『宇宙家族ジェットソン』に出てきそうな見た目をしていて、未来的な楕円形のチューブにライブ映像がうつる小さな画面がはめこまれている。当時僕は八歳だった。この電話の写真を新聞で見て、こんなことが可能だとはとても信じられな

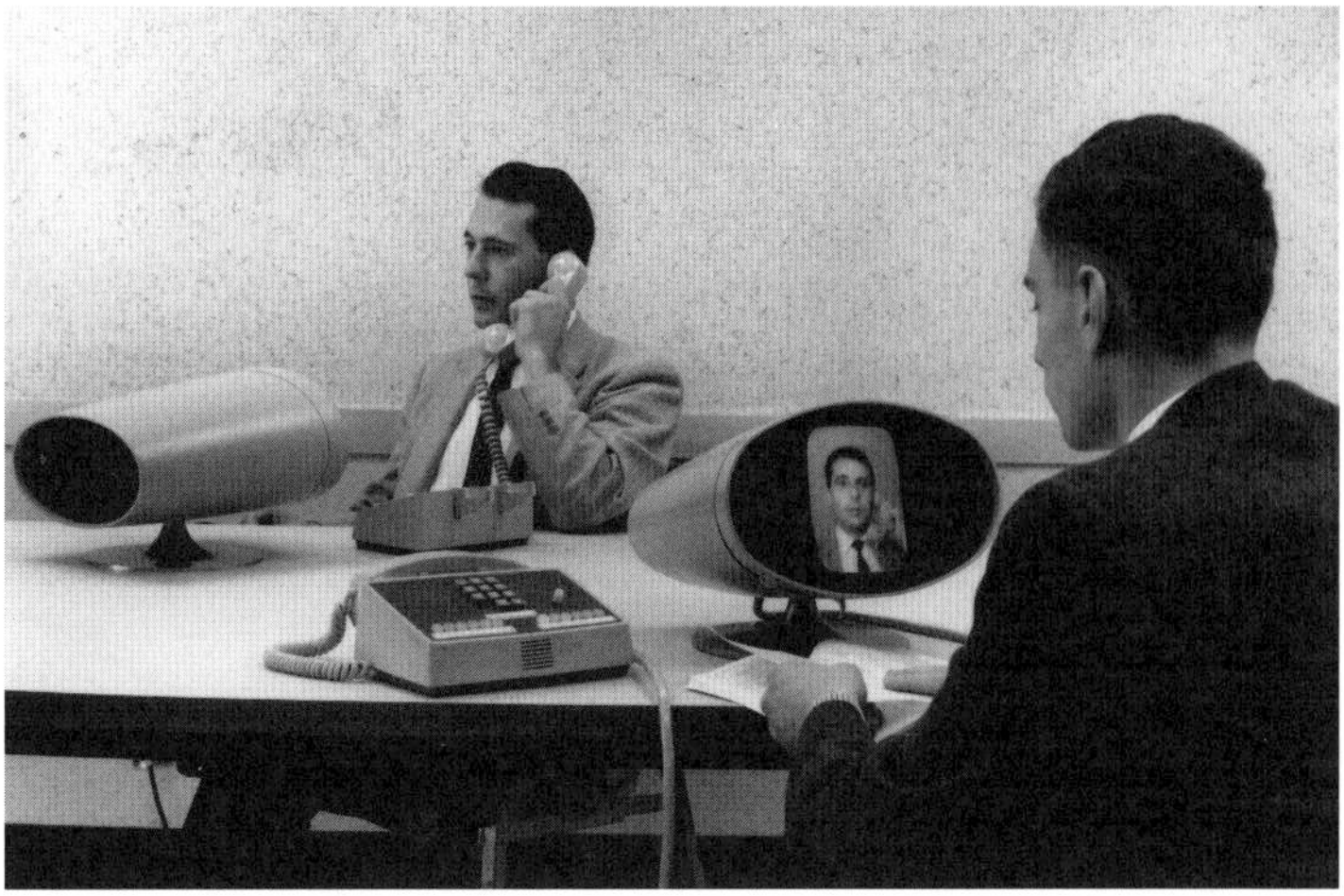

ヴァーチャル会議は、1964年にベル・テレフォン社（AT & T社）がつくったこの〈ピクチャーフォン〉の初期試作品から大きく進歩した。[7]

かった。数十年後に一日何時間もビデオ通話をして過ごすことになるとは思ってもみなかった。

日常生活の一部になっているとき、テクノロジーはありふれたものだと思われがちである。でもあらためて考えてみると、現在のデジタルの力は奇跡的だ。かつてはまったくのファンタジーのように思われたかたちで、いま僕らはお互いや世界と結びつくことができる。

多くの人にとって、なかでも介護つきの施設で暮らす高齢者にとって、ビデオ通話は世界とつながるライフラインになった。オンラインの飲み会や誕生日パーティーに飽き飽きしている人も、そのつながりのおかげでパンデミックの最も苦しい日々を乗りこえられたのは否定できないだろう。

ＣＯＶＩＤのパンデミックは大きな被害をもたらしたが、わずか一〇年前でも、隔離がいまよりどれほどつらいものになっていたか想像してみてほしい。ビデオ通話は存在したが、ブロードバンドの速度は多くの人が自宅からビデオ会議をできるほどではなかった。この一〇年でブロードバンドのインフラが急速に向上したのは、みんなが夜にネットフリックスを見たがったからだ。パンデミックがはじまったときには帯域幅が広がっていて、日中に多くの人がリモートで仕事ができるようになっていた。

実のところ、ブレイクスルーが未来をどうかたちづくるかは正確に予言できない。新技術が世界を変えるシナリオはいろいろ考えられるが、ＣＯＶＩＤのようなものがやってくると、だれもが手もとにあるツールを新しい方法で使わざるをえなくなる。カタリン・カリコの驚くべき先見の明をもってしても、ｍＲＮＡワクチンがパンデミックを収束させるのに欠かせない役割を果たす日がくるとは思ってもみなかったのではないか。

この先、デジタル・ブレイクスルーがどのように進化をつづけるのか、それを目にするのが待ちきれない。この二年間で起こった技術の進歩には、さらなる柔軟性と選択肢を生み、人びとの暮らしを向上させる可能性がある。それに、次のパンデミックをいっそう防ぎやすくもしてくれるだろう。あとになってこの時代を振り返ると、恐ろしい惨禍と喪失を経験しながらも、より望ましい方向へすすむ巨大な変化を引き起こした時代と見なされるのではないだろうか。

用語解説

抗体（antibody）　免疫系によってつくられたタンパク質で、病原体の表面にくっつき、それを中和しようとする。

抗原検査（antigen test）　病原体の表面にある特定のタンパク質の有無を調べる、病気の検査法。抗原検査は正確さの面でPCR検査にわずかに劣るが、すぐに結果が出て、検査室は必要なく、感染者がほかの人にうつしやすい状態にあるときにうまく発見できる。自宅で使える妊娠検査薬に似たラテラル・フロー・イムノアッセイは抗原検査である。

ブレイクスルー感染（breakthrough infection）　病気を予防するワクチン接種を受けた人が感染すること。

ＣＥＰＩ　感染症流行対策イノベーション連合（Coalition for Epidemic Preparedness Innovations）。二〇一七年につくられた非営利組織で、その目的は新しい感染症のワクチン開発を加速させ、それらのワクチンを最貧国の人たちに届ける手助けをすることにある。

コールドチェーン（cold chain）　製造される工場から接種される場所まで運ぶあいだ、ワクチンを適切な低温に保つプロセス。

接触者追跡（contact tracing）　特定の病気の感染者に接触した人を特定するプロセス。

ＣＯＶＡＸ　ＣＯＶＩＤワクチンを低・中所得の国に届けるための地球規模の取り組み。ＣＥＰＩ、Ｇａｖｉ、ＷＨＯがともに主導する。

有効性（effectiveness）、**効力**（efficacy）　ワクチンや薬がどれだけ効くかの尺度。医療の分野では効力は臨床試験での成果のことであり、有効性は現実世界での成果である。単純にするために、本書では両方の意味で有効性を使った。

Ｇａｖｉワクチン・アライアンス（Gavi, the Vaccine Alliance）　二〇〇〇年に立ちあげられた非営利組織で、最貧国からの長期的、大量、予測可能な需要と引き換えに、最貧国向けのワクチンの価格を下げるよう製造業者に促すことを目的とする。かつては〈ワクチンと予防接種のための世界同盟（Global Alliance for Vaccines and Immunization）〉と呼ばれていた。

ゲノム（genome）、**ゲノム解読**（genomic sequencing）　ゲノムは有機体の遺伝コード。生きているものにはすべてゲノムがあり、どのゲノムも唯一無二である。病原体のゲノム解読は、その病原体の遺伝情報の配列を読みとり解明するプロセスのこと。

ＧＥＲＭ　グローバル・エピデミック対応・動員（Global Epidemic Response and Mobilization）チーム。アウトブレイクを発見してそれに対応し、パンデミックになるのを防ぐことに責任を負う地球規模の組織として本書で設立を提案している。

グローバル・ファンド（Global Fund）　正式名称は〈エイズ、結核、マラリアと闘うグローバル・ファンド（Global Fund to Fight AIDS, TB, and Malaria)〉。これら三つの病気のエピデミックに終止符を打つことを目的とした非営利のパートナーシップ。

ＩＨＭＥ　保健指標評価研究所（Institute for Health Metrics and Evaluation)。ワシントン大学を拠点とする研究組織で、公衆衛生についての判断の指針となるエビデンスを提供する。

モノクローナル抗体（monoclonal antibody）（ｍＡｂ）　一部の病気の治療に使われるツール。患者の血液から取りだされたのちに、あるいは実験室で設計されたのちに数十億回クローンされた抗体で、感染者の治療薬になる。

ｍＲＮＡ（messenger RNA）（メッセンジャーＲＮＡ）　特定のタンパク質をつくる指示を細胞内の工場に運ぶ遺伝物質であり、その工場でタンパク質が組み立てられる。ｍＲＮＡを使ったワクチンは遺伝コードを体内に運び、所定のウイルスの特定の部分と一致するかたちをつくるよう細胞に教えて、免疫系を刺激しそのウイルスへの抗体をつくらせる。

非医薬品介入（nonpharmaceutical intervention）（ＮＰＩ）　ワクチンや薬を使わずに感染症の広がりを抑える政策やツール。一般的なＮＰＩには、マスク、ソーシャル・ディスタンスの確保、隔離、店や学校の閉鎖、移動規制、接触者追跡などがある。

ＰＣＲ検査（PCR test）　ポリメラーゼ連鎖反応。現時点で最高水準の検査法。

ＳＣＡＮ　シアトル・コロナウイルス評価ネットワーク（Seattle Coronavirus Assessment

Network）。シアトル・インフルエンザ研究とともに、呼吸器疾患がコミュニティにどう広がるのかをより詳しく知るために設立された。

ＷＨＯ　世界保健機関（World Health Organization）。国連の一部門で、国際公衆衛生に責任を負う。

謝辞

ＣＯＶＩＤのあいだに疲れを知らず働いて手を差しのべたビル&メリンダ・ゲイツ財団のすべてのスタッフ、評議員、助成金受給者、パートナーに感謝したい。みなさんの情熱と責任感から刺激をもらっている。メリンダと僕は、これほど才能ある人たちとともに仕事ができて幸運だ。

新しい情報がほぼ毎日届くなかでこの本を書くのは、まるで動く標的を撃とうとするようなものだった。したがって、最新のデータと分析を把握しつづけるにはチームでの取り組みが欠かせなかった。『パンデミックなき未来へ　僕たちにできること』を完成させる手助けをしてくれたすべての人に感謝している。

これまでの著書はどれも、ひとり以上の執筆・調査パートナーとともに書いた。本書では前回に引きつづきジョッシュ・ダニエルが並々ならぬスキルを注ぎこみ、複雑な話題をシンプルかつ明確に説明する手助けをしてくれた。ジョッシュおよび彼の同僚ポール・ネヴィンとケーシー

・セルウィンは、すばらしいトリオとして徹底的な調査をし、さまざまな分野の専門家の考えをまとめて、僕の考えをはっきりさせる手助けをしてくれた。彼らの助言に感謝しているし、彼らの懸命な働きぶりに感服している。

本書では財団の多くの人の知見から恩恵を得た。マーク・スズマン、トレヴァー・マンデル、クリス・イライアス、ガージー・ゴーシュ、アニタ・ザイディ、スコット・ドーウェル、ダン・ワッテンドーフ、リンダ・スチュアート、オリン・レヴァイン、デイヴィッド・ブレイジーズ、キース・クラグマン、スーザン・バーンズ。みんなパンデミックの最中のほかの厳しい仕事とバランスをとりつつ、ブレインストーミング・セッションに参加し、草稿を検討してくれた。

財団のほかの多くの人たちも、専門家の意見、研究結果、草稿へのフィードバックを提供してくれた。ハリ・メノン、ウマール・セイディ、ジージエ・チェン、ナタリー・アフリカ、メアリー・エイケンヘッド、ジェニファー・アルコーン、ヴァレリー・ンカムガング・ベモ、アドリアン・ド・シェーズマルタン、ジェフ・チャータック、クリス・カルヴァー、エミリー・ダンセリユー、ピーター・ダル、ケン・ダンカン、エミリオ・エミニ、マイク・ファミュレア、マイケル・ゴールウェイ、アラン・ゴルストン、ヴィシャル・グジャドゥール、ダン・ハートマン、ヴィヴィアン・スー、ハオ・フ、エミリー・インスレー、カール・カークウッド、デニス・リー、マレー・ランプキン、バーバラ・マホーン、ヘレン・マッツガー、ジョージーナ・マーフィー、ロブ・ネイバーズ、ナタリー・レヴェル、デイヴィッド・ロビンソン、トリー・デ・ロザリオ、タニヤ・シューチャック、ダンカン・スティール、キャサリン・タン、ブラッド・タイテル、デイヴィッド・ヴォーン、フィリップ・ウェルコフ、エドワード・ウェンガー、ジェイ・ウェンガー、グレッグ・ウィドマイヤー、ブラッド・ウィルケン。それに財団のコミュニケーション・チームとアドヴォカシー・チームは研究に貢献してくれただけでなく、今後この仕事を前進させ、次の大きなアウトブレイクに対処できるよう世界の準備を整えるべく本書のアイデアを具体的な変化につなげる手助けもしてくれる。

アンソニー・ファウチ、デイヴィッド・モレンズ、トム・フリーデン、ビル・フェイギ、セス・バークリー、ラリー・ブリリアント、シーラ・グラティ、ブラッド・スミスは、初期の断片や草稿を思慮深く検討してくれた。

本書を実現する手助けをしてくれた、ゲイツ・ヴェンチャーズの多くの人にもお礼を言いたい。ラリー・コーエンは必要不可欠かつ稀有なリーダーシップとヴィジョンを提供してくれた。彼の落ちついた物腰、知恵深い手引き、ともに取り組む仕事への献身に感謝している。

ニランジャン・ボーズは専門家としての助言をくれ、技術面でのさまざまな詳細を正しく理解する手助けをしてくれた。ベッキー・バートレインおよび〈国際保健の手本〉チームのほかのメンバーたちは、なぜ一部の国がほかよりずっとうまく対処できたのか、その細部に肉づけする手助けをしてくれた。

アレックス・リードはコミュニケーション・チームを思慮深く率い、本書がうまく刊行されるよう万全を期してくれた。シアトル・インフルエンザ研究とＳＣＡＮについて語る際には、さまざまな細かい点についてジョアンナ・フラーが力を尽くして手伝ってくれた。

アンディ・クックはオンライン戦略の仕事を率い、僕のウェブサイト、さまざまなソーシャル・チャンネル、その他を使ってオンラインで本書を世に送り出してくれた。

イアン・ソーンダーズは鮮やかな手腕を発揮して、本書を市場に出すのを手助けしたクリエイティブ・チームを率いてくれた。

ミーガン・グルーブは適切な編集上のアドバイスをくれ、とりわけ「おわりに」ではお世話になった。アヌ・ホースマンは本書のヴィジュアル・コンテンツの制作プロセスを率いてくれた。ジェン・クライチェクは舞台裏でその制作を管理してくれた。ブレント・クリストファーソンはヴィジュアル素材の制作を監督してくれ、図表は〈ビヨンド・ワーズ〉、イラストはジョノ・ヘイが提供してくれた。ジョン・マーフィーは、ＣＯＶＩＤとの闘いにおける数多くのヒーローを見つける手助けをしてくれた。

グレッグ・マルティネスとジェニー・ライマンはテクノロジーの未来について最新の情報を把握できるよう手助けしてくれて、その仕事はとりわけ「おわりに」に反映されている。

グレッグ・エスケナジとローラ・エイヤーズは契約交渉を担当し、本書で重要な役目を果たした何十もの情報源の使用許可をとってくれた。

ほかにも多くの人が、本書の制作と発売において重要な役割を果たしてくれた。ケイティ・ラップ、ケリー・マクネリス、マラ・マクリーン、ネイオミ・ズーカー、カイリン・ワイアット、クロエ・ジョンソン、タイラー・ヒューズ、マーガレット・ホルジンガー、ジョッシュ・フリードマン、アダ・アリンゼ、ダリヤ・フェントン、エミリー・ワーデン、ゼフィラ・デイヴィス、キオタ・テリエン、アビー・ロース、K・J・シャーマン、リサ・ビショップ、トニー・ヘルシャー、ボブ・レーガン、チェルシー・カッツェンバーグ、ジェイソン・ウィルキンソン、マヒーン・サホー、キム・マギー、セバスチャン・マジュウスキ、ピア・ディアーキング、ヘルメス・アリオラ、アンナ・ダールクイスト、ショーン・ウィリアムズ、ブラッドリー・カスタネーダ、ジャクリーン・スミス、カミール・バルサモ＝ギリス、デイヴィッド・サンガー。

それに、ゲイツ・ヴェンチャーズの信じがたいほどすばらしいチームのほかの面々にもお礼を言いたい。オーブリー・ボグドノヴィチ、ヒラリー・バウンズ、パトリック・ブランネリー、グレチェン・バーク、マレン・クラッセン、マット・クレメント、クイン・コーネリウス、アレクサンドラ・クロスビー、プラータナ・デサイ、ジェン・キッドウェル・ドレイク、サラ・フォスモ、リンジー・フナリ、ナサニエル・ガース、ジョナ・ゴールドマン、アンドレア・バルガス・グェルラ、ロディ・グイデロ、ロブ・ガス、ローアン・フセイン、ジェフリー・ヒューストン、グロリア・イキレジ、ファルハード・イマーム、トリシア・ジェスター、ローレン・ジロテイ、ゴータム・カンドル、サラ・ケスター、リーゼル・キール、メレディス・キンボール、ジェン・ラングストン、シオバン・レイゼンビー、アン・リウ、マイク・マグワイア、クリスティーナ・マルツベンダー、アメリア・メイベリー、ケイトリン・マクヒュー、エマ・マクヒュー、アンジェリーナ・メドウズ、ジョー・マイケルス、クレイグ・ミラー、レイ・ミンチュー、ヴァレリー・モロネス、ヘンリー・モイヤーズ、ディロン・ミッドランド・カイル・ネッテルブラット、ブリジット・オコナー、パトリック・オーエンズ、ドレアナ・パーキンズ、ムクタ・ファタク、デイヴィッド・ヴォグト・フィリップス、トニー・パウンド、シャーリー・プラサド、ザーラ・ラジャヴィ、ケイト・レイズナー、チェルシー・ロバーツ、ブライアン・サンダース、ベネット・シェリー、ケヴィン・スモールウッド、スティーヴ・スプリングメイヤー、アイシュワリヤー・スクマール、ジョーダン＝テイト・トーマス、アリシア・トムソン、キャロライン・チルデン、リッキ・ヴィンセント、コートニー・ヴォイクト、ウィリアム・ワン、ステファニー・ウィリアムズ、サンライズ・スワンソン・ウィリアムズ、タイラー・ウィルソン、シドニー・ヤン、ジャマル・イヤーウッド、マリア・ヤング。

ゲイツ・ヴェンチャーズとゲイツ財団の人事チームにも特別にお礼を言いたい。COVIDの最中には、みんなの健康と安全を最優先しながら強力な文化を維持すべくあらゆる手を尽くしてくれた。

クリス・マレーと保健指標評価研究所のチームのほかのメンバーは、僕の考えを支える研究、モデリング、分析、および本書の数多くの図や統計に手を貸してくれた。

マックス・ローザーのサイト〈データで見るわれわれの世界（Our World in Data）〉は計り知

れないほどの価値がある情報源で、本書の執筆中に数えきれないほど参照した。

担当編集者、クノッフ社のロバート・ゴットリーブの精力的な支援がなければ、本書は完成しなかった。彼の手引きのおかげで、この本を明確で読者にやさしい一冊にできた。キャサリン・ハウリガンは全プロセスを手際よく仕切り、（僕が自分で設定した）厳しい締め切りのもと順調に作業をすすめられるよう手助けしてくれた。また、本書を支えてくれたペンギン・ランダムハウス社のほかのみなさんにも感謝したい。レーガン・アーサー、マヤ・マヴジー、アン・エイケンボーム、アンディ・ヒューズ、エレン・フェルドマン、マイク・コリカ、クリス・ギレスピー、エリン・ハートマン、ジェシカ・パーセル、ジュリアン・クランシー、エイミー・ハーゲドーン、ローラ・キーフェ、スザンヌ・スミス、セリーナ・リーマン、ケイト・ヒューズ。

二〇〇六年に最初に寄附を申し出て以来、ウォーレン・バフェットはゲイツ財団に信じられないほど惜しみのない支援をしてくれていて、そのおかげで世界中で僕らの仕事を拡大し深めることができている。力を注いでもらえて光栄だし、彼を友人と呼べるのは幸運だ。

一九八七年に出会って以来、メリンダからは多くのことを学んできた。僕らがともに育んだ家族と、ともにつくった財団をとても誇りに思う。

最後にジェン、ロリー、フィービーにお礼を言いたい。本書を書いた年は世界にとって、また個人的には僕らの家族にとって、信じられないほど困難な一年だった。みんなのいつも変わらぬ支えと愛に感謝している。みんなの父親であることほど僕にとって大切なことはない。

訳者あとがき

二〇一五年四月、ビル・ゲイツはＴＥＤトークの舞台から聴衆にこう語りかけた。「むこう数十年のうちに、一〇〇〇万をこえる死者が出る何かがあるとするなら、きっと戦争ではなく感染力の強いウイルスでしょう」。世界はそれに対処する準備ができていない。しかし、「いまはじめれば、次のエピデミックに備えられます」。

七年後のいま、わたしたちは備えを整えなかった代償を身をもって知っている。

ゲイツは突拍子もない予言や警告をしていたわけではない。これは感染症の分野で仕事をする人なら長年認識していた問題であり、ゲイツもそれを深く懸念していた。そして、二〇一四年にエボラウイルスが流行し、世間の危機感が高まったタイミングで、さらなる注目をこの問題に集めようと発言したのである。

本書でも述べられているように、感染症へのゲイツの関心は一九九七年までさかのぼる。世界で毎年三〇〇万人をこえる子どもが下痢で亡くなっているのを知ってショックを受け、それをきっかけに貧困国で治療法と予防接種を普及させる取り組みをすすめてきた。二〇〇〇年にビル&メリンダ・ゲイツ財団を立ちあげてからも、「だれもが健康で生産的に暮らす機会を得られる世界をつくる」を使命に掲げ、おもに貧困国と富裕国の健康格差を減らすために保健分野などで活動を展開している。

マイクロソフト社の仕事でも、財団の仕事でも、ゲイツの基本的なアプローチは変わらない。まずは目標を設定する。「すべてのデスクとすべての家庭にコンピュータを」、「ポリオ患者をゼロに」、「年間五一〇億トンの温室効果ガスの排出をゼロに」といった具合だ。そして現状を徹底的に調べあげ、信頼できるデータとエビデンスにもとづいて目標の実現に必要なこと、その妨げになることを割りだし、穴を埋めるのに役立つありとあらゆる技術や手段を探す。必要な技術が存在しなければ、研究機関や企業とともに新技術の可能性を模索する。そして、市場メカニズムでうまくいかないところに資金を提供し、税制や政策の整備も政府に呼びかけて、技術を(ときには数十年かけて)成熟させ、安価に大規模に市場で展開できるようにする。

本書のテーマであるパンデミック予防も、まさにこれと同じ構図で論じられる。ここでの目標は明確だ。次のパンデミックを防ぐことである。病気の局所的なアウトブレイクは避けられないが、体制を整え適切な措置をとれば、それを封じこめて地球規模のパンデミックにならないようにできる。そしてゲイツは、その措置を講じるのに必要なイノベーションを次々と紹介し、資金投入が必要な分野を示していく。

本書の第3章から第7章で語られる基本的なステップに突飛なものや奇抜なものはない。それは何より、ゲイツの議論が臆見《ドクサ》ではなく科学者のあいだで現在合意されたエビデンスにもとづいているからだ。

まず各国が確固たる保健制度を整え、できるだけ早期に病気を発見して隔離などの措置をとれるようにしなければならない。大人数をすばやく検査し、感染の規模を把握することも求められる。感染者が少ないうちに適切に対処できれば、パンデミックを防げる可能性がきわめて高くなる。

そして、すぐに取り組める感染予防策に着手する。マスクの着用、距離の確保、学校の閉鎖やイベントの中止といった非医薬品介入（ＮＰＩ）である。これによって感染の速度を大幅に落とすことができる。

もちろん治療薬とワクチンの開発も必要だ。ワクチンは六カ月以内に世界のすべての人に公平に届けなければならず、そのためにはｍＲＮＡワクチンといった技術はもちろん、臨床試験プロセスのスピードアップや貧困国での二次供給の取り決めなど、ソフト面での工夫も求められる。

また責任分担を明確にし、準備体制の不備を洗いだすために、感染症のアウトブレイクを想定した定期的な訓練や演習も欠かせない。

パンデミックは地球規模の問題である。地球全体の状況を見とおし、責任をもってこれら一つひとつのステップを調整する組織が必要である。ゲイツが第2章で提案し、本書で大きな位置を占めるGERMがその組織にほかならない。GERMはWHO傘下の機関として、パンデミック予防と感染症対策の取り組みを世界レベルで統括する。

これらのステップの多くは、公衆衛生の基本とでもいうべきものだろう。実際、本書は国際保健、公衆衛生への恰好の入門書として読むこともできる。しかし全体を通じてやはりビル・ゲイツらしさが随所にうかがえる。それぞれのステップをよりよく、より迅速に、より公平に実行できるようにするイノベーションが紹介されるのもそのひとつだが、それだけではない。

何より本書全体に通奏低音として響いているのが、世界の貧困格差を是正するという視点である。パンデミックの影響が最も大きかったのは低・中所得国であり、とりわけワクチンの分配では著しい不公平が見られた。本書ではどのステップを考える際にも、費用やインフラの面で低・中所得国で現実的に展開できるかという視点から議論が展開される。ジェネリック医薬品やワクチンの二次供給の話などは、そのわかりやすい例だろう。

さらにいうなら、「COVIDは国際保健における唯一の不平等とはとてもいえず、それどころか最悪の不平等ですらなかった」。したがってゲイツは、低・中所得国の基礎的な保健制度の整備と、小児死亡率に象徴的に見られる健康状態の改善に向けて、富裕国が資金を援助するよう促す。そしてこれは、世界のパンデミック予防にも欠かせないプロセスだと主張する。

パンデミック予防にせよ、基礎的な保健制度の整備にせよ、富裕国に出費を呼びかけるにあたってゲイツは、実際的な利益を強調する。いまの世界で実際に政府や企業を動かすにはそれが欠かせないことを熟知しているからだ。「いま数十億ドルを投じれば、将来、何百万もの命と何兆ドルものお金が失われずにすむ」。しかし出発点にあるのは、一人ひとりの人間の命にたいする道徳的なコミットメントである。「子どもの死について考えると、胸をえぐられる。ひとりの親として僕はそれよりつらいことを想像できない（中略）。子どもがひとり救われれば、想像できるかぎり最悪の苦しみを経験せずにすむ家族がひとつ増える」。これが目標を設定し、科学と技術を動員して、資金を投じる際のゲイツの根本的な価値判断を支えている軸にほかならない。

「僕はテクノロジーのマニアだ。イノベーションは僕のハンマーで、釘を目にするたびにそれを使おうとする。成功を収めたテクノロジー企業の創業者として、イノベーションを促す民間セクターの力を強く信じている」。これがゲイツの手法であり強みである。資本主義の枠組みを前提とし、科学と技術を総動員して合理的に目的を追求する。これは同時にゲイツの限界でもあり、国際保健の分野でも気候変動の分野でも、合理的とはいえない政治的な要素やその背景にある（資本主義そのものが引き起こしてきたともいえる）社会の分断に足を引っぱられてきた。それでも、ゲイツ財団がこれまでに実現してきたポリオ撲滅や小児死亡率の引き下げといった成果は、熱い心と冷たい頭に支えられたゲイツの手法が現在の世界の枠組みのなかできわめて大きなインパクトを与えられることを証明している。

二〇二二年四月にふたたびＴＥＤトークの舞台にあがったゲイツは、こう語ってスピーチを締めくくった。「正しいステップをとれば、ＣＯＶＩＤ‐19を最後のパンデミックにできます。そしてすべての人にとってより健康で公平な世界をつくることができるのです」。五年後、一〇年後のわたしたちは、このことばをどう振り返るのだろう。

本書の訳出にあたっては、石井広行氏をはじめとする早川書房のみなさまにたいへんお世話になった。きわめて短期間で手際よく準備を整えてくださり、それにもかかわらず的確な校閲・校正によって科学的な厳密性を確保し完成度を高めていただいたことに深く感謝もうしあげる。

二〇二二年六月

原　注

はじめに

(1) Hien Lau et al., "The Positive Impact of Lockdown in Wuhan on Containing the COVID-19 Outbreak in China," *Journal of Travel Medicine* 27, no. 3 (April 2020).
(2) Nicholas D. Kristof, "For Third World, Water Is Still a Deadly Drink," *New York Times*, Jan. 9, 1997.
(3) 《ニューヨーク・タイムズ》紙より。©1997 The New York Times Company. 転載禁止。許可のもと使用。
(4) World Bank, World Development Report 1993, https://elibrary.worldbank.org（世界銀行『世界開発報告 1993』、https://www.worldbank.org/ja/country/japan/publication/world-development-report）。
(5) World Health Organization (WHO), "Number of New HIV Infections," https://www.who.int.
(6) "Managing Epidemics: Key Facts About Major Deadly Diseases," WHO, 2018, https://who.int.
(7) Institute for Health Metrics and Evaluation (IHME) at the University of Washington, Global Burden of Disease Study 2019, https://healthdata.org.
(8) Institute for Health Metrics and Evaluation, GBD Compare, https://vizhub.healthdata.org/gbd-compare/.
(9) Eye Ubiquitous/Universal Images Group via Getty Images.
(10) Our World in Data, "Tourism," https://www.ourworldindata.org.
(11) Fototeca Storica Nazionale via Getty Images.
(12) "2014–2016 Ebola Outbreak in West Africa," Centers for Disease Control and Prevention (CDC), https://www.cdc.gov.
(13) Enrico Dagnino/*Paris Match* via Getty Images.
(14) Seth Borenstein, "Science Chief Wants Next Pandemic Vaccine Ready in 100 Days," Associated Press, June 2, 2021.
(15) WHO, "Global Influenza Strategy 2019–2030," https://www.who.int.

第 1 章　COVID から学ぶ

(1) 世界の推定超過死亡数には、2021 年 12 月末までの COVID-19 による公式の死者数、COVID-19 によるさらなる推定死者数、パンデミックから生じる問題に起因すると考えられるすべての原因による死者数が含まれる。出

典：ワシントン大学保健指標評価研究所（IHME）（2021）。

(2) Our World in Data, “Estimated Cumulative Excess Deaths Per 100,000 People During COVID-19,” https://ourworldindata.org/.

(3) 1日あたりの新規感染者数（7日間の移動平均）。出典：“Emerging COVID-19 Success Story: Vietnam’s Commitment to Containment,” Exemplars in Global Health program, https://www.exemplars.health（2021年3月公開、2022年1月にアクセス）。OurWorldInData.org, https://ourworldindata.org/coronavirus で公開されている Hannah Ritchie et al., “Coronavirus Pandemic (COVID-19)” (2020) からデータを使用。

(4) Our World in Data, “Estimated Cumulative Excess Deaths per 100,000 People During COVID-19,” https://ourworldindata.org.

(5) T. J. Bollyky et al., “Pandemic Preparedness and COVID-19: An Exploratory Analysis of Infection and Fatality Rates, and Contextual Factors Associated with Preparedness in 177 Countries, from Jan 1, 2020, to Sep 30, 2021,” *The Lancet* (Feb 1, 2022).

(6) Sally Hayden/SOPA Images/LightRocket via Getty Images.

(7) Prosper Behumbiize, “Electronic COVID-19 Point of Entry Screening and Travel Pass DHIS2 Implementation at Ugandan Borders,” https://community.dhis2.org.

(8) “7 Unsung Heroes of the Pandemic,” *Gates Notes*, https://gatesnotes.com.

(9) The Gates Notes, LLC/Ryan Lobo.

(10) WHO, “Health and Care Worker Deaths During COVID-19,” https://www.who.int.

(11) デイヴィッド・センサーの経験についてのここでの記述は、次のインタビューにもとづいている。Victoria Harden (interviewer) and David Sencer (interviewee), CDC, “SENCER, DAVID J.,” *The Global Health Chronicles*, https://globalhealthchronicles.org/（2021年12月28日にアクセス）。

(12) Kenrad E. Nelson, “Invited Commentary: Influenza Vaccine and Guillain-Barré Syndrome—Is There a Risk?,” *American Journal of Epidemiology* 175, no. 11 (June 1, 2012): 1129–32.

(13) UNICEF, “COVID-19 Vaccine Market Dashboard,” https://www.unicef.org、および Linksbridge によって提供されたデータ。

(14) Hans Rosling, *Factfulness: Ten Reasons We’re Wrong About the World—and Why Things Are Better Than You Think* (Flatiron Books, 2018)（ハンス・ロスリング『FACTFULNESS——10の思い込みを乗り越え、データを基に世界を正しく見る習慣』上杉周作・関美和訳、日経BP、2019年、90頁）。

第２章　パンデミック予防チームをつくる

（1）Michael Ng, “Cohorts of Vigiles,” in *The Encyclopedia of the Roman Army* (2015): 122–276.
（2）Merrimack Fire, Rescue, and EMS, “The History of Firefighting,” https://www.merrimacknh.gov/about-fire-rescue.
（3）U.S. Bureau of Labor Statistics, “Occupational Employment and Wages, May 2020,” https://www.bls.gov/; National Fire Protection Association, “U.S. Fire Department Profile 2018,” https://www.nfpa.org.
（4）Thatching Info, “Thatching in the City of London,” https://www.thatchinginfo.com/.
（5）National Fire Protection Association, https://www.nfpa.org.
（6）Global Polio Eradication Initiative (GPEI), “History of Polio,” https://www.polioeradication.org/.
（7）GPEI, https://www.polioeradication.org.
（8）図に示したのは、野生型ポリオウイルスの感染者のみのデータである。出典：WHO, Progress Towards Global Immunization Goals, 2011（2022年1月にアクセス）、データは194のWHO加盟国が提供。
（9）© UNICEF/UN0581966/Herwig.
（10）2021年7月に実施した、パキスタン国家緊急対策センター（EOC）の全国コーディネーター、シャハザード・ベイグ博士へのインタビューによる。
（11）IISS, “Global Defence-Spending on the Up, Despite Economic Crunch,” https://www.iiss.org.

第３章　アウトブレイクをうまく早期発見できるようにする

（1）CDC, “Integrated Disease Surveillance and Response (IDSR),” https://www.cdc.gov.
（2）A. Clara et al., “Developing Monitoring and Evaluation Tools for Event-Based Surveillance: Experience from Vietnam,” *Global Health* 16, no. 38 (2020).
（3）“Global Report on Health Data Systems and Capacity, 2020,” https://www.who.int.
（4）IHME, “Global COVID-19 Results Briefing,” Nov. 3, 2021, https://www.healthdata.org.
（5）EUとアフリカについてのIHMEの調査結果ブリーフィング。https://healthdata.org.
（6）Vaccine Impact Modeling Consortiumによる推定。同コンソーシアムの次の論文にもとづく。Jaspreet Toor et al., “Lives Saved with Vaccination for

10 Pathogens Across 112 Countries in a Pre-COVID-19 world," July 13, 2021.
(7) CHAMPS, "A Global Network Saving Lives," https://champshealth.org.
(8) MITS Alliance, "What Is MITS?," https://mitsalliance.org.
(9) The Gates Notes, LLC/Curator Pictures, LLC.
(10) Cormac Sheridan, "Coronavirus and the Race to Distribute Reliable Diagnostics," *Nature Biotechnology* 38 (April 2020): 379–91.
(11) LGC, Biosearch Technologies, Nexar technical specs, https://www.biosearchtech.com.
(12) LGC, Biosearch Technologies ™ .
(13) ブロットマン・ベイティ研究所先端技術ラボのリー・スタリータとのメールでのやりとりによる。
(14) データは2021年12月9日にアクセスしたもの。1日の感染確認者は1日あたりの報告された感染者数を示している。推定感染者はそれぞれの日にCOVID-19に感染したと推定される人の数であり、検査を受けていない人も含まれる。COVIDのデータは2020年2月から2020年4月1日までのものが提供されている。出典：ワシントン大学保健指標評価研究所(IHME)。
(15) Sheri Fink and Mike Baker, "Coronavirus May Have Spread in U.S. for Weeks, Gene Sequencing Suggests," *New York Times*, March 1, 2020.
(16) Oxford Nanopore, "Oxford Nanopore, the Bill and Melinda Gates Foundation, Africa Centres for Disease Control and Prevention and Other Partners Collaborate to Transform Disease Surveillance in Africa," https://nanoporetech.com.
(17) Neil M. Ferguson et al., "Report 9—Impact of Non-Pharmaceutical Interventions (NPIs) to Reduce COVID-19 Mortality and Healthcare Demand," https://www.imperial.ac.uk.

第4章 人びとがすぐに自分を守れるよう手助けする

(1) Bill Gates, "Where Do Vaccine Fears Come From?," https://www.gatesnotes.com.
(2) Gado via Getty Images.
(3) Steffen Juranek and Floris T. Zoutman, "The Effect of Non-Pharmaceutical Interventions on the Demand for Health Care and on Mortality: Evidence from COVID-19 in Scandinavia," *Journal of Population Economics* (July 2021): 1–22, doi:10.1007/s00148-021-00868-9.
(4) Solomon Hsiang et al., "The Effect of Large-Scale Anti-Contagion Policies on the COVID-19 Pandemic," *Nature* 584, no. 7820 (Aug. 2020): 262–67,

doi:10.1038/s41586-020-2404-8.
(5) UNESCO, "School Closures and Regional Policies to Mitigate Learning Losses in Asia Pacific," https://uis.unesco.org.
(6) 感染時の推定死亡率（%）には、2020年、ワクチン接種開始前にCOVID-19によって世界で死亡した男女の推定数が含まれる。出典：ワシントン大学保健指標評価研究所（IHME）。
(7) UNESCO.
(8) Emma Dorn et al., "COVID-19 and Learning Loss—Disparities Grow and Students Need Help," McKinsey & Company, Dec. 8, 2020, https://www.mckinsey.com.
(9) CDC, "Science Brief: Transmission of SARS-CoV-2 in K–12 Schools and Early Care and Education Programs—Updated," Dec. 2021, https://www.cdc.gov.
(10) Victor Chernozhukov et al., "The Association of Opening K–12 Schools with the Spread of COVID-19 in the United States: County-Level Panel Data Analysis," *Proceedings of the National Academy of Sciences of the United States of America* 118 (Oct. 2021).
(11) Joakim A. Weill et al., "Social Distancing Responses to COVID-19 Emergency Declarations Strongly Differentiated by Income," *Proceedings of the National Academy of Sciences of the United States of America* 117 (Aug. 2020): 19658–60.
(12) CDC, "Frequently Asked Questions About Estimated Flu Burden," https://www.cdc.gov; WHO, "Ask the Expert: Influenza Q&A," https://www.who.int.
(13) "Why Many Countries Failed at COVID Contact-Tracing—but Some Got It Right," *Nature*, Dec. 14, 2020.
(14) Ha-Linh Quach et al., "Successful Containment of a Flight-Imported COVID-19 Outbreak Through Extensive Contact Tracing, Systematic Testing and Mandatory Quarantine: Lessons from Vietnam," *Travel Medicine and Infectious Disease* 42 (Aug. 2021).
(15) R. Ryan Lash et al., "COVID-19 Contact Tracing in Two Counties—North Carolina, June–July 2020," *MMWR: Morbidity and Mortality Weekly Report* 69 (Sept. 25, 2020).
(16) B. C. Young et al., "Daily Testing for Contacts of Individuals with SARS-CoV-2 Infection and Attendance and SARS-CoV-2 Transmission in English Secondary Schools and Colleges: An Open-Label, Cluster-Randomised Trial," *The Lancet* (Sept. 2021).

(17) Billy J. Gardner and A. Marm Kilpatrick, "Contact Tracing Efficiency, Transmission Heterogeneity, and Accelerating COVID-19 Epidemics," *PLOS Computational Biology* (June 17, 2021).
(18) Dillon C. Adam et al., "Clustering and Superspreading Potential of SARS-CoV-2 Infections in Hong Kong," *Nature Medicine* (Sept. 2020).
(19) Kim Sneppen et al., "Overdispersion in COVID-19 Increases the Effectiveness of Limiting Nonrepetitive Contacts for Transmission Control," *Proceedings of the National Academy of Sciences of the United States of America* 118, no. 14 (April 2021).
(20) W. J. Bradshaw et al., "Bidirectional Contact Tracing Could Dramatically Improve COVID-19 Control," *Nature Communications* (Jan. 2021).
(21) Akira Endo et al., "Implication of Backward Contact Tracing in the Presence of Overdispersed Transmission in COVID-19 Outbreaks," *Wellcome Open Research* 5, no. 239 (2021).
(22) Anthea L. Katelaris et al., "Epidemiologic Evidence for Airborne Transmission of SARS-CoV-2 During Church Singing, Australia, 2020," *Emerging Infectious Diseases* 27, no. 6 (2021): 1677.
(23) Jianyun Lu et al., "COVID-19 Outbreak Associated with Air Conditioning in Restaurant, Guangzhou, China, 2020," *Emerging Infectious Diseases* 26, no. 7 (2020): 1628.
(24) Nick Eichler et al., "Transmission of Severe Acute Respiratory Syndrome Coronavirus 2 During Border Quarantine and Air Travel, New Zealand (Aotearoa)," *Emerging Infectious Diseases* 27, no. 5 (2021): 1274.
(25) CDC, "Science Brief: SARS-CoV-2 and Surface (Fomite) Transmission for Indoor Community Environments," April 2021, https://www.cdc.gov.
(26) Apoorva Mandavilli, "Is the Coronavirus Getting Better at Airborne Transmission?," *New York Times*, Oct. 1, 2021.
(27) Rommie Amaro et al., "#COVIDisAirborne: AI-Enabled Multiscale Computational Microscopy of Delta SARS-CoV-2 in a Respiratory Aerosol," Nov. 17, 2021, https://sc21.supercomputing.org.
(28) Christos Lynteris, "Why Do People Really Wear Face Masks During an Epidemic?," *New York Times*, Feb. 13, 2020; Wudan Yan, "What Can and Can't Be Learned from a Doctor in China Who Pioneered Masks," *New York Times*, May 24, 2021.
(29) M. Joshua Hendrix et al., "Absence of Apparent Transmission of SARS-CoV-2 from Two Stylists After Exposure at a Hair Salon with a Universal Face Covering Policy—Springfield, Missouri, May 2020," *Morbidity and*

Mortality Weekly Report 69 (2020): 930–32.
(30) John T. Brooks et al., "Maximizing Fit for Cloth and Medical Procedure Masks to Improve Performance and Reduce SARS-CoV-2 Transmission and Exposure, 2021," *Morbidity and Mortality Weekly Report* 70, no. 7 (Feb. 2021): 254–57.
(31) Siddhartha Verma et al., "Visualizing the Effectiveness of Face Masks in Obstructing Respiratory Jets," *Physics of Fluids* 32, no. 061708 (2020).
(32) John T. Brooks et al., "Maximizing Fit for Cloth and Medical Procedure Masks to Improve Performance and Reduce SARS-CoV-2 Transmission and Exposure, 2021," *Morbidity and Mortality Weekly Report* 70, no. 7 (Feb. 2021): 254–57.
(33) Gholamhossein Bagheri et al., "An Upper Bound on One-to-One Exposure to Infectious Human Respiratory Particles," *Proceedings of the National Academy of Sciences* 118, no. 49 (Dec. 2021).
(34) The Gates Notes, LLC/Sean Williams.
(35) Christine Hauser, "The Mask Slackers of 1918," *New York Times*, Dec. 10, 2020.
(36) Jason Abaluck et al., "Impact of Community Masking on COVID-19: A Cluster-Randomized Trial in Bangladesh," *Science*, Dec. 2, 2021.

第５章　新しい治療薬をすぐに見つける

(1) 2020年2月15日、ミュンヘン安全保障会議でのテドロス・アダノム・ゲブレイェソスWHO事務局長の発言。https://www.who.int.
(2) WHO, "Coronavirus Disease (COVID-19) Advice for the Public: Mythbusters," May 2021, https://www.who.int; Ian Freckelton, "COVID-19: Fear, Quackery, False Representations and the Law," *International Journal of Law and Psychiatry* 72, no. 101611 (Sept.–Oct. 2020).
(3) U.S. National Library of Medicine, https://clinicaltrials.gov ("COVID-19 and hydroxychloroquine" で検索のこと); Peter Horby and Martin Landray, "No Clinical Benefit from Use of Hydroxychloroquine in Hospitalised Patients with COVID-19," June 5, 2020, https://www.recoverytrial.net.
(4) Aliza Nadi, "'Lifesaving' Lupus Drug in Short Supply After Trump Touts Possible Coronavirus Treatment," NBC News, March 23, 2020.
(5) The Recovery Collaborative Group, "Dexamethasone in Hospitalized Patients with Covid-19," *New England Journal of Medicine*, Feb. 25, 2021.
(6) Africa Medical Supplies Platform, July 17, 2020, https://amsp.africa; Ruth Okwumbu-Imafidon, "UNICEF in Negotiations to Buy COVID-19 Drug for

4.5 Million Patients in Poor Countries," *Nairametrics*, July 30, 2020.
(7) England National Health Service, "COVID Treatment Developed in the NHS Saves a Million Lives," March 23, 2021, https://www.england.nhs.uk.
(8) Robert L. Gottlieb et al., "Early Remdesivir to Prevent Progression to Severe Covid-19 in Outpatients," *New England Journal of Medicine*, Dec. 22, 2021.
(9) U.S. National Institutes of Health, "Table 3a. Anti-SARS-CoV-2 Monoclonal Antibodies: Selected Clinical Data," Dec. 2021, https://www.covid19treatmentguidelines.nih.gov.
(10) Pfizer, "Pfizer's Novel COVID-19 Oral Antiviral Treatment Candidate Reduced Risk of Hospitalization or Death by 89% in Interim Analysis of Phase 2/3 EPIC-HR Study," Nov. 5, 2021, https://www.pfizer.com/.
(11) WHO, "COVID-19 Clinical Management/Living Guidance," Jan. 25, 2021, https://www.who.int.
(12) Clinton Health Access Initiative, "Closing the Oxygen Gap," Feb. 2020, https://www.clintonhealthaccess.org/.
(13) https://hewatele.org/.
(14) "Stone Age Man Used Dentist Drill," BBC News, April 6, 2006.
(15) Rachel Hajar, "History of Medicine Timeline," *Heart Views: The Official Journal of the Gulf Heart Association* 16, no. 1 (2015): 43–45.
(16) Alan Wayne Jones, "Early Drug Discovery and the Rise of Pharmaceutical Chemistry," *Drug Testing and Analysis* 3, no. 6 (June 2011): 337–44; Melissa Coleman and Jane Moon, "Antifebrine: A Happy Accident Gives Way to Serious Blues," *Anesthesiology* 134 (2021): 783.
(17) Arun Bhatt, "Evolution of Clinical Research: A History Before and Beyond James Lind," *Perspectives in Clinical Research* 1, no. 1 (2010): 6–10.
(18) U.K. Research and Innovation, "The Recovery Trial," https://www.ukri.org.
(19) Center for Global Development, "Background Research and Landscaping Analysis on Global Health Commodity Procurement," May 2018, https://www.cgdev.org.
(20) WHO, "Impact Assessment of WHO Prequalification and Systems Supporting Activities," June 2019, https://www.who.int.
(21) U.S. Food and Drug Administration, "Generic Drugs," https://www.fda.gov.

第6章　ワクチンづくりに備える

(1) Asher Mullard, "COVID-19 Vaccine Development Pipeline Gears Up," *The*

Lancet, June 6, 2020.
(2) 病気が見つかった年は、それぞれのウイルスが患者のサンプルから初めて分離された年を指す。ワクチンが使用可能になった年は、それぞれの病気に対して最初に広く使われたワクチンのものを示している。百日咳、ポリオ、はしかの世界でのワクチン接種率は、それらの病気の予防接種を受けた1歳の子どもが占める割合である。COVID-19のワクチン接種率は、2021年12月末時点で資格のある人すべてのものだ。出典：Samantha Vanderslott, Bernadeta Dadonaite, and Max Roser, "Vaccination" (2013), OurWorldInData.orgにてオンラインで公開。https://ourworldindata.org/vaccinationにて閲覧。CC BY 4.0。
(3) Siddhartha Mukherjee, "Can a Vaccine for Covid-19 Be Developed in Time?," *New York Times*, June 9, 2020.
(4) WHO, "WHO Issues Its First Emergency Use Validation for a COVID-19 Vaccine and Emphasizes Need for Equitable Global Access," Dec. 31, 2020, https://www.who.int.
(5) CDC, "Vaccine Safety: Overview, History, and How the Safety Process Works," Sept. 9, 2020, https://www.cdc.gov.
(6) "Maurice Hilleman," Wikipedia, Dec. 2021.
(7) 以前は、最速で開発されたワクチン（おたふくかぜ）にかかった時間は4年で、モーリス・ヒルマンによるものである。1年というCOVIDのタイムラインは、COVIDワクチンをつくる最初の取り組みからファイザーとビオンテックのワクチンが緊急承認を受けるまでの時間を指す。出典：*New England Journal of Medicine* 2020; 382:1969–1973より許可を得て転載。Copyright 2020, Massachusetts Medical Society.
(8) 左：Paul Hennessy/SOPA Images/LightRocket via Getty Images。右：Brian Ongoro/AFP via Getty Images。
(9) Gavi, "Our Impact," Sept. 21, 2020. https://www.gavi.org/.
(10) 2016～2020年にGaviが支援するワクチンの最新の推奨用量を接種された子どもの累積数（定期接種を通じて届けられたワクチンのみ）。5歳未満の死者数は、Gaviが支援する国で生まれた子どもが5歳になる前に死亡する平均確率を示している。出典：Gavi Annual Progress Report 2020; United Nations Inter-agency Group for Child Mortality Estimation 2021.
(11) Joseph A. DiMasia et al., "Innovation in the Pharmaceutical Industry: New Estimates of R&D Costs," *Journal of Health Economics* (May 2016): 20–33.
(12) CEPI, "Board 24–25 June 2021 Meeting Summary," Aug. 19, 2021, https://www.cepi.net/.
(13) Benjamin Mueller and Rebecca Robbins, "Where a Vast Global Vaccination

Program Went Wrong," *New York Times*, Oct. 7, 2021.
(14) The Gates Notes, LLC/Studio Muti.
(15) J. J. Wheeler et al., "Stabilized Plasmid-Lipid Particles: Construction and Characterization," *Gene Therapy* (Feb. 1999): 271–81.
(16) Nathan Vardi, "Covid's Forgotten Hero: The Untold Story of the Scientist Whose Breakthrough Made the Vaccines Possible," *Forbes*, Aug. 17, 2021.
(17) "COVID-19 Vaccine Doses Administered by Manufacturer, Japan," Our World in Data, Jan. 2022, https://www.ourworldindata.org.
(18) 2022年1月時点でWHOの緊急使用リスト（EUL）の承認を受けているワクチン。出荷された推計量のデータは、Linksbridge Media Monitoring および UNICEF COVID-19 Vaccine Market Dashboard より（2022年1月にアクセス）。https://www.unicef.org/.
(19) Patrick K. Turley, "Vaccine: From *Vacca*, a Cow," U.S. National Library of Medicine, March 29, 2021, https://www.ncbi.nlm.nih.gov/.
(20) "Antitoxin Contamination," *The History of Vaccines*, https://www.historyofvaccines.org/.
(21) "The Biologics Control Act," *The History of Vaccines*, https://www.historyofvaccines.org/.
(22) "Vaccine Development, Testing, and Regulation," *The History of Vaccines*, Jan. 17, 2018, https://www.historyofvaccines.org/; "Phases of Clinical Trials," BrightFocus Foundation, https://www.brightfocus.org/.
(23) Cormac O'Sullivan et al., "Why Tech Transfer May Be Critical to Beating COVID-19," McKinsey & Company, July 23, 2020, https://www.mckinsey.com.
(24) Hannah Ritchie et al., "Coronavirus Pandemic (COVID-19)," Our World in Data, Jan. 2022, https://www.ourworldindata.org/.
(25) ワクチン接種を受けた人口は、ワクチン・プロトコールによって決められた少なくとも1回分の接種を受けた人数である。SARS-CoV-2に感染していた人は数に含まれていない。出典：Our World in Data が収集した公式データ。CC BY 4.0.
(26) "American Pandemic Preparedness: Transforming Our Capabilities," White House, Sept. 2021, https://www.whitehouse.gov/.
(27) "Indian Manufacturer Cuts Price of Childhood Vaccine by 30 Percent," Gavi, April 18, 2013, https://www.gavi.org/.
(28) Melissa Malhame et al., "Shaping Markets to Benefit Global Health—a 15-Year History and Lessons Learned from the Pentavalent Vaccine Market," *Vaccine: X*, Aug. 9, 2019.

(29) "India Completes National Introduction of Pneumococcal Conjugate Vaccine," Gavi, Nov. 12, 2021, https://www.gavi.org/; "GBD Compare," IHME, https://www.healthdata.org/.
(30) WHO, Diphtheria tetanus toxoid and pertussis (DTP3), 2021 (2022年1月にアクセス); データはWorld Bank Income Groupより。https://apps.who.int/gho/data. CC BY 4.0.
(31) The Gates Notes, LLC/Uma Bista.
(32) CDC, "Measles Vaccination," https://www.cdc.gov.
(33) W. Ian Lipkin, Larry Brilliant, and Lisa Danzig, "Winning by a Nose in the Fight Against COVID-19," *The Hill*, Jan. 1, 2022.
(34) The Gates Notes, LLC/Jason J. Mulikita.

第7章　練習、練習、練習

(1) Kathryn Schulz, "The Really Big One," *The New Yorker*, July 13, 2015.
(2) Washington Military Department, "Looking at Successes of Cascadia Rising and Preparing for Our Next Big Exercise," June 7, 2018, https://m.mil.wa.gov; Emergency Management Division, "Washington State 2016 Cascadia Rising Exercise, After-Action Report," rev. Aug. 1, 2018, https://mil.wa.gov/.
(3) WHO, "A Practical Guide for Developing and Conducting Simulation Exercises to Test and Validate Pandemic Influenza Preparedness Plans," 2018, https://www.who.int.
(4) Karen Reddin et al., "Evaluating Simulations as Preparation for Health Crises Like CoVID-19: Insights on Incorporating Simulation Exercises for Effective Response," *International Journal of Disaster Risk Reduction* 59 (June 1, 2021): 102245.
(5) David Pegg, "What Was Exercise Cygnus and What Did It Find?," *The Guardian*, May 7, 2020.
(6) U.S. Department of Health and Human Services, "Crimson Contagion 2019 Functional Exercise After-Action Report," Jan. 2020, accessed via https://www.governmentattic.org.
(7) Tara O'Toole, Mair Michael, and Thomas V. Inglesby, "Shining Light on 'Dark Winter,'" *Clinical Infectious Diseases* 34, no. 7 (April 1, 2002): 972–83.
(8) Kathy Scott, "Orland Int'l Battles Full-Scale Emergency (Exercise)," *Airport Improvement*, July–Aug. 2013.
(9) Sam LaGrone, "Large Scale Exercise 2021 Tests How Navy, Marines Could Fight a Future Global Battle," *USNI News*, Aug. 9, 2021.

(10) Alexey Clara et al., "Testing Early Warning and Response Systems Through a Full-Scale Exercise in Vietnam," *BMC Public Health* 21, no. 409 (2021).
(11) Nathan Myhrvold, "Strategic Terrorism: A Call to Action," *Lawfare*, https://papers.ssrn.com.
(12) ビル・フェイギとのＥメールでのやりとりによる。

第８章　豊かな国と貧しい国の健康格差を埋める

(1) Samantha Artiga, Latoya Hill, and Sweta Haldar, "COVID-19 Cases and Deaths by Race/Ethnicity: Current Data and Changes over Time," https://www.kff.org.
(2) Daniel Gerszon Mahler et al., "Updated Estimates of the Impact of COVID-19 on Global Poverty: Turning the Corner on the Pandemic in 2021?," *World Bank Blogs*, June 24, 2021, https://blogs.worldbank.org/.
(3) Tedros Adhanom Ghebreyesus, "WHO Director-General's Opening Remarks at 148th Session of the Executive Board," Jan. 18, 2021, https://www.who.int.
(4) Weiyi Cai et al., "The Pandemic Has Split in Two," *New York Times*, May 15, 2021.
(5) James Morris, "Rich Countries Hoarding COVID Vaccines Is 'Grotesque Moral Outrage' That Leaves UK at Risk, WHO Warns," Yahoo News UK, May 6, 2021.
(6) Our World in Data, "Share of the Population Fully Vaccinated Against COVID-19," https://www.ourworldindata.org.
(7) 人口10万人あたりの死者数。高所得の北米には、アメリカ合衆国、カナダ、グリーンランドが含まれる。出典：Institute for Health Metrics and Evaluation (IHME) at the University of Washington, Global Burden of Disease Study 2019.
(8) Our World in Data, "Estimated Cumulative Excess Deaths During COVID, World," https://www.ourworldindata.org.
(9) IHME, "GBD Compare," https://healthdata.org（2021年12月31日にアクセス）。
(10) "WHO, Life Expectancy at Birth (Years)," https://www.who.int.
(11) ５歳未満の死亡率のデータ（5q0)、出生から正確に５歳になるまでのあいだに死亡する確率は、出生1,000人あたりの平均年間死者数によって示されている。出典：United Nations, Department of Economic and Social Affairs, Population Division (2019), World Population Prospectus 2019,

Special Aggregates, Online Edition, Rev. 1.
(12) Hans Rosling, "Will Saving Poor Children Lead to Overpopulation?," https://www.gapminder.org; Our World in Data, "Where in the World Are Children Dying?," https://ourworldindata.org/.
(13) Bill and Melinda Gates Annual Letter, 2014, https://www.gatesfoundation.org/.
(14) "Demographic Dividend," https://www.unfpa.org/.
(15) The Global Fund, "Our COVID-19 Response," https://www.theglobalfund.org（2021年12月にアクセス）。
(16) WHO, "Tuberculosis Deaths Rise for the First Time in More Than a Decade Due to the COVID-19 Pandemic," Oct. 14, 2021, https://www.who.int.
(17) Gavi, https://www.gavi.org.
(18) Chandrakant Lahariya, "A Brief History of Vaccines & Vaccination in India," *Indian Journal of Medical Research* 139, no. 4 (2014): 491–511.
(19) WHO Immunization Dashboard for India, https://immunizationdata.who.int/.
(20) はしかのワクチンには、1回目（MCV1）と2回目（MCV2）が含まれる。はしかの年間感染者数には、臨床的に確認されたもの、疫学的に関連づけられたもの、実験室での調査によって見つかったものが含まれる。出典：WHO, Measles vaccination coverage, 2021（2022年1月にアクセス）。データは以下を通じて報告されたもの。WHO/UNICEF Joint Reporting Form on Immunization and the WHO/UNICEF Joint Estimates of National Immunization Coverage: https://immunizationdata.who.int. CC BY 4.0.
(21) Global Polio Eradication Initiative, "The First Call," March 13, 2020, https://polioeradication.org/.
(22) 2021年10月13日に実施したファイザル・スルタンへのインタビューによる。
(23) Our World in Data, "Daily COVID-19 Vaccine Doses Administered per 100 People," https://ourworldindata.org/.
(24) IHME, "Flows of Development Assistance for Health," https://vizhub.healthdata.org.
(25) Statista Research Department, "Size of the Global Fragrance Market from 2013 to 2025 (in Billion U.S. Dollars)," Nov. 30, 2020, https://www.statista.com.
(26) 1990～2019年の、5歳未満の子どもの感染症、新生児疾患、栄養失調による死者数の合計。出典：Institute for Health Metrics and Evaluation

(IHME) at the University of Washington, Global Burden of Disease Study 2019.

(27) 一部の予防可能な原因による5歳未満の死者数。肺炎による死者数は「下気道感染症」を示す。出典：Institute for Health Metrics and Evaluation (IHME) at the University of Washington.

第9章 パンデミック予防の計画をつくり資金を投じる

(1) CDC, "History of Smallpox," https://www.cdc.gov.
(2) The Primary Health Care Performance Initiative, https://improvingphc.org/.
(3) G20 High Level Independent Panel on Financing the Global Commons for Pandemic Preparedness and Response, "A Global Deal for Our Pandemic Age," June 2021, https://pandemic-financing.org.
(4) OECD, "The 0.7% ODA/GNI Target—a History," https://www.oecd.org.

おわりに COVIDはデジタルな未来の道筋をどう変えたか

(1) Pew Research Center, "Mobile Fact Sheet," https://www.pewresearch.org.
(2) U.S. Census Bureau, "Quarterly Retail E-Commerce Sales, 4th Quarter 2020," Feb. 2021, https://www.census.gov.
(3) Oleg Bestsennyy et al., "Telehealth: A Quarter-Trillion-Dollar Post-COVID-19 Reality?," McKinsey & Company, July 9, 2021, https://www.mckinsey.com/.
(4) Timothy Stoelinga and James Lynn, "Algebra and the Underprepared Learner," UIC Research on Urban Education Policy Initiative, June 2013, https://mcmi.uic.edu/.
(5) Emily A. Vogels, "Some Digital Divides Persist Between Rural, Urban and Suburban America," Pew Research Center, Aug. 19, 2021, https://www.pewresearch.org/.
(6) Sara Atske and Andrew Perrin, "Home Broadband Adoption, Computer Ownership Vary by Race, Ethnicity in the U.S.," Pew Research Center, July 16, 2021, https://www.pewresearch.org.
(7) AT&T Photo Service/United States Information Agency/PhotoQuest via Getty Images.

パンデミックなき未来《みらい》へ　僕《ぼく》たちにできること

2022年6月20日　初版印刷
2022年6月25日　初版発行

＊

著　者　ビル・ゲイツ
訳　者　山《やま》田《だ》　文《ふみ》
発行者　早　川　浩

＊

印刷所　株式会社精興社
製本所　株式会社フォーネット社

＊

発行所　株式会社　早川書房
東京都千代田区神田多町2-2
電話　03-3252-3111
振替　00160-3-47799
https://www.hayakawa-online.co.jp
定価はカバーに表示してあります
ISBN978-4-15-210144-0　C0036
Printed and bound in Japan

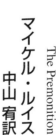

ハヤカワ・ノンフィクション

mRNAワクチンの衝撃

——コロナ制圧と医療の未来

The Vaccine

ジョー・ミラー
エズレム・テュレジ、ウール・シャヒン
石井健 監修
柴田さとみ・山田文・山田美明訳
46判並製

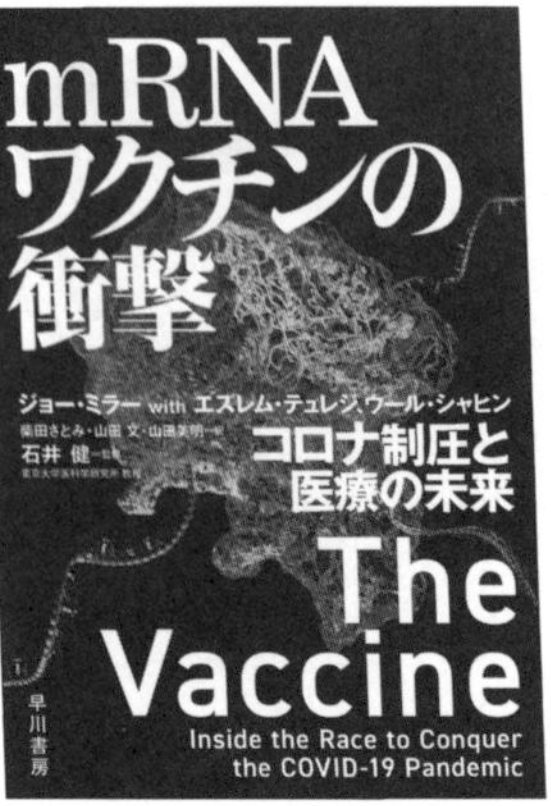

世界初の新型コロナワクチン開発秘話

ファイザー社と組み、一一カ月という常識外のスピードで新型コロナワクチンの開発に成功したドイツ・ビオンテック社。画期的なmRNA技術で一躍注目を集めるバイオ企業の創業者／研究者夫妻に密着し、熾烈なワクチン開発競争の内幕に迫るドキュメント。